呼吸系统重症急救与监护技术

王先芳　编著

科 学 出 版 社
北 京

内 容 简 介

本书的编写是为了适应呼吸系统重症疾病诊断和治疗的发展，满足呼吸系统重症疾病患者诊断和治疗的需要。全书共 12 章，第一章为呼吸系统疾病的常见症状；第二至十一章着重介绍了呼吸系统重症疾病的病因、发病机制、诊断、鉴别诊断和系统救治，还突出介绍了近年来一些新观念、新理论、新技术、新经验在临床上的应用；第十二章介绍了呼吸系统常用诊断与急救技术。

本书可供呼吸内科医师参考使用，也可供住院医师规范化培训使用。

图书在版编目（CIP）数据

呼吸系统重症急救与监护技术 / 王先芳编著. —北京：科学出版社，2021.1

ISBN 978-7-03-066945-2

Ⅰ. ①呼…　Ⅱ. ①王…　Ⅲ. ①呼吸系统疾病－险症－急救　②呼吸系统疾病－险症－护理　Ⅳ. ①R560.597　②R473.5

中国版本图书馆 CIP 数据核字（2020）第 226501 号

责任编辑：朱　华　王　颖 / 责任校对：杨　赛

责任印制：李　彤 / 封面设计：陈　敬

科学出版社 出版

北京东黄城根北街 16 号

邮政编码：100717

http://www.sciencep.com

北京凌奇印刷有限责任公司 印刷

科学出版社发行　各地新华书店经销

*

2021 年 1 月第　一　版　开本：787×1092　1/16

2021 年 1 月第一次印刷　印张：11 1/4

字数：325 000

POD定价：　138.00元

（如有印装质量问题，我社负责调换）

前　言

21 世纪，呼吸内科医师仍面临着巨大的任务和严重的挑战，一方面，一些严重危害人们健康的疾病如恶性肿瘤、艾滋病等尚未得到有效防治，同时随着工业化、城市化、人口老龄化发展进程，疾病谱和死亡谱发生了很大变化，一些新的疾病不断出现，如严重急性呼吸综合征等。另一方面，随着社会的发展，人们对健康价值和生命质量十分重视，促使人们更认识到呼吸系统疾病的危害性和严重性。目前，支气管肺癌的发病率还在不断增加，是呼吸内科中重点研究课题之一。此外，急性肺栓塞、急性呼吸窘迫综合征、重症肺炎等的防治也是呼吸内科医师关心的重大问题。所以，加强对呼吸系统疾病的防治，提高对呼吸系统疾病的诊疗水平是当前呼吸内科医师的迫切任务。因此，为了适应呼吸系统重症疾病诊断和治疗的发展，满足呼吸系统重症疾病患者诊断和治疗的需要，特编写了《呼吸系统重症急救与监护技术》一书。

本书共分 12 章，第一章为呼吸系统疾病的常见症状；第二至十一章着重介绍了呼吸系统重症疾病的病因、发病机制、诊断、鉴别诊断和系统救治，还突出介绍了近年来一些新观念、新理论、新技术、新经验在临床上的应用；第十二章介绍了呼吸系统常用诊断与急救技术。本书内容丰富，文字简练，贴近临床，实用性较强。希望本书的出版对国内呼吸系统重症疾病诊断和治疗的发展起到推动作用。

由于笔者水平所限，书中难免有不妥之处，敬请各位读者批评指正。

王先芳

2019 年 6 月于山东省日照市人民医院

目　　录

第一章 症 状

第一节 咳 嗽

咳嗽（cough）是一种保护性反射动作，为突然爆发性呼气运动，能将呼吸道内的分泌物和从外界吸入的异物排出体外。然而，频繁咳嗽而影响休息，则失去了其保护性的意义。咳痰是借助支气管黏膜纤毛上皮细胞的纤毛运动、支气管肌肉的收缩及咳嗽的冲动，将呼吸道内的分泌物排向口腔而实现的。正常支气管黏膜的杯状细胞和黏液腺经常分泌少量黏液，使支气管黏膜保持湿润。当咽、喉、气管、支气管及肺发生炎症时，黏膜充血、水肿，黏液分泌增多，毛细血管壁通透性增高，浆液渗出，渗出物与黏液等混合而成痰。

【病因】

（一）肺源性

导致咳嗽的各种病因中以上呼吸道感染、急慢性支气管炎最多见。

1. 呼吸道疾病 呼吸道各部位如咽、喉、气管、支气管炎症，异物，良恶性肿瘤，出血，支气管扩张等刺激均可引起咳嗽。

2. 肺炎 各种病原体所致的肺炎均可出现咳嗽。肺泡受刺激所致的咳嗽是肺泡分泌物进入小支气管内引起的，也与分布于肺间质的纤维受刺激有关。

3. 肺结核 是导致慢性咳嗽的原因之一，常夜间明显，可伴有血痰。

4. 肺间质纤维化 各种原因所致的肺间质纤维化常表现为持续性干咳，伴有进行性加重的呼吸困难。

5. 肺、纵隔肿瘤 可因肿瘤本身或转移淋巴结肿大压迫气道出现咳嗽，常出现于体位变动时。

6. 胸膜疾病 胸膜炎或胸膜受刺激，如自发性气胸可引起咳嗽。

7. 肺栓塞或肺梗死 深静脉及右心血栓栓子脱落引起肺栓塞，肺泡及支气管内漏出物或渗出物刺激肺泡壁或支气管黏膜引起咳嗽。

8. 其他 肺脓肿、肺尘埃沉着病、外源性过敏性肺泡炎、肺泡蛋白沉积症等均可出现咳嗽。

（二）心血管疾病

左心衰时的肺充血、肺水肿，可引起咳嗽，痰呈浆液性或粉红色泡沫状。肺梗死也可引起咳嗽，并以突然胸痛、血痰为其特征。

（三）胃食管反流性疾病

咳嗽可以是胃食管反流的唯一症状，近端食管反流的微量吸入可引起咳嗽，而由小量的误吸物所致的咽喉炎症或伴有支气管炎症也可引起咳嗽。咳嗽可能是胃内容物刺激远端食管-气管-支气管反射机制的结果。慢性咳嗽中胃食管反流性疾病（gastroesophageal reflux disease，GERD）发病率为25%，症状多发于餐后。

（四）药物性咳嗽

血管紧张素转换酶抑制剂卡托普利、依那普利等可引起部分患者咳嗽，其发生率高达15.4%。多为干咳，晚上或仰卧位时加重。咳嗽在服药后24小时至数月内发作，治疗期间可持续存在，停药或数日后症状可消失。咳嗽发生似与剂量无关，女性较男性多见，依那普利发生率较卡托普利高。

（五）系统性疾病

Wegener肉芽肿、恶性淋巴瘤、白血病、原发性小血管炎、红斑狼疮、类风湿关节炎、硬皮病、肺出血-肾炎综合征、尿毒症、热带嗜酸粒细胞增多症等可引起咳嗽。

（六）其他

氯、氨、光气、臭氧、二氧化硫、氮氧化物等有害气体或硫酸、硝酸、甲醛等气雾的长期吸入，转移性肺癌，含铁血黄素沉着症等可引起咳嗽。

【诊断】

（一）病史

应注意询问及观察咳嗽的声音、病程、发生的时间、有无痰液及伴随症状等。

1. 咳嗽的性质及音色 干咳常见于喉及大气管的充血和肺炎的早期，前者多伴有喉内发痒，像是喉内挂有毛发，为短的频咳，咳过之后还想咳；干咳也可由于胸膜、耳、咽或横膈受到刺激引起，则无喉内发痒的表现。胸膜引起的干咳伴有胸痛，患者咳嗽不敢用力，且常用手捂住患侧胸部。阵阵干咳之后紧跟着一个长的吸气声为百日咳的特点。犬吠样咳嗽多见于喉部疾病。左侧喉返神经受压迫常由支气管癌、食管癌或肺部淋巴结肿大导致，肿瘤压迫气管常引起带金属音的咳嗽。带哮鸣音的咳嗽表示支气管内有分泌物及伴有支气管痉挛。气管内异物或声带肿胀、声带麻痹，为长的低声嘶哑咳嗽。咳嗽声音低微，可见于严重肺气肿、声带麻痹或极度衰弱者。

2. 咳嗽的病程 急性咳嗽病程几天至几周，如感冒、急性咽炎、急性支气管炎、肺炎及心力衰竭引起的肺水肿、肺淤血等；慢性咳嗽病程可长达数月至数年，如慢性支气管炎、肺结核、肺癌、百日咳、支气管哮喘等。

3. 咳嗽的时间 起床或睡觉时咳嗽多见于支气管扩张、肺脓肿等，其与体位改变、痰液移动有关。夜间多为心血管疾病引起的咳嗽。

4. 咳嗽的节律 单声咳多见于早期肺结核、早期支气管炎。连续咳多见于慢性支气管炎、肺部炎症。刺激性咳多见于支气管异物、肿瘤、支气管肺门结核。发作性咳多见于支气管异物。

5. 痰的性质及痰量 应注意 24 小时痰量多少，咳痰与体位的关系，痰的性质、颜色，有无特殊臭味等，对诊断、治疗、观察疗效均有重要意义。

6. 伴随症状 咳嗽伴发热，多见于呼吸道炎症，如肺炎、肺脓肿、肺结核；咳嗽伴发热、胸痛、呼吸困难，见于胸膜炎、肺炎等；咳嗽伴哮喘，见于支气管哮喘、哮喘性支气管炎、心源性哮喘；咳嗽伴呕吐，见于慢性咽炎、百日咳等。

7. 年龄、性别 小儿呛咳可由异物吸入、支气管淋巴结肿大引起；男性 40 岁以上吸烟者长期咳嗽应考虑支气管肺癌、慢性支气管炎、肺气肿；青年女性长期咳嗽者应注意支气管内膜结核、支气管腺瘤等。

8. 职业环境 长期接触有害粉尘者应考虑相应的肺尘埃沉着病；教师、吸烟或酗酒者的咳嗽由慢性咽炎引起。

9. 个人史及过敏史 服用血管紧张素转换酶抑制剂者应考虑药物性咳嗽，有过敏史者应除外支气管哮喘、气道高反应或过敏性肺泡炎。

（二）实验室及其他检查

咳嗽涉及病因繁多，仅靠病史、物理检查对部分患者不能明确诊断，需要采用实验室检查协助诊断。实验室检查应遵循由易到难、先无创后有创的原则进行。

1. 血常规 细菌感染引起的咳嗽可出现白细胞计数和中性粒细胞比例增高。寄生虫和过敏性疾病引起的咳嗽则可能出现嗜酸性粒细胞比例增高。

2. 痰涂片 常规检查不染色可见以下有形成分。

上皮细胞：痰的复层扁平上皮细胞来自口、咽、喉，痰的柱状上皮细胞来自气管、支气管，而痰的圆形上皮细胞来自肺泡。

中性粒细胞：痰中出现大量的中性粒细胞表明呼吸道有炎症，如慢性支气管炎、支气管哮喘、肺结核或肺癌合并感染。

嗜酸性粒细胞：痰中出现较多嗜酸性粒细胞见于支气管哮喘、慢性喘息性支气管炎、肺寄生虫病、单纯性嗜酸性粒细胞增多症、外源性过敏性肺泡炎、嗜酸性支气管炎等。

吞噬细胞：痰中吞噬细胞来自肺泡巨噬细胞、肺毛细血管中的单核细胞或肺间隔中的组织细胞。吞噬细胞胞质内常有多种多样的异物或棕黑色灰尘吞噬颗粒，故又称为“尘细胞”，来自下呼吸道。吞噬含铁血黄素（褐色颗粒）的巨噬细胞称为心力衰竭细胞，见于左心衰和特发性含铁血黄素沉着症。

多核巨噬细胞：体积大、形态不规则、细胞质丰富、多个细胞不规则散布胞内的多核巨噬细胞，常见于慢性感染或病毒感染。

寄生虫和寄生虫卵：最常见的为肺吸虫，肺包囊虫病可见棘球蚴钩；阿米巴肺脓肿可找到阿米巴滋养体。

结晶：夏科-莱登（Charcot-Leyden）结晶呈无色透明尖菱形八面体，见于支气管哮喘、肺吸虫，偶可见于支气管扩张。胆固醇结晶、脂肪酸结晶和菱形结晶等可见于肺脓肿。

库什曼（Curschmann）螺旋体：镜下呈不规则卷曲的螺旋体，本质上为痰栓，系支气管、细支气管未完全阻塞，黏液浓缩形成，见于慢性支气管炎、支气管哮喘、肺气肿，亦可见于肺癌所致的支气管不全阻塞时的痰液。

弹力纤维：来自肺泡、细支气管中，见于肺脓肿、支气管扩张、肺结核等肺结构破坏性病症。

放线菌块：黑色针头大小的类似硫黄颗粒，中心部分可见放线状排列的真菌颗粒，密集堆积，末端宽大，类似三角烧瓶状，由放线菌丝构成，见于肺放线菌病。

3. 染色涂片检查

（1）细菌染色：阳性为紫色，阴性为红色。结核分枝杆菌常用抗酸染色，抗酸菌为红色，其他菌为淡蓝色。

（2）细胞染色：常用染色法有巴氏染色法、苏木精-伊红染色法，特别是中央型肺癌较易查见癌细胞，肺癌细胞按形态学可分为鳞状细胞癌、腺癌和未分化癌，未分化癌包括大细胞型和小细胞型。小部分转移性肺癌患者痰中亦可查见癌细胞。

4. 胸部X线检查 是诊断心肺疾病的重要手段，不仅能确定肺部病变的部位、范围与形态，还可确定其性质如肺炎、肺结核、肺脓肿、肺癌等；尤其对肺癌早期诊断有重要意义。凡咳嗽1～2周治疗不愈者，一般都应作胸部X线检查；若伴有发热、胸痛、呼吸困难、咯血等更应及早检查。对于肺深部病变，则胸部X线摄片、计算机断层扫描（CT）、磁共振成像（MRI）等检查诊断价值较大。与胸部X线摄片比较，胸部CT检查的优越性在于横断面影像不重叠，对纵隔前后肺部病变、肺内小占位性病变、肺深部病灶、纵隔淋巴结肿大及边缘肺野区较小的肿物都能清楚显示，安全性较高，并发症少。

5. 肺功能检查 进行肺通气功能检查以除外气道阻塞性疾病，如支气管哮喘和慢性支气管炎。若肺容积或弥散功能下降，应想到肺间质疾病，如常规肺功能正常，可进行激发试验诊断变异性哮喘或气道高反应性。

6. 支气管镜检查 是呼吸内科重要的诊断和治疗技术。现在电视纤维支气管镜已逐渐取代传统的纤维支气管镜，电视纤维支气管镜能获得优质的支气管内图像，并可用作教学活动，电视纤维支气管镜图像能以多种数字化形式储存。支气管镜适用于不明原因的慢性咳嗽，如支气管结核、气道良性和恶性肿瘤、异物导入等。

7. 其他检查 血象和血涂片检查提示感染，血免疫指标检查有助于诊断免疫结缔组织病所致肺间质疾病和肺特殊感染。核素肺灌注通气扫描有助于除外肺栓塞。变应原皮试和血清特异性IgE测定有助于诊断变应性疾病和确定变应原种类。食管24小时pH测定能确定胃食管反流。

（三）鉴别诊断

1. 上呼吸道疾病

（1）咽炎、扁桃体炎：刺激性干咳是咽炎和扁桃体炎的突出症状。急性者伴有发热、咽痛，慢性者伴有咽部燥痒不适。嘱患者张口发“啊”声，压舌板协助可直接查见咽部、扁桃体肿大、充血，有时附有脓液，咽后壁查见结节状滤泡提示慢性咽炎。

（2）喉炎：主要症状有干咳、声嘶、喉部灼热、瘙痒、刺痛，喉镜检查可见喉部黏膜及声带充血、水肿，病程长者声带增厚，发音时闭合不全。

（3）喉结核：继发于肺结核，干咳、声嘶哑、喉痛。喉镜检查可见声带、会厌等处出现充血、水肿、溃疡。活检可确诊。

（4）喉癌：早期症状为刺激性干咳，后期声带受累时声嘶、剧痛、吸气性呼吸困难。确诊靠喉镜检查、活检。

（5）上气道咳嗽综合征（upper airway cough syndrome，UACS）：临床上相当常见。急性或慢性鼻炎、鼻窦炎，分泌物倒流至鼻后或咽部，引起咳嗽，咳出脓性分泌物，咽痒、疼痛。部分患者可有分泌物向下流动的感觉，根据鼻塞、流涕、鼻腔镜检查容易诊断。

2. 支气管疾病

（1）急性气管-支气管炎：是指由于各种致病微生物感染、物理或化学因素刺激或过敏等引起的气管、支气管黏膜的炎症。起病较急，常先有急性上呼吸道感染症状，当病变进展累及气管、支气管黏膜时，可出现发热（38℃左右）、咳嗽与咳痰，先为干咳或咳少量黏液痰，常有痉挛，咳嗽数日后出现黏液痰或脓性痰，痰量增多，偶尔有血痰，可伴有气促、胸骨后不适，但全身毒血症表现较轻。体查时双肺呼吸音粗糙。可有散在的不固定的干啰音或湿啰音。胸片示肺纹理增粗增多。

（2）百日咳：由百日咳嗜血杆菌引起，系易在儿童集体中流行的常见小儿急性呼吸道传染病，可分为卡他期（类似上呼吸道感染）、痉咳期、减退期。其中痉咳期持续时间在2～6周，咳嗽表现的特征是阵发性、痉挛性咳嗽，在咳嗽末吸气时发生特征性的高调喉鸣，类似鸡鸣样。听诊时闻及肺呼吸音粗糙和高调干性声音。患者的咳嗽特征是临床诊断的有力证据。病原学诊断有赖于细菌培养和特异的血清学检查。

（3）气管、支气管结核：原发性者极少见，多为继发性。本病多继发于慢性纤维空洞型肺结核、血行播散型肺结核、浸润型肺结核、干酪性（结核性）肺炎等疾病。患者以青壮年多见，女性多于男性，常以刺激性干咳、反复少量咯血或呼吸困难等症状就诊。结核毒血症表现与肺部体征取决于肺内结核病损状况。胸部X线检查除可有肺内结核病灶外，较多的表现为支气管内结核病变导致的肺叶或肺段不张等阻塞性肺炎改变。支气管镜检查对气管、支气管内的分泌物检查，或经活检、刷检等取样进行结核病的细菌学、病理学相关检查是确诊的主要手段，还能帮助客观确定结核病变的部位、范围，为进一步治疗方案的选择提供客观依据。纤维支气管镜检查亦是本病与其他疾病进行鉴别诊断的重要手段。

（4）早期原发性支气管肺癌（简称肺癌）：是呼吸道的恶性肿瘤。早期发现、早期治疗对预后有重要意义。

肺癌早期最常见的症状之一是咳嗽，尤其是年龄在40岁以上、长期和重度吸烟的男性。刺激性咳嗽2～3周，经抗炎、镇咳治疗无效者应及时进行排癌检查，胸部X线正侧位摄片检查，是发现肺癌的主要方法。对可疑者行胸部CT检查，可检出早期肺癌，对肺内病灶，尤其是纵隔和心影后的病灶，CT检查比X线胸片显示病灶更清晰。MRI检查对观察血管有良好的对比性（流空效应），对判断肺门和纵隔内的块影是血管性或非血管性有其优越性，也是重要的早期诊断方法之一。近些年来正电子发射体层成像（PET）检查在鉴别肺内病变良性或恶性方面的特异性和准确性显著高于CT检查。纤维支气管镜检查是目前诊断肺癌的主要方法之一，它可以直视观察气管或支气管内病变，进行摄像、通过活检和刷检等获取病变组织进行相关的病理学等各项检查。对肺外周病变还可以通过肺组织活检，获得细胞学和组织学的诊断。

（5）咳嗽变异性哮喘（CVA）：是一种特殊类型的哮喘，咳嗽是其唯一或主要临床表现，主要表现为刺激性干咳，通常咳嗽比较剧烈，夜间咳嗽为其重要特征。感冒、冷空气、灰尘、油烟等容易诱发或加重咳嗽。无明显喘息、气促等症状或体征，但有气道高反应性。诊断的原则是综合考虑临床特点，对常规抗感冒、抗感染治疗无效，支气管激发试验或支气管舒张试验阳性，以及支气管舒张药治疗可以有效缓解咳嗽症状。咳嗽变异性哮喘的诊断标准：①慢性咳嗽，常伴有明显的夜间刺激性咳嗽；②支气管激发试验阳性，或呼气峰流速日间变异率＞20%，或支气管舒张试验阳性；③支气管舒张药治疗有效。

（6）慢性支气管炎：咳嗽、咳痰，不伴有（单纯型）或伴有（喘息型）哮喘，每年持续 3 个月，反复发作 2 年或 2 年以上，除外引起这些症状的其他疾病，可诊断慢性支气管炎。长期反复发作，可并发阻塞性肺气肿、慢性肺源性心脏病。

（7）支气管哮喘（简称哮喘）：是一种过敏性疾病，病理基础是支气管的慢性变态反应性炎症和气道高反应性。典型临床表现是发作性胸闷、咳嗽、呼气性呼吸困难伴有哮鸣音，可经平喘药治疗缓解或自行缓解。有一种特殊类型的哮喘以咳嗽为主要症状，无明显的哮喘和哮鸣音，易被误诊为支气管炎，按支气管炎治疗效果不佳，称为咳嗽型哮喘，其诊断标准：①支气管激发试验（临床上很少采用）或运动试验阳性。②支气管舒张试验阳性［第一秒末用力呼气量（FEV_1）增加 15%以上，且 FEV_1 绝对值增加 200mL 以上］。③最大呼气流速（PEF）日内变异率（昼夜波动率）≥20%。

（8）支气管扩张症：干性支气管扩张症患者以咯血为主要症状，轻咳，无痰或少痰。湿性支气管扩张症主要症状为咳嗽，咳大量黏液脓痰或脓痰，厌氧菌感染时痰带恶臭，部分患者可有反复中量或大量咯血，杵状指。X 线胸片可辅助诊断。

（9）嗜酸性粒细胞性支气管炎（EB）：一种以气道嗜酸性粒细胞浸润为特征的非哮喘性支气管炎，气道高反应性阴性，主要表现为慢性咳嗽，对糖皮质激素治疗反应良好。主要症状为慢性刺激性咳嗽，常是唯一的临床症状，干咳或咳少许白色黏液痰，可在白天或夜间咳嗽。部分患者对油烟、灰尘、异味或冷空气比较敏感，常为咳嗽的诱发因素。患者无气喘、呼吸困难等症状，诊断主要依靠诱导痰细胞学检查。具体标准：①慢性咳嗽，多为刺激性干咳或伴少量黏痰。②X 线胸片正常。③肺通气功能正常，气道高反应性检测阴性，呼气峰流速日间变异率正常。④痰细胞学检查嗜酸性粒细胞比例≥2.5%。⑤排除其他嗜酸性粒细胞增多性疾病。⑥口服或吸入糖皮质激素有效。

（10）胃食管反流性咳嗽：因胃酸和其他胃内容物反流进入食管，导致以咳嗽为突出表现的临床综合征，属于胃食管反流病的一种特殊类型，是慢性咳嗽的常见原因。发病机制涉及微量误吸、食管-支气管反射、食管运动功能失调、自主神经功能失调与气道神经源性炎症等，目前认为食管-支气管反射引起的气道神经源性炎症起主要作用。除胃酸外，少数患者还与胆汁反流有关。典型反流症状表现为胃灼热（胸骨后烧灼感）、反酸、嗳气等。部分胃食管反流引起的咳嗽伴有典型的反流症状，但也有不少患者以咳嗽为唯一的表现。咳嗽大多发生在日间和直立位，干咳或咳少量白色黏痰。进食酸性、油腻食物容易诱发或加重咳嗽。诊断标准：①慢性咳嗽，以白天咳嗽为主；②24 小时食管 pH 监测 Demeester 积分≥12.70 和（或）反流与咳嗽症状相关概率（SAP）≥75%；③抗反流治疗后咳嗽明显减轻或消失。但需要注意，少部分合并或以非酸反流（如胆汁反流）为主的患者，其食管 pH 监测结果未必异常，此类患者可通过食管阻抗检测或胆汁反流监测协助诊断。对于没有食管 pH 监测的单位或经济条件有限的慢性咳嗽患者，具有以下指征者可考虑进行诊断性治疗：①患者有明显的进食相关的咳嗽，如餐后咳嗽、进食咳嗽等；②患者伴有典型的胃灼热、反酸等反流症状；③排除咳嗽变异性哮喘、上气道咳嗽综合征及嗜酸性粒细胞性支气管炎等疾病，或按这些疾病治疗效果不佳。服用标准剂量质子泵抑制剂（如奥美拉唑 20mg，每天 2 次），治疗时间不少于 8 周。抗反流治疗后咳嗽消失或显著缓解，可以临床诊断胃食管反流性咳嗽。

（11）肺结核病：系由结核分枝杆菌引起的慢性呼吸道传染病。早期的肺结核病者，起病缓慢，病程较长，有低热、乏力、盗汗、消瘦、咳嗽，多为干咳（单声咳嗽）或咳少量黏液痰，偶尔有血痰和胸部隐痛。体检胸部多无异常体征。胸部 X 线照片检查，常在肺上叶的尖后段或下叶的背段和后基底段好发部位发现有小片状、淡薄的云雾状阴影。结核菌素试验呈阳性，痰液结核菌检查阳性可以确诊。

（12）严重急性呼吸综合征（severe acute respiratory syndrome，SARS）：是近些年新出现的由冠状病毒（CoV）引起的具有明显传染性的肺炎。潜伏期一般在2～10天，多数在4～5天发病，起病急骤，早期以病毒感染的非特异性症状为主，发热（T>38℃，呈稽留热型）为首发症状，其他症状有畏寒、肌肉酸痛、关节酸痛、头痛、乏力等，继而以干咳为主，少数有咽痛，严重者于发病后6～12天发展成呼吸急促、呼吸困难、低氧血症。部分患者有腹泻、恶心、呕吐等消化道症状。SARS的肺部体征不明显。部分可有少许啰音或肺实变体征。血常规示白细胞计数正常或减少，淋巴细胞计数亦减少（$<0.9\times10^9$/L对诊断有提示作用）。部分患者血小板计数减少。在发病早期T淋巴细胞亚群（$CD4^+$、$CD8^+$）计数降低，二者比值正常或降低，发病10天以后，可测得SARS特异性抗体——IgM抗体，用PCR技术可早期检测SARS CoV RNA的存在。胸部（X线、CT、MRI）检查，病程初期肺部出现不同程度的斑片状阴影，呈磨玻璃样，少数呈现肺实变。肺内病变常为多发，呈进展趋势，短期内可融合成大片状阴影甚至白肺。SARS的诊断：依据流行病学接触史、临床表现、影像学特点，结合实验室病原学检测等资料进行综合分析做出诊断。主要鉴别的疾病有病毒性肺炎、衣原体肺炎、军团菌肺炎、立克次体肺炎、细菌性肺炎等。鉴别诊断主要靠流行病学、临床表现、胸部影像学特点及实验室病原学检查等。

（13）肺水肿：左心功能不全引起肺充血和肺顺应性降低，致肺活量减少，其早期最常见的症状是呼吸困难和咳嗽。早期表现为持续性干咳，继之伴有浆液性泡沫样痰，随着病情进展呈粉红色泡沫样痰。痰液检查可发现心力衰竭细胞。体检时多有原发心脏病体征，严重时双肺下部有湿啰音。心电图检查V_1导联的P波终末负电势增大，胸片检查可见上肺叶静脉扩张，如发生肺水肿，肺部阴影呈蝴蝶状向外扩张。

（14）肺脓肿：起病较急，畏寒或寒战、高热、胸痛，初期咳嗽较轻、痰量少，之后咳嗽较频繁、咳出大量脓痰或脓血痰，若为厌氧菌感染则有恶臭气味。血白细胞计数和中性粒细胞显著升高。X线胸片显示脓肿和脓腔影，吸入性肺脓肿多为单发，血源性肺脓肿多发常见。依据典型的临床表现和X线表现容易做出诊断，痰细菌培养可确定病原菌。

（15）肺寄生虫病

1）肺吸虫病：在流行区居住，有生食石蟹或蝲蛄史，咳果酱色或烂桃样痰，游走性皮下结节，X线胸片显示肺内多房性囊样影，肺吸虫抗原皮试阳性，痰中查见肺吸虫虫卵可确诊。

2）肺包虫病：畜牧区居住，有生食牛羊肉史，咳出粉皮样物质是其特征性表现。典型X线征象为单发或多发圆形或椭圆形阴影，囊肿破裂后顶部呈半月形透光区，囊肿碎片漂浮在液面上称“水上浮莲征”。包虫抗原试验、包虫补体结合试验有助诊断。

3）急性血吸虫病：有疫水接触史，感染后幼虫在肺部移行可引起发热、咳嗽、气急、肝脾大、血中嗜酸性粒细胞增多，X线胸片显示粟粒样阴影。蛔虫、钩虫的幼虫经肺移行也可出现类似症状，但较轻微。

4）肺孢菌病：多发生于免疫力低下、免疫功能缺陷患者，艾滋病患者中患病率高。诊断主要依据为在痰中找到卡氏肺孢菌。

5）肺弓形虫病：弓形虫可引起全身性感染、支气管炎、肺炎和胸膜炎，有发热、头痛、肌痛，重者有呼吸困难、发绀，咳嗽、咳痰并无特征性。诊断主要依据弓形虫检查、特异性抗体、抗原检测。

（16）肺尘埃沉着病：硅沉着病、煤沉着病、石棉沉着病常见，干咳、气急、胸痛，晚期咳嗽加重、痰多，煤沉着病者可咳出黑痰。诊断主要依据职业史、X线胸片。

（17）胸膜疾病：特点是咳嗽大多伴有胸痛，且常伴随呼吸幅度的加深而加重；较为多见的是胸膜炎、胸膜受刺激产生咳嗽（如气胸、胸腔穿刺等）。

（18）纵隔疾病：纵隔肿瘤（如胸腺瘤、胸部甲状腺肿大、纵隔畸胎瘤等）或纵隔淋巴结肿大压迫气管、支气管或压迫或刺激喉返神经均可引起反射性咳嗽。

（19）心脏、血管性疾病：较多见的是急性心肌梗死、急性心肌炎等引起急性左心衰，或严重的二尖瓣狭窄、左心房黏液瘤堵塞二尖瓣口等导致急性肺淤血、急性肺水肿可产生咳嗽；深静脉血栓形成血栓脱落造成肺栓塞时，肺泡和支气管内渗出物刺激肺泡壁、支气管黏膜，均可引起咳嗽。

另外，A 型或 B 型主动脉瘤及其夹层刺激喉返神经亦可产生持续性干咳。

（20）耳鼻喉疾病

1）急性咽鼓管炎、耳道炎症、慢性鼻窦炎、变应性鼻炎、咽喉炎、会厌炎等均可引起咳嗽。

2）上气道咳嗽综合征（UACS）是指鼻部疾病引起分泌物倒流鼻后和咽喉等部位，直接或间接刺激咳嗽感受器，导致以咳嗽为主要表现的综合征，又被称为鼻后滴漏综合征（postnasal drip syndrome，PNDS）。由于目前无法明确为上呼吸道咳嗽感受器损伤所致，2006 年美国咳嗽诊治指南建议用 UACS 替代 PNDS。UACS 除了鼻部疾病外，还常与咽喉部的疾病有关，如变应性或非变应性咽炎、喉炎、咽喉部新生物、慢性扁桃体炎等。

（21）中枢神经系统疾病：脑炎、脑膜炎、中毒性脑病或脑血管病导致脑水肿或直接影响咳嗽中枢时，均可引起咳嗽；另外，因咳嗽中枢受大脑皮质控制，故可认为有意识地产生咳嗽或抑制咳嗽，因此，经全面检查未发现器质性咳嗽病因时，应排除精神因素或精神性疾病导致的咳嗽。

（22）药物性咳嗽：较为多见的是 ACEI 可引起顽固性干咳。

（23）其他原因：较为多见的是自身免疫性疾病（如系统性红斑狼疮、肺出血-肾炎综合征等）；过敏性疾病，如接触化纤、棉织品的过敏性支气管肺泡炎等；另外，如职业性尘肺病多因接触矿石粉尘所致。

【治疗】

（一）病因治疗

确立正确的诊断后，能够去除病因者，应针对病因进行治疗。药物如血管紧张素转换酶抑制剂、β 受体阻滞剂引起者，及时停药。吸烟所致者应戒烟。吸入有害烟尘者应尽可能避免继续吸入。呼吸道感染、结核应进行有效、规范的抗感染或抗结核治疗。过敏性鼻炎刺激性鼻涕引起咽后壁滴漏可采用抗组胺药物或缩血管药物治疗，如氯苯那敏 4mg，口服，3 次/天。鼻窦慢性感染引起咽后壁滴漏者应去除慢性感染灶，加用有效抗生素治疗。胃食管反流引起者，可在夜间睡眠时高枕卧位，并加用制酸剂治疗，如奥美拉唑 20mg，口服，1～2 次/天。咳嗽变异性哮喘所致者，应采用支气管扩张剂和糖皮质激素治疗。有手术适应证的患者可住院手术治疗。

（二）对症治疗

1. 止咳 刺激性干咳可以加剧喉及大气管的充血，适当予以镇咳可使局部得到静息，能促进炎症的消退。最有效的止咳剂大部分为鸦片制剂，可成瘾，只临时必需时应用。常用药为可待因，中成药复方桔梗片亦有较好止咳作用。非成瘾镇咳剂有枸橼酸喷托维林、右美沙芬等。对于有痰而频发咳嗽者，为使患者休息，亦需予以止咳。当然痰多可引起肺内痰积蓄，应在晚饭后予以祛痰剂，变换体位，甚至辅以叩背，尽量使肺内痰排光，再予以止咳剂。

2. 祛痰 痰多或痰太黏稠难以咳出者，可给予恶心性祛痰剂如氯化铵、碘化钾、吐根、桔梗等，刺激胃黏膜神经末梢，通过反射引起支气管腺体分泌增加。α-糜蛋白酶可分解氨基酸羟基肽键，使痰液稀化。5mg 肌内注射，1～2 次/天。或用生理盐水配成 0.5mg/mL，用 1～2mL 雾化吸入，2～4 次/天。

胰蛋白酶分解氨基酸羧基肽键，因而对黏蛋白和纤维蛋白均有分解作用。1.25 万～5.00 万 U 用注射用水或生理盐水稀释为 3mL 后雾化吸入，1～3 次/天。

DNA 酶使痰液中 DNA 解聚，水解成平均链长为 4 个单位的核苷酸，同时使其中原来与 DNA 结合的蛋白质失去保护，易于被蛋白酶消化，使痰液迅速溶解和稀化。5 万～10 万 U 用生理盐水 2～3mL 后立即雾化吸入，3～4 次/天。

溴己新为多糖纤维分解剂，能分解糖蛋白的多糖纤维部分，使其断裂致痰液黏稠度降低。可作用于支气管腺体，导致黏液分泌细胞分泌的溶酶体酶释放，裂解黏多糖和抑制酸性糖蛋白的合成。也有轻微恶心性祛痰作用。一般 8～16mg 口服，3～4 次/天。

氨溴索为溴己新的衍生物，作用强于溴己新，尚有一定镇咳作用。30mg 口服，2～3 次/天。

乙酰半胱氨酸直接溶解痰液糖蛋白分子间的二硫键，降低痰液黏度。现多用 *N*-乙酰半胱氨酸泡腾片（富露施）200mg 或 400mg 溶于凉开水中口服，3 次/天。

羧甲司坦为乙酰半胱氨酸巯基取代衍生物，口服给药有效，作用与溴己新相似。0.5g 口服，3 次/天。

厄多司坦可明显降低痰液黏度，减少黏液多糖蛋白成分和痰液炎症因子含量，能增强纤毛活动，有一定镇咳作用。300mg 口服，2 次/天。

3. 体位引流 对于肺衰竭的患者及老年人咳嗽无力等情况，可改换体位及加强拍背，促使痰液咳出，尤其对于痰多而不太黏稠的患者，引流比任何祛痰剂更为重要。

4. 抗感染 有脓痰者，可选用青霉素加庆大霉素或根据药敏试验结果选用抗生素。

5. 雾化吸入 雾化吸入液的配制：0.9%生理盐水 15mL、地塞米松 5mg、庆大霉素 4 万～8 万 U，痰液黏稠不易咳出者加 α-糜蛋白酶，支气管痉挛者加异丙肾上腺素（注意心率不要太快）。

6. 其他 支持疗法、中医治疗及适当锻炼增加体力，必要时给予吸氧。

第二节 咯 血

咯血是指声门以下呼吸道或肺组织出血，经口腔咳出统称为咯血。患者常有喉部痒感，血呈弱碱性，颜色鲜红，泡沫状，多混有痰液，咯血后数日内仍可咳出血痰。一次咯血量＞200mL，或 24 小时内咯血量＞400mL 称为大咯血。咯血可导致患者窒息死亡。咯血作为急症，无论咯血量多少，都极易引起患者的高度紧张与恐惧。

【病因】

（一）支气管疾病

支气管疾病主要由于炎症导致支气管黏膜或病灶毛细血管渗透性增加，或黏膜下血管破裂所致。常见于慢性支气管炎、支气管扩张、支气管内膜结核、支气管癌等。

（二）肺部疾病

肺结核是最常见的咯血原因之一。结核性病变可使毛细血管通透性增高、血液渗出，表现为血痰；病变侵蚀小动脉管壁则可致咯血；如结核空洞壁肺动脉分支形成的动脉瘤破裂时，则可致大量咯血。此外，肺炎、肺脓肿、肺肿瘤、肺真菌病等均可致不同程度的咯血。

（三）肺血管疾病

1. 肺淤血 咯血者以二尖瓣狭窄引起肺淤血多见，且发生于较严重的瓣口狭窄的慢性充血期，也可见于其他心脏病引起的急性肺水肿，表现为痰带血丝，小量咯血或咳出粉红色泡沫样痰。

2. 急性肺血栓 栓塞症咯血发生率约 30%，量不多，鲜红色，数日后可变成暗红色。伴有呼吸困难、胸痛。常有深静脉血栓形成或血栓性静脉炎、静脉曲张等危险因素。

3. 肺出血-肾炎综合征 表现为间歇的咯血，合并呼吸困难与胸痛；除肺、肾两脏器之外，其他器官很少受累。此病主要侵犯原来健康的青年男性，病程数月至 1 年，预后不良。肾脏病变为进行性，尿毒症症状迅速出现，并掩盖肺部症状，死亡通常是由于肾衰竭。

（四）气管、肺先天疾病

1. 单侧肺动脉发育不全 本病少见，患者大多有不同程度的咳嗽、咳痰、痰中带血、胸痛和气促等表现，体检患侧胸廓扩张稍受限，语颤及呼吸音减弱，多可闻及啰音，可被误诊为肺气肿、气胸、支气管扩张等。诊断主要依靠胸部 X 线检查。

2. 肺囊肿 先天性肺囊肿患者往往因突然小量咯血或痰中带血而就诊。如有下列情况应考虑本病：肺部阴影长期存在；阴影在同一部位反复出现；无播散灶；阴影新旧程度一致；肺门纵隔淋巴结不肿大；患者虽反复咯血而无结核中毒症状。支气管造影或CT对本病诊断有决定性意义。

（五）急性传染病

1. 流行性出血热 约20%的流行性出血热患者有不同程度的咯血，系全身小动脉和毛细血管损害所致。其临床特征为发热、皮肤黏膜广泛出血、血压下降、休克及肾功能损害等。

2. 肺出血性钩端螺旋体病 无黄疸型钩端螺旋体病可引起致命的大咯血，主要病变是肺部毛细血管麻痹性扩张和充血、管壁肿胀、疏松或崩解，致大量的红细胞渗出。临床上除具有钩端螺旋体病的一般体征外，还有咳嗽、咳痰、咯血、胸闷、胸痛、肺部啰音、肺实变的体征等表现，胸部X线检查呈斑片状浸润和肺纹理增多者占80%。

（六）全身性疾病

1. 以咯血为首发症状 咯血程度不一，轻者可痰中带血，重者可出现大咯血，且反复出现。目前已证实，其机制是血中抗肾小球基膜抗体作用于肺泡毛细血管基膜和肾小球基膜，从而引起肾炎和肺出血的临床表现。

2. 特发性肺含铁血黄素沉着症 是一种原因不明、较为少见的慢性疾病，临床上主要以不同程度的咯血和贫血为突出表现，部分患者可发展为慢性肺源性心脏病。

3. 韦格纳（Wegener）肉芽肿 过去少见，近年来发病率逐渐增高。本病病理变化最主要的是上下呼吸道的坏死性肉芽肿，病灶内常有明显坏死性血管炎改变，在肺部常有空洞形成。肺部症状主要为咳嗽、咳白色黏痰、气喘、反复小量咯血或大咯血，大咯血是由于空洞内的血管破裂或弥散性肺出血、肺梗死所致。

4. 贝赫切特（Behcet）综合征 可反复咯血，是肺部血管炎所致。如反复咯血，可诱发大咯血或肺血管炎，引起多发性肺梗死。X线表现可类似支原体肺炎、肺转移癌，也可表现为大片密度增高的圆形阴影。临床表现多样化，口、眼、外生殖器、皮肤、关节可同时受累。

【发病机制】

咯血病灶可接受体循环及肺循环血管多重血管供血。体循环动脉供血多为支气管循环供血。其他血管也可提供血运，如胸廓内动脉、胸长动脉、肋间动脉、膈动脉等。体循环常可为肺癌、肺结核、肺脓肿、坏死性肺炎性病灶供血。肺循环通常与肺血栓栓塞出血、肺动脉漂浮导管损伤、胸部外伤及某些肺动静脉畸形出血有关。而某些病灶的血供更为复杂，常涉及肺及支气管循环吻合或其他体循环双重或多重供血，如动静脉畸形、支气管扩张、肺隔离症及慢性感染。根据发病机制将咯血分述如下：

（一）支气管疾病

（1）病灶毛细血管通透性增加如支气管炎，由于支气管炎症及剧烈咳嗽致毛细血管通透性增加而表现为血丝痰。

（2）损伤支气管黏膜内血管。

（3）黏膜下血管破裂如支气管扩张引起的咯血，是因为支气管炎症反复累及支气管黏膜表面的肉芽组织创面小血管或管壁扩张的血管破裂出血所致。支气管结核致支气管壁黏膜破坏、糜烂、溃疡，可出现咯血或咳血痰。

（4）血管遭机械性破坏如肺微石症、肺钙化灶。一般一种疾病咯血都涉及上述多种导致出血的原因。

（二）肺部疾病

咯血的主要原因：①毛细血管通透性增加；②小血管破裂；③小动脉瘤破裂；④动静脉瘤破裂；⑤肺-体循环交通形成并出血。如肺结核浸润期炎症仅累及毛细血管为小量出血，若肉芽肿组织小血管损伤则咯血量增加，肺结核愈合期如出现肺组织纤维化则可因继发支气管扩张而咯血。肺结核大咯血，一是因为在肺结核进展时，发生干酪坏死，组织崩溃，肺部血管受到侵蚀破坏，加之病变累及支气管血管，支气管动脉来自体循环，压力较高，其压力比肺动脉压力可高出6倍，咯血量大而迅猛。二是因为空洞型肺结核空洞壁中的动脉壁失去正常组织的支撑，逐渐膨出形成动脉瘤（即 Rasmussen 动脉瘤），该动脉瘤的管壁弹力纤维被破坏，脆性增加，在剧咳或过度扩胸等外因的影响下，可导致血管内的压力突然改变或空洞壁的坏死血管断裂，造成致命性的大出血。另外，支气管扩张、先天性肺囊肿、结核等肺部慢性疾病造成肺动脉血运障碍，气体交换不良时，支气管动脉可增粗，起代偿肺动脉的作用；肺部病灶炎症过程造成局部供血增加，血流快，流量大；肺组织纤维化牵拉支气管及血管等，形成支气管动脉扩张、分支增多扭曲紊乱、血管网血管瘤形成，同时肋间动脉亦可参与病灶区供血，可与肺内血管交通形成血管网，这些病理的血管易受到损害而咯血甚至大咯血。

（三）肺血管疾病

此类咯血是由于：①肺淤血致肺泡壁或支气管内膜毛细血管充血破裂；②支气管黏膜下层支气管静脉曲张破裂；③静脉或右房内血栓脱落，栓塞肺动脉，导致肺组织缺氧坏死出血；④血管畸形。

1. 二尖瓣狭窄咯血

（1）大咯血：二尖瓣狭窄使肺静脉淤血、曲张，突然升高的肺静脉压使小静脉破裂出现大咯血，出血可达数百毫升。出血后肺静脉压下降，咯血常可自行终止，极少发生出血性休克。

（2）淤血性咯血：常为小量咯血或痰中带血丝。常可发生在淤血性咳嗽、支气管炎时，是由于支气管内膜微血管或肺泡间毛细血管破裂所致。

（3）急性左房衰竭导致肺水肿：表现为咳粉红色泡沫样痰，这是由于血液、血浆与空气相互混合而产生的。

（4）肺栓塞性咯血：长期卧床和房颤的患者，因静脉或右房内血栓脱落，可引起肺动脉栓塞坏死而产生咯血。痰常呈暗红色。

2. 先天性肺血管畸形 胸、肺血管发育障碍导致先天性肺血管畸形，畸形可表现为多种形式，如肋间-肺动脉瘘、肺动脉缺如、原发性肺动脉高压等。咯血多因为畸形的肺血管瘘破裂，侧支循环血管破坏，肺血管高压动脉增宽破坏出血。

（四）血液系统疾病

咯血主要是由于原发性或继发性血小板质和量发生变化及凝血功能障碍所致。较多见的疾病为原发性血小板减少性紫癜、急性白血病、血友病等。通常除咯血外常伴有全身其他部分出血。同时少数患者服药后肝功能损害、凝血机制破坏，也可致咯血。

（五）血管炎病

血管炎病多为特发性、自身免疫性疾病的一部分，如非特异性系统性坏死性小血管炎、Wegener 肉芽肿等，为血管直接遭到破坏所致，如累及支气管-肺血管即可导致咯血。

【诊断】

（一）病史

咯血的评估首先依据病史。

1. 首先要确定是否咯血 临床上患者自述咯血时首先要除外口腔、鼻咽或喉部出血，必要时做局部检查以明确诊断。其次，要鉴别是咯血还是呕血。还要排除出血性血液病等。

2. 患者的年龄与性别 青壮年咯血要考虑支气管扩张、肺结核。40 岁以上男性吸烟者咯血首先要考虑支气管肺癌。年轻女性反复咯血者要考虑支气管内膜结核和支气管腺瘤。咯血发生于幼年则可见于先天性心脏病。

3. 既往史 幼年曾患麻疹、百日咳而后有反复咳嗽、咳痰史者首先要考虑支气管扩张。有风湿性心脏病史者要注意二尖瓣狭窄和左心衰。

4. 咯血量 一般来说，不能以咯血量来判断咯血的病因和病情轻重。痰中带血多由于毛细血管通透性增加所致，持续数周，经抗感染治疗无效者应警惕支气管肺癌，只有在排除其他原因后才可考虑慢性支气管炎是小量咯血的原因。反复大量咯血要考虑肺结核空洞、支气管扩张、肺脓肿和风湿性心脏病二尖瓣狭窄。突发急性大咯血应注意肺梗死。估计咯血量时应注意盛器内唾液、痰及水的含量，以及患者吞咽和呼吸道内存留的血量。

5. 咯血的诱因 有生食石蟹和蝲蛄史者要考虑肺吸虫病。在流行季节到过疫区者要考虑钩端螺旋体病或流行性出血热。与月经期有一定关系的周期性咯血考虑替代性月经。

6. 咯血的伴随症状 咯血伴刺激性干咳，老年人多见于支气管肺癌，青少年多见于支气管内膜结核；伴乏力、盗汗、纳差等全身性中毒症状者则肺结核病可能性大；伴杵状指（趾）者多见于支气管扩张、支气管肺癌、慢性肺脓肿等；伴全身其他部位皮肤黏膜出血者多见于血液系统疾病和传染性疾病；伴局限性喘鸣音者应考虑气道不完全性阻塞，见于支气管肺癌或异物。

（二）体格检查

1. 检查口咽和鼻咽 通常可除外声门上部位出血。

2. 详细检查肺部 当胸部X线检查尚未能进行时，体格检查也能提示一些特异性的诊断，为尽早明确出血部位，可迅速用听诊法，如咯血开始时，一侧肺部呼吸音减弱和（或）出现啰音，对侧肺野呼吸音良好，常提示出血即在前者；如在局限性肺及支气管部位出现喘鸣音，常提示支气管腔内病变，如肺癌、支气管结核或异物；二尖瓣舒张期杂音有利于风湿性心脏病的诊断，肺野内血管性杂音支持动静脉畸形；肺部出现局限性呼吸音减弱和湿啰音，位置相当固定，多见于支气管扩张患者，而其体征范围常提示病变范围的大小；肺部湿啰音和（或）伴有胸膜摩擦音可能是肺部炎性病变的体征，肺部湿啰音也应考虑是否为血液存积在呼吸道所致。

3. 检查浅表淋巴结 锁骨上及前斜角肌淋巴结肿大，多见于肺癌淋巴结转移。

4. 全身其他部位 贫血与咯血量不成比例应考虑尿毒症性肺炎或合并尿毒症。杵状指多见于支气管扩张、肺脓肿及肺癌。男性乳房女性化支持肺转移癌，并注意有无全身其他部位的出血表现。黏膜及皮下出血者要考虑血液病；咯血通常不影响患者的血流动力学，但因患者焦虑，可有心动过速、呼吸频率增快。活动性肺结核、肺癌患者常有明显的体重减轻。

（三）实验室及其他检查

1. 影像学检查 胸部X线可初步判断胸部病变的性质及出血部位。胸部CT，尤其是高分辨率CT（HRCT）可显示次级肺小叶为基本单位的细微结构，可明确病变的性质及范围，基本上已代替支气管造影。HRCT 及核素扫描可明确心肺血管病变及占位性病变。必要时可作支气管动脉造影以对介入治疗前出血部位进行精确定位。

2. 纤维支气管镜检查 可发现部分患者的出血部位，同时可做局部灌洗，取样本做病原学和细胞学检查。

3. 痰液的细菌、真菌和细胞学检查 有助于诊断与治疗。

4. 血常规、出凝血功能检查 对出血性疾病的诊断有帮助。

5. 动脉血气分析 有助于判断病情较重患者的肺功能状态。

（四）鉴别诊断

1. 咯血窒息的诊断 无论咯血量大小，如患者出现突然躁动、精神紧张、挣扎坐起、胸闷气急、张口呼吸、发绀、双目上翻、凝视、瞳孔缩小，甚至昏迷、大小便失禁、呼吸心搏骤停等表现，应想到血块阻塞大气道引起窒息的可能。

2. 失血性休克的诊断 失血性休克患者可有神志淡漠、反应迟钝、四肢湿冷、面色苍白、瞳孔正常或散大、呼吸增快、脉速而弱甚至不能扪及、血压下降甚至不能测出等表现。主要见于动脉性出血引起的大咯血。

3. 咯血的诊断

（1）咯血与鼻、口腔出血鉴别：前鼻腔出血，血从鼻孔流出，很易判断。后鼻腔出血流至咽喉，再经口腔咳出，很容易被误诊为咯血。应嘱患者张口发“啊”声，如见咽后壁有血液自上向下流动，即可判断是后鼻腔出血，借助鼻腔镜检查可找到出血病灶。口腔黏膜及牙龈炎症、溃疡、糜烂，牙龈被牙结石刺伤，舌下静脉破裂和颌面外伤等，均可引起出血。出血方式是吐出或吸吮后吐出，血中常混有唾液，肺部无湿啰音等体征，胸部透视或平片无异常，仔细进行口腔检查很容易发现出血病灶。

（2）咯血与呕血鉴别：上消化道疾病如肝硬化食管静脉曲张破裂、消化性溃疡、急性胃炎等引起出血，血液经口腔排出称为呕血。因呕血与咯血在临床上常易混淆，故鉴别极为重要。

4. 咯血的病因诊断 咯血是多种疾病的一个症状，必须结合其他临床症状、体格检查和相关的辅助检查，综合分析后方能做出正确的诊断。引起咯血最常见的诊断如下：

（1）呼吸系统疾病

1）肺结核：咯血是肺结核患者常见的症状，约50%的患者有程度不等的咯血，不少患者因咯血而就诊，成为肺结核首诊的线索，咯血量多少不等，少者仅为痰中带血，多者一次咯血可在500mL以上，颜色为鲜红色，其在大咯血的病因排序中居第二位。

临床特点：①可有结核病接触史，多见于青壮年。②患者多同时出现全身不适、疲乏无力、食欲缺乏、体重减轻、午后低热、盗汗、脉快等结核中毒症状，有咳嗽、咯血等呼吸道症状。③肺结核的体征，不同类型和不同病期各不相同。典型的体征有患侧呼吸运动减低，触诊语音震颤增强，叩诊呈浊音，听诊有支气管肺泡呼吸音和湿啰音。④实验室检查：痰结核菌检查阳性可确诊为肺结核，且可肯定为活动性病灶；白细胞总数及中性粒细胞一般不高；红细胞沉降率加快有助于考虑肺结核病灶的炎症程度，结核菌素试验对儿童诊断有一定的价值。⑤影像学检查：X线检查在肺结核的诊断上有很高的价值，大致表现为在肺的中上部，病灶呈斑点结节状、密度较高、边缘清楚的干酪灶；云雾状或片状、密度较淡、边缘完整、密度不均匀的球形病灶；具有环形边界透亮的空洞形成，新老病灶并存。⑥支气管镜检查：直视下可见支气管结核病灶，刷检涂片和冲洗沉淀法涂片查结核分枝杆菌和瘤细胞或进行组织学检查可明确诊断。根据病史、临床表现、体征、X线、痰结核分枝杆菌检查和支气管镜检查一般诊断并不困难。如诊断有一定难度，试验性抗结核治疗3～4周有助于诊断。

2）支气管扩张：咯血是支气管扩张的常见症状，文献报告约90%的患者存在不同程度的咯血。咯血量少者仅数口，多者每次达500mL以上，为鲜红色。其在大咯血病因排序中居首位。

临床特点：①患者多为青壮年，30岁以下多见。病程较长，常有慢性咳嗽、咳脓痰的病史。追溯既往史多在幼年时期患过麻疹或百日咳、支气管肺炎等病史，患者病程虽长，但全身情况比较良好，咯血后常不发热，止血也较快。咳嗽、咳痰常与体位有关，晨起或卧床后咳嗽加剧，咳痰量增多，痰量多者可达数百毫升，痰液静置后可分为3层，上层为泡沫状黏液，中层为较清的浆液，下层为脓液及细胞碎屑沉渣。②查体：患者胸背下部可听到固定的湿啰音或呼吸音减弱，常伴有杵状指（趾）。③胸部X线检查：可因病变程度不同表现为囊状气管扩张，腔内可存在气液平面，或由于病变肺实质通气不足、萎缩，扩张的气道往往聚拢，纵切面可显示“双轨征”，横切面显示“环形阴影”，病情轻者可表现正常。④确诊有赖于支气管造影：支气管造影可确定扩张的部位、范围、形状，显示支气管呈柱状、囊状或混合性扩张，并可决定治疗方案。高分辨率CT薄层扫描亦有确诊价值。

仅以反复咯血为临床表现，而无痰或咳脓痰症状，称为干性支气管扩张；若由结核病变（多为支气管内膜结核）引起的支气管扩张称为结核性支气管扩张。

3）肺癌：50%～70%的肺癌患者有咯血症状，多数表现为痰中少量带血或间歇血丝痰，中量或大量咯血少见。凡有咳嗽（多为刺激性）、咯血等呼吸道症状，应警惕肺癌。

4）肺炎：一般肺炎（病毒性肺炎、肺炎球菌肺炎、支原体肺炎）可有小量咯血，多数为痰中带血，大咯血罕见。化脓性肺炎（如克雷伯菌肺炎、金黄色葡萄球菌肺炎、军团菌肺炎）可有小量或中量咯血，大咯血少见。

5）肺脓肿：①起病急，常有畏寒或寒战、高热。②约有50%肺脓肿患者咯血，小量或大量咯血。③咳嗽、咳恶臭脓痰。④血白细胞总数及中性粒细胞显著升高。⑤X线胸片有脓肿影、空洞及液平。

⑥痰培养致病菌生长。

6）急、慢性支气管炎：其有如下特点。①由病毒、细菌引起的急性或慢性支气管炎可有咳嗽、咳痰，有或无发热，极少有咯血，可有痰中带血。咯血量较大者应考虑其他疾病。②胸部可闻及湿啰音。③胸部X线检查显示肺纹理增粗。④细菌引起者，抗生素治疗有效。

7）支气管-肺真菌病：包括肺念珠菌病、肺曲菌病和新型隐球菌病等。

临床特点：①多见于老年、幼儿或体弱、营养不良的患者，通常有发热、乏力、咳嗽，咳血痰或脓血痰。②X 线提示肺部病变进展迅速，易与化脓性肺炎及肺结核混淆。③下呼吸道分泌物、胸腔积液、脑脊液、尿液、血液直接涂片或培养出真菌或血清反应阳性即可确诊。

8）恶性肿瘤肺转移：恶性肿瘤转移至肺部时常可引起咳嗽、咳痰、咯血等症状。绒毛膜上皮癌、睾丸畸胎瘤和恶性葡萄胎最容易转移至肺部引起咯血症状。X 线检查：恶性肿瘤转移常为多发性，单发性者少见。多发转移灶为圆形、卵圆形、粟粒状，大小相仿，边缘不整，发展较快。一般原发灶不易明确，须仔细寻找。

（2）心血管系统疾病

1）风湿性心脏病二尖瓣狭窄：可引起左心衰，肺静脉及毛细血管内压力明显增高，肺充血，支气管黏膜及毛细血管破裂引起咯血。

临床特点：①多为痰中带血或小量咯血，左心衰伴肺水肿时常咳粉红色泡沫样痰。②根据心脏病史，心脏听诊心尖区舒张期杂音，X 线显示左心房扩大，心电图显示左心房增大的“二尖瓣型 P 波”和右心室肥厚，超声心动图出现“城垛样”图形易于诊断。

2）肺栓塞：是由于血栓阻塞了肺动脉及其分支而引起。

临床特点：①临床表现为精神紧张，突发胸痛、胸闷、发热、咳嗽、咯血、心悸、四肢凉、出汗等。小量咯血或痰中带血。②查体可见呼吸困难，面色苍白，烦躁不安，发绀，脉细弱，心率增快，心前区奔马律，肺内有湿啰音，颈静脉怒张，肝大等急性右心功能不全的体征。③X 线检查：肺栓塞可引起肺动脉高压征象，多发性小的肺栓塞呈支气管肺炎样弥散的浸润阴影，较大的栓塞则发生肺梗死，呈楔形阴影，基底朝向胸膜。④肺动脉造影显示直径为 0.5mm 以上的血管能直接看到栓塞的部位和范围，也为手术治疗做好准备。放射性核素扫描提示肺通气灌注不匹配有助于诊断。同时行下肢静脉 B 超等检查可发现栓子来源。

（3）全身性疾病及其他原因所致咯血

1）血液病：某些血液病如血小板减少性紫癜、白血病、血友病等患者，也咯血。患者除咯血外主要表现为其他部位的出血倾向。如血小板减少性紫癜以皮肤、黏膜出血为主，下肢更为多见，血小板计数减少；白血病常以齿龈出血、鼻出血、皮肤出血点为多，肺部浸润可有咳嗽、咳痰和咯血，多为小量咯血，少有中量或大量咯血，外周血常规和骨髓检查可确诊；血友病患者有全身出血倾向，往往有很轻微的外伤即可引起持久而严重的出血，可有咯血，幼儿发病多见；再生障碍性贫血有顽固性全身性出血倾向，常有小至大量咯血。血常规和骨髓检查提示全血细胞减少。

2）急性传染病

钩端螺旋体病：有如下临床特点。①患者有疫水接触史，常在夏秋季节发病。②有高热、周身肌肉疼痛，尤以腓肠肌疼痛和明显压痛为甚。③本病有肺出血型和黄疸型等类型。肺出血型患者常有咳嗽和微量、小量、中量甚至大量咯血。④胸部X线检查可见肺浸润性阴影。⑤血、尿标本中检测到钩端螺旋体可确诊。

流行性出血热：有如下临床特点。①有疫区居住史。②除发热、休克、肾衰竭外，有全身出血倾向，部分患者可有咯血。③本病诊断主要依靠对病史、临床表现的综合分析，病毒抗原检测、DNA-PCR 检查有确诊价值。

3）结缔组织病：其中系统性红斑狼疮和结节性多动脉炎偶可发生咯血。因为这类疾病常累及脏器和系统的损害，临床表现多种多样，极为复杂。系统性红斑狼疮大都有皮疹、关节痛、发热，继以头痛、纳差、脱发等表现，常累及肾、心、肺、肝、消化系统、神经系统、眼、骨骼、淋巴结等，并反复自行缓解和恶化。结节性多动脉炎，约25%的患者出现多形性结节样皮损，常有不规则发热、多汗、乏力、肌肉和关节痛等症状，常累及肾、消化道、心和肺，累及肺引起肺内血栓可导致咯血，甚至可能发生大咯血。

4）肺出血综合征：病因不明，通常被认为系免疫损伤等原因所致的间质性病变。

临床特点：咯血，肺泡弥散性出血和坏死，肺间质病变增生性肾小球肾炎。本病男女比例约为4∶1，最早和最明显的症状为咯血，量不定，可发生致命性的大咯血。病程数月至一年，预后不良。如果同时有肺、肾的病变和（或）表现则诊断不难。若单纯以咯血表现则易误诊或漏诊，因此对反复不明原因的大咯血应考虑将本病作为鉴别诊断之一。肾活检免疫荧光检查发现抗肾小球基膜抗体则诊断确定。

5）"替代性月经"：成年女性发生与月经周期相应的周期性咯血，须考虑为"替代性月经"。此种异常现象罕见，原因未明。有人认为是由于体内雌激素的周期性浓度增高，引起肺毛细血管的充血、出血所致；此外，气管和支气管子宫内膜异位症也可引起此现象，但更为罕见。对于此种异常咯血现象经过长期观察和细致检查而不能发现其他原因咯血时，方可诊为"替代性月经"。

【治疗】

咯血是许多疾病的一个症状，应当积极寻找病因，治疗原发病。如对于左心功能不全及某些血液系统疾病来说，积极治疗原发病即可在短期内起到良好的止血效果。但是，对于大咯血而言，即刻止血至关重要，否则可能窒息致死；目前，临床上最常见的咯血多为感染性疾病所引起，尤其以支气管扩张症、肺结核多见，故对于感染性疾病所致咯血，在治疗原发病的同时，止血治疗是首要的治疗措施。

（一）病因治疗

肺结核患者应进行正规抗结核治疗，初治患者可用链霉素、异烟肼、利福平三联治疗。风湿性心脏病左心衰患者可静脉注射去乙酰毛花苷 0.2～0.4mg 和呋塞米 20mg。肺部真菌病可应用氟康唑、伊曲康唑、酮康唑等抗真菌药物。

（二）一般治疗

1. 卧床休息 绝对卧床休息，一般采取半坐位，要符合患者的要求，保持最舒适的体位，如已知出血来源，应采取侧卧位压住出血侧，使出血侧呼吸运动减小。如需平卧，出血侧置沙袋。

2. 镇静 咯血可给患者带来较大的惊恐，应适当予以镇静剂如地西泮 10mg 肌内注射或苯巴比妥 0.1～0.2g 肌内注射。同时指导患者呼吸和咳嗽，不可屏气，有出血务必将血咯出，以防窒息。咳嗽可加剧咯血，剧咳者可给予镇咳药，如可卡因 15～30mg，每日 3 次。也可用枸橼酸喷托维林、复方吐根散、磷酸苯丙哌林等，但忌用吗啡，吗啡抑制呼吸中枢，减少咳嗽反射，血液或血块不易咳出，可引起窒息。

3. 吸氧及建立静脉输液通道 失血量多时，可少量多次输新鲜血，既防止休克又有促进止血作用。除非已发生休克，不宜大量输液或输血，以免促进出血。不可用低分子右旋糖酐，因为它能防止血凝。对有缺氧表现者，应给予氧疗，但需首先使呼吸道通畅，免受血液堵塞，才能有效进行氧疗。采用高频通气方式给氧，可能更为有效。

4. 其他 大咯血时暂禁食，咯血停止或减轻后可给予易消化食物。保持大便通畅。

（三）止血疗法

1. 止血药物的应用 目前还没有经双盲试验证明对治疗咯血确切有效的药物。常用止血药物有氨甲苯酸、垂体后叶素、巴曲酶，其他如维生素 K、普鲁卡因等。应用止血药物一般没有严格规定，可酌情交替应用，增强治疗效果。

（1）垂体后叶素：为脑垂体后叶的水溶性成分，可使肺小动脉收缩致血管破裂处血栓形成，同时减少肺内血流量，降低肺循环压力。大咯血时可用 5～10U 溶于 20～40mL 生理盐水或葡萄糖液缓慢静脉注射，后以 10～40U 于 5%葡萄糖液 500mL 中静脉滴注维持治疗，必要时 6～8 小时重复一次。不良反应有头痛、面色苍白、心悸、胸闷、腹痛、便意或血压升高等，高血压、冠心病患者及孕妇禁用。

（2）普鲁卡因：通过神经阻滞作用达到扩张血管、降低肺循环压力的作用。用于不能使用垂体后叶素者，常用 150～300mg 普鲁卡因溶于 5%葡萄糖液 500mL 内静脉滴注，每天一次。少数人对此药过敏，首次应用时应作皮试。

（3）酚妥拉明：为 α 受体阻滞剂，直接扩张血管平滑肌，降低肺动静脉压，减轻肺淤血达到止血目的。常用酚妥拉明 10～20mg 加 5%葡萄糖液 250～500mL，缓慢静脉滴注，连用 5～7 天，应用过程中注意监测血压，血容量不足时易引起血压下降，故应在补足血容量的基础上应用。

（4）巴曲酶：含有类凝血酶和类凝血激酶 2 种有效成分。主要作用为促进出血部位的血小板聚集，促进凝血过程。一般先肌内注射 1kU，然后静脉注射 1kU，如出血不止，可 4～6 小时重复一次。

（5）阿托品及山莨菪碱（654-2）：可用于禁忌使用垂体后叶素者。为治疗肺结核、支气管扩张所致咯血的首选药物。阿托品 1mg 肌内注射，血不止者于 2～3 小时后再次肌内注射 0.5mg，以后 0.3mg，每日 2 次口服，血停为止。或 654-2 10mg 肌内注射，方法同上。机制尚不清，可能与其扩张周围血管、减少回心血量以致降低肺动脉压、减少肺血流量有关。青光眼者禁用。

（6）催产素：具有直接扩张血管的作用，既能扩张静脉，也能扩张周围小动脉，从而减少回心血量，降低肺动脉压和减少肺循环血量，达到止血目的。用法：5～10U 加入 25%葡萄糖液 20mL 静脉缓注，10～20 分钟后大部分人咯血量明显减少，再用催产素 10～15U 加入 5%葡萄糖液 500mL 静脉滴注，每日剂量 40～50U，遇有停药后再次咯血者，按原剂量再次给药有效。

（7）氯丙嗪：取氯丙嗪 10mg 每 4～6 小时肌内注射 1 次，必要时增至 15mg 每 4 小时 1 次。机制是氯丙嗪既扩张静脉，也可扩张周围小动脉，从而降低心脏前后负荷而止血。

（8）硝酸异山梨酯：可松弛血管平滑肌，扩张周围血管，减少回心血量，降低心输出量。方法：10～20mg，每日 3 次口服。

（9）冬眠Ⅱ号：取哌替啶 50mg，盐酸异丙嗪 25mg，潘特琴 0.3mg，加注射用水 9mL，共 12mL。每次取 2mL 肌内注射，每 2～4 小时 1 次，间隔时间视患者反应及病情需要而定，待咯血完全停止后再继续用 3 天。

（10）肾上腺皮质激素：顽固性咯血病例用一般治疗及脑垂体后叶激素治疗无效时，加用泼尼松每日 30mg，疗程 1～2 周，可获止血效果，对浸润性肺结核疗效最佳。

（11）桂利嗪：每次 50mg，每日 2 次口服，中等以上咯血者加倍服用。近期疗程 1 周，血止后长期或间断服用。不良反应有咽干、嗜睡，大多可耐受，无须特殊处理。

（12）肼屈嗪：开始用量每次 25mg，每日 3～4 次，以后可逐渐增加，治疗剂量为每日 200～300mg。肼屈嗪为动脉扩张剂。能有效降低肺动脉压力，适用于治疗各种原因所致的肺动脉高压性咯血。不良反应有头痛、心悸、心动过速、恶心、呕吐、眩晕、直立性低血压等。

（13）其他：如卡巴克洛、维生素 K、6 氨基已酸、酚磺乙胺、羟基苄胺等均可酌情选用。

2. 支气管镜 对采用药物治疗效果不佳的顽固性大咯血患者，应及时进行纤维支气管镜检查。目的：一是明确出血部位；二是清除气道内的陈血；三是配合血管收缩剂、凝血酶、气囊填塞等方法进行有效的止血。出血较多时，一般先采用硬质支气管镜清除积血，然后通过硬质支气管镜再应用纤维支气管镜，找到出血部位进行止血。目前借助支气管镜采用的常用止血措施有：①支气管灌洗；②局部用药；③气囊填塞。

3. 选择性支气管动脉栓塞术 动脉栓塞术已被广泛应用于大咯血患者的治疗。尤其是对于双侧病变或多部位出血；心、肺功能较差不能耐受手术或晚期肺癌侵及纵隔和大血管者，动脉栓塞治疗是一种较好的替代手术治疗的方法。

4. 放射治疗 有文献报道，对不适合手术及支气管动脉栓塞术的晚期肺癌及部分肺部曲菌感染引起大咯血患者，局限性放射治疗可能有效。

（四）窒息时的紧急处理

窒息是咯血患者致死的主要原因，应及早识别和抢救，窒息抢救的重点是保持呼吸道通畅和纠正缺氧。其具体措施为：

1. 体位引流 ①对于一次大咯血窒息者，立即抱起患者下半身，倒置使身体躯干与床成40°～90°，由另一人轻托患者的头部向背部屈曲并拍击背部，倒出肺内积血，防止血液淹溺整个气道；②对一侧肺已切除，余肺发生咯血窒息者，将患者卧于切除肺一侧，健侧肺在上方，头低足高。

2. 清除积血 用开口器将患者口打开，并用舌钳将舌拉出，清除口咽部积血；或用导管自鼻腔插至咽喉部，用吸引器吸出口、鼻、咽喉内的血块，并刺激咽喉部，使患者用力咳出气道内的积血；必要时可用气管插管或气管切开，通过冲洗和吸引，亦可迅速恢复呼吸道通畅。

3. 高流量吸氧 同时注射呼吸兴奋剂如尼可刹米、洛贝林等。

4. 其他措施 包括迅速建立输液通道，使用止血药物及补充血容量，纠正休克，抗感染，准备气管插管及机械通气，加强监测和护理。

（五）抗感染

预防肺部感染应予以适当抗生素，特别是对支气管扩张。肺脓肿及肺炎等引起的咯血更需要大力抗感染。

第三节 呼 吸 困 难

呼吸困难为一种呼吸不易的主观感觉。正常时，代谢需要与通气达到协调。当通气的需要量超过了呼吸器官的通气能力，即会造成呼吸困难的感觉。患者常感到活动时不适、呼吸费力、喘息等，严重者则在静息时也有呼吸困难。检查可发现鼻翼扇动、端坐呼吸、辅助呼吸肌参与呼吸活动、发绀，以及呼吸频率、节律和深度的改变。引起呼吸困难的生理因素主要包括通气增加、呼吸负荷增加、低氧血症、高碳酸血症、代谢性酸中毒、原发性和继发性肌无力等。

【病因】

呼吸困难最常见的病因是呼吸系统和循环系统疾病，少数则由中毒性、神经精神性、血源性等因素引起。此外，腹压增高（如大量腹水、妊娠后期等）时也可致呼吸困难。剧烈运动后的正常人，也可出现短暂的生理性呼吸困难。

（一）呼吸系统疾病

1. 上呼吸道疾病 如咽后壁脓肿、扁桃体肿大、喉内异物、喉水肿、喉癌、白喉等。

2. 支气管疾病 如支气管炎、哮喘、支气管肿瘤、广泛支气管扩张、异物、阻塞性肺气肿、支气管狭窄或受压（邻近的淋巴结或肿块等压迫）。

3. 肺部疾病 如各种炎症、肺气肿、广泛肺结核病、大块肺不张、巨大肺囊肿或肺大疱、肿瘤（特别是肺癌）、肺水肿（特别是急性呼吸窘迫综合征）、肺尘埃沉着病、肺梗死、结节病、弥散性肺纤维化、肺泡蛋白沉着症、多发性结节性肺动脉炎、肺泡微石症、肺淀粉样变等。

4. 胸膜疾病 如大量胸腔积液、气胸、间皮瘤、广泛胸膜肥厚粘连等。

5. 胸壁限制性疾病 如胸廓或脊柱畸形、脊柱炎、肋骨骨折、呼吸肌麻痹、膈肌疲劳或麻痹、膈疝、过度肥胖等。

6. 纵隔疾病 如纵隔炎症、气肿、疝、淋巴瘤、主动脉瘤、甲状腺瘤、胸腺瘤、畸胎瘤等。

（二）心脏疾病

1. 充血性心力衰竭 充血性心力衰竭所致的呼吸困难一般在数周和数月中缓慢进展，是左心衰所致的肺静脉和肺毛细血管高压的临床表现，根据严重程度可分别表现为：①劳力性呼吸困难；②端坐呼吸；③夜间阵发性呼吸困难；④静息时呼吸困难；⑤急性肺水肿。

2. 动力不足性心力衰竭。

3. 心包积液 也可引起呼吸困难，由于心包积液量的不断增加压迫邻近的支气管和肺实质，致使呼吸困难进一步加重，可伴有胸部压迫性钝痛、咳嗽、吞咽困难等症状。

【发病机制】

（一）呼吸动力学改变

1. 弹性阻力 可用肺的顺应性表示，顺应性小表示弹性阻力大，顺应性大表示弹性阻力小。临床上常见的是肺顺应性减弱，如肺间质纤维化、广泛炎症、肺充血、肺水肿等。肺组织变硬，弹性阻力增大，顺应性减低，吸气时用力增加，出现呼吸困难。肥胖、胸廓畸形、腹压增加等都可因胸廓的顺应性下降而产生呼吸困难。

2. 非弹性阻力 主要包括气道摩擦阻力和在呼吸运动中呼吸器官变形遇到的黏性阻力。病理状态下，若呼吸道阻力增加或呼吸道外压力超过呼吸道内压力时，管腔受压出现呼吸困难。

（二）气体交换障碍

1. 呼吸时神经、化学感受器调节失灵及呼吸动力学障碍 都影响肺的通气功能。在病理状态下，呼吸浅速，潮气量小，肺泡通气量低，都不能进行有效的气体交换，从而出现呼吸困难。

2. 病理情况下导致的通气/血流（V/Q）比例失调 任何原因都会影响气体交换，如肺不张、肺水肿等病变部位无通气，而血流正常，造成肺内静-动脉分流，引起缺氧和呼吸困难。

3. 肺泡、毛细血管膜的弥散功能障碍 如肺气肿、肺纤维化、肺尘埃沉着病、肺水肿等都会减损气体通过肺泡-毛细血管的弥散功能而影响气体交换发生呼吸困难。

（三）呼吸的神经调节

1. 肺内感受器的反射 肺扩张时呼吸道平滑肌的牵引感受器受刺激，兴奋由迷走神经纤维传入到呼吸中枢，抑制吸气中枢的活动（从吸气转向呼气），称为肺牵张反射。呼气时此反射不再存在，故又发生吸气，这是一种负反馈调节。肺炎、肺水肿等病理状态下肺顺应性降低，肺泡不易扩张，吸气时呼吸道的扩张程度将相对加大。牵张感受器所受刺激加强，引起吸气抑制，减低了吸气深度，缩短了呼吸周期，加快了呼吸频率，出现浅速呼吸形式。肺萎缩引起吸气中枢兴奋，呼吸运动增强。肺毛细血管旁感受器（J 感受器）在过强运动或肺间质水肿时受到刺激，而表现为呼吸困难。

2. 化学感受器反射 动脉血氧分压降低时，颈动脉体和主动脉体的化学感受器发生兴奋，反射性地使呼吸运动加强，因此氧分压过低时即表现气促或呼吸困难。动脉血二氧化碳分压过高和 pH 降低都可刺激外周化学感受器而反射地加强呼吸运动。

3. 其他感受器反射 如吞咽、颈动脉受压反射性抑制呼吸；腔静脉和右心房压力增加反射性地加强呼吸；肺静脉压增高可使呼吸暂停，之后出现浅速呼吸；肺栓塞时可引起反射性的长时期的浅速呼吸。

4. 高级中枢神经的调节 高热时刺激下丘脑体温调节中枢，也刺激外周化学感受器，使呼吸频率增加，加快散热而出现呼吸困难。延髓以上水平锥体外系神经通路损害时出现潮式呼吸。

【诊断】

（一）病史

1. 起病形式 ①发病急，常见于急性喉炎、喉头痉挛、呼吸道异物、急性左心衰、哮喘发作、自发性气胸、肺梗死；②缓慢发病见于慢性支气管炎、慢性心力衰竭、重症肺结核、肺纤维性变、阻塞性肺气肿、二尖瓣狭窄等。

2. 诱发因素 劳动时出现呼吸困难并加重，休息时缓解或减轻，仰卧位时加重，坐位时减轻，夜间阵发性发作，可能系心源性呼吸困难；活动时明显，休息后无气短者，可能为心功能不全、重度肺气肿、哮喘性支气管炎等；在咳嗽或突然用力后发生者可能为自发性气胸；精神刺激后发生的呼吸困难常见于癔症；慢性进行性常见于胸腔积液（如化脓性、结核性、风湿性及肿瘤浸润等）。

3. 伴随症状 ①发作性呼吸困难伴窒息感，常需做紧急处理，见于支气管哮喘发作、心源性哮喘、喉头痉挛或喉头水肿、大块肺栓塞、自发性气胸等；②呼吸困难伴发热，可见于肺炎、肺脓肿、肺结核、胸膜炎、急性心包炎、咽后壁脓肿、扁桃体周围脓肿及中枢神经系统疾病；③呼吸困难伴意识障碍或昏迷，多见于中枢神经系统疾病、尿毒症、糖尿病、药物中毒等。

（二）体格检查

1. 重点放在对呼吸异常的观察和分析 观察是吸气性、呼气性呼吸困难，还是混合性呼吸困难，重点观察呼吸频率、节律和深度的改变。

（1）呼吸频率：新生儿呼吸频率可达 40 次/分，随着年龄增长而逐渐减慢，成年人平静呼吸时频率为 16～18 次/分。成人呼吸频率＞24 次/分，称呼吸过速，见于感染、发热、心肺疾病、贫血、甲状腺功能亢进、疼痛等。成人呼吸频率＜12 次/分，称呼吸过缓，往往是呼吸中枢受抑制的表现，如麻醉、安眠药中毒、颅内高压、肝性脑病等。

（2）呼吸节律：正常人的呼吸节律基本是均匀而规则的，呼吸节律异常多见于呼吸中枢的疾病。另外，胸部或肺的疾病及精神因素也可出现呼吸节律的异常。节律的变化往往需要较长时间的仔细观察才能发现。常见的呼吸节律异常如下：

1）潮式呼吸：表现为呼吸由浅慢逐渐变为深快，再由深快逐渐变为浅慢，接着出现呼吸暂停。常见于药物或毒物中毒、充血性心力衰竭、颅脑病损、肝硬化等。

2）间停比奥呼吸：表现为有规律地呼吸几次后，突然停止一段时间，然后再开始呼吸。多提示呼吸中枢严重受损，较潮式呼吸预后更差，常在临终前出现。

3）抑制性呼吸：又称断续呼吸，多见于胸部外伤及胸膜性胸痛的患者，患者为减轻疼痛而被迫采取浅快呼吸，甚至间断地暂停呼吸。

4）叹息样呼吸：在正常呼吸节律中出现一次深长的呼吸，并伴有叹息声，正常人有时可能出现，没有太多临床意义。

（3）呼吸深度：正常人呼吸平稳、自然，深浅适度。很多疾病均可引起呼吸深度的异常，如肺气肿、胸腔积液、呼吸肌麻痹。另外，腹胀、妊娠后期、肥胖等因素也可出现呼吸浅快。代谢性酸中毒常可出现深大且有规律的呼吸，可伴有鼾声，称为酸中毒大呼吸，又称 Kussmaul 呼吸。

2. 其他重点部位检查

（1）头颈部检查：检查口唇、舌质有无发绀，气管是否居中，颈静脉充盈情况及肝颈静脉回流征。如果有气管移位，要考虑肺不张、气胸或胸腔积液；有颈静脉充盈及肝颈静脉回流征阳性者，应考虑心功能不全或心脏压塞。怀疑异物吸入或有喉水肿的表现（吸气性呼吸困难、喘鸣音等），应急诊喉镜检查和紧急抢救。

（2）胸部检查：观察胸廓有无异常，有无异常呼吸音或哮鸣音，心脏有无杂音。如果患者一侧胸廓膨胀，叩诊呈鼓音，呼吸音消失，结合有突发性呼吸困难和胸痛的表现，可诊断为自发性气胸。如胸部听诊闻及较多哮鸣音，临床表现为发作性呼气性呼吸困难，应考虑支气管哮喘。一侧胸廓塌陷，叩诊呈浊音，呼吸音减弱或消失，应考虑肺不张。

（3）神经系统检查：对伴有高热、意识障碍的呼吸困难患者，应进行神经系统检查，注意有无脑膜刺激征及其他病理反射征。

（4）其他部位检查：检查腹部有无肝脾大和腹水征，以排除肝硬化或腹部过度膨隆压迫膈肌而引起的呼吸困难。还应仔细检查有无四肢水肿，皮肤、黏膜有无瘀斑、出血点等。

（三）实验室及其他检查

1. 血液检查 包括血常规、电解质、血糖、血酮体及血气分析等检查。如肺炎时血中白细胞总数及中性粒细胞增加；哮喘时血中嗜酸性粒细胞增加、重症贫血；呼吸困难时血红蛋白降低；血气分析用于诊断呼吸衰竭；血糖、酮体异常有助于酮症酸中毒的诊断等。

2. 胸部X线和CT检查 是呼吸困难病因诊断的主要方法。胸腔积液、自发性气胸、肺不张、肺结核、肺气肿都具有典型的X线表现。胸部CT对肺癌、纵隔肿瘤、肺间质纤维化、支气管扩张、肺梗死诊断价值较高。

3. 支气管镜及胸腔镜检查 支气管镜检查对肺癌、支气管结核、肺不张是不可缺少的重要诊断方法，也是气管异物诊断和治疗的首选方法，胸腔镜检查对原因不明的胸腔积液有诊断意义。

4. 超声波检查 心脏超声对心源性呼吸困难有重要的诊断价值，对胸腔积液的诊断及穿刺抽液治疗前定位不可缺少。

5. 肺功能检查 阻塞性肺气肿表现为阻塞性通气障碍并且残气量占肺总量百分率增大；支气管扩张试验或支气管激发试验可用于支气管哮喘的诊断。

6. 心电图检查 对心源性呼吸困难如冠心病、心肌梗死、心肌病、心律失常、肺源性心脏病有诊断意义。

7. 其他 选择性肺动脉造影CT检查能够明确肺动脉栓塞。

（四）诊断分析

首诊医师接到呼吸困难的患者需要立即予以吸氧，同时要了解患者的生命体征（体温、呼吸、血压、脉搏）、意识和精神状态、瞳孔、呼吸困难的类型、指端氧饱和度等，如遇急危重症患者，在迅速进行加压辅助给氧的同时，迅速组织人员进行气管插管、呼吸支持等生命支持治疗，并根据视诊综合状况快速思考应该询问与疾病可能相关的最急迫需要了解的病史、快速做最能反映疾病本质的体格检查、指示护士联系做最需要的相关辅助检查，迅速及时地判断患者病情的轻重缓急，并做出准确的诊断。

根据病史、年龄、性别、职业，起病时间与方式，既往史，个人史，呼吸频率、呼吸深度、呼吸节律、呼吸时限的改变，伴随症状和体征与辅助检查结果，进行病因学诊断。

对存在剧烈咳嗽而使异物进入气道，或严重的急性咽喉炎、咽喉肿瘤、呼吸道肿瘤或气道外压迫等导致的呼吸道梗阻、严重的吸入性呼吸困难或呼气性呼吸困难者，应准确判断评估咽喉部水肿、气道堵塞程度、呼吸困难对生命的可能影响、是否存在气管插管困难等状况，根据当时当地的环境、技术能力，必须现场利用各种有效工具、设法开通有效呼吸气道，立即进行生命救治。

（五）鉴别诊断

1. 支气管哮喘与心源性哮喘的鉴别 支气管哮喘与急性左心衰所致的心源性哮喘均可引起呼吸困难，临床表现有一些共同之处，而治疗却明显不同，应注意鉴别。

2. 慢性支气管炎、肺气肿与支气管哮喘的鉴别 慢性支气管炎、肺气肿与支气管哮喘均是导致呼吸困难的常见原因，两者有其共同之处，疾病发展到后期均可引起阻塞性通气功能障碍，但对这两种疾病的治疗却有所不同，应注意鉴别。

3. 呼吸困难的病因诊断

（1）喉部疾病

1）喉及气管内异物：是一种需要临床医生迅速判断、即刻处理的急症，该病多发生于昏迷患者和儿童。异物存在于喉腔和气管时可引起严重呼吸困难、窒息、刺激性咳嗽，异物进入到支气管内可致局限性肺气肿、肺不张、局部感染。临床特点：①5岁以下儿童居多，占80%。②成年人多有吞咽反射降低的诱因，如醉酒、麻醉、昏迷，或者有口含小物如小钉、纽扣等习惯而不慎吸入。③突发性的呛咳、呼吸困难。④X线检查，金属异物可根据X线检查的直接证据诊断；不显影的异物，如花生米、骨头等，可根据局限性肺气肿、肺不张的间接证据诊断，透视较胸片更具有诊断价值。⑤喉镜或纤维支气管镜检查可直接看见异物，并在直视下取出异物。

2）喉部炎症：急性喉炎、会厌炎、白喉等引起的喉部炎症可导致局部水肿或假膜形成，引起气道狭窄，患者可出现喉痛、吞咽困难、声嘶、吸气性呼吸困难、白细胞总数和中性粒细胞增高的表现，喉镜检查对诊断帮助较大。

3）咽后壁脓肿：多见于小儿，除呼吸困难外，常伴有吞咽痛、吞咽困难和喘鸣音。普通化脓菌和结核分枝杆菌均可引起。咽部视诊可发现咽后壁红肿，触之有波动感。颈椎侧位X线片可显示咽后壁隆起的软组织肿胀。

4）喉水肿：起病迅速，可有声嘶、喉鸣、喘鸣及重度吸气性呼吸困难。喉部检查见黏膜苍白、水肿，苍白为最有诊断意义的征象。如为咽喉感染引起，则见肿胀处呈深红色。喉水肿的诊断较容易，关键是查清原因，有针对性地预防和治疗。常见喉水肿的原因：①过敏性因素，对食物或者药物（青霉素、生物制剂、碘化物等）过敏，吸入致敏物质，昆虫咬伤；吸入刺激性、腐蚀性气体（如氯气、光气、氨气、硫酸酸雾）等。②感染因素，急性咽喉炎、喉结核、喉梅毒。③外伤或物理化学性刺激，喉镜或支气管镜检查动作粗暴、时间过长，高温烫伤（尤以高温水蒸气损伤为重），冷冻治疗，喉部放射性治疗。④遗传性血管神经性水肿，大约20%的此类患者在30岁左右就死于急性喉水肿引起的窒息。

5）喉癌：起病较缓，多有喉部异物感、声嘶和吞咽痛，后期出现进行性加重的呼吸困难，如分泌物阻塞时，患者可因急性呼吸困难而就诊。喉镜检查结合病理检查可以确诊，凡年逾40岁，声嘶超过6周的患者，应注意喉癌的可能性。

（2）肺及气管的疾病

1）急性细支气管炎：多见于婴幼儿，特别是幼儿，常见呼吸道病毒感染，临床表现为咳嗽、咳痰、哮喘、肺部有细湿啰音，伴全身中毒症状与严重的呼吸道阻塞，造成呼吸困难，甚至危及生命。

2）慢性支气管炎：多见于中年以上吸烟者，表现为咳嗽、咳痰、喘息、低热、反复感染、冬春季加剧，每年发作3个月以上，反复发作超过2年。往往并发肺气肿。

3）支气管哮喘：临床上表现为反复发作胸闷、咳嗽，伴有哮鸣音的呼气性呼吸困难，黏稠痰［常在夜间和（或）清晨发作、加剧］，呼气延长，两肺满布哮鸣音。常在接触刺激性气体或烟味后加重。痰中或血中嗜酸性粒细胞增多。可经平喘药控制或自行缓解。肺功能检查：支气管激发试验阳性，支气管扩张试验阳性。

4）支气管阻塞：慢性起病者可无症状，急性或大支气管阻塞可引起吸气性呼吸困难。并发心动过速甚至休克。可见于异物、黏液、痰栓或血凝块、肿瘤、结核等。CT检查完全阻塞表现为肺不张；不完全阻塞表现为局限性肺气肿或异物影。纤维支气管镜既可用于检查确诊，又可用于治疗。

5）肺炎：分为院外获得性与院内感染两种。①肺炎球菌肺炎：是院外感染的细菌性肺炎，即社区获得性肺炎中最常见的一种，早期呼吸困难是由于急性高热及与肺炎病变广泛有关。肺炎链球菌肺炎主要见于幼儿、青少年和老年体弱者，好发于冬季，发病急骤，常有胸痛、明显呼吸困难。②院内感染：克雷伯菌、铜绿假单胞菌、大肠埃希菌肺炎多见，多见于中老年营养不良及慢性消耗性疾病患者。起病突然，寒战、高热、咳嗽、咳痰、胸膜刺痛，患者呈急性病容，呼吸困难，明显发绀，严重者休克。胸部X线表现为弥散性粗结节支气管肺炎、脓胸等。痰或血中培养出致病菌。

6）慢性阻塞性肺气肿：早期可无明显症状，随着病情进展，可在劳动时出现呼吸困难，以后逐渐明显。X线征为肺过度充气，肺容积增大，胸腔前后径增长，肋骨走向变平，肺野透亮度增高，膈位置低平，心脏悬垂狭长，肺门血管纹理呈残根状，肺野外周血管纹理纤细稀少等。

7）肺不张：单个小块肺不张或病程进展缓慢者很少或无症状，大块急性（数叶肺或一侧全肺不张）常有呼吸困难。X线征为大片均匀性密度增高影，肺叶形态缩小，边缘向内凹陷，相邻的肺组织因代偿性气肿透亮度增强，纵隔、气管向患侧移位。

8）肺结核：慢性纤维空洞型结核、干酪性肺炎、急性粟粒型肺结核患者可有呼吸困难。X线征为双肺多发、病变广泛，主要以上肺野或双肺野广泛分布为主，而中、下肺野分布较少。结核病变有渗出、增生、干酪样变、纤维化、空洞、钙化、肿块样病变，还有胸膜渗出液、胸膜增生粘连等。纤维支气管镜检查：管壁充血、糜烂、瘢痕形成或豆腐渣样分泌物滞留或者为肉芽肿形成等。痰找抗酸杆菌阳性确诊。

9）肺尘埃沉着病：呼吸困难随病情进展而出现，逐渐丧失劳动力。往往有粉尘接触史。X 线征为小结节与肺门淋巴结肿大，晚期可出现融合的块影。

10）肺肿瘤

肺癌：肺癌性呼吸困难见于晚期，由于肿瘤阻塞支气管，引起大块肺不张、阻塞性肺炎；或由于胸腹转移而产生大量积液；或由于纵隔淋巴结转移而引起上腔静脉阻塞综合征。常有呼吸困难、咳嗽、痰带血、胸痛等并有相应的体征改变。胸片、CT、支气管镜、痰脱落细胞和病理的检查能明确诊断。

肺转移瘤：是指人体任何部位的恶性肿瘤经血液循环、淋巴系统和直接浸润转移到肺部，它是恶性肿瘤的晚期表现。肺是恶性肿瘤常见的转移部位，30%～40%的恶性肿瘤发生肺转移。血行转移常见于软组织和骨起源的肉瘤，以及某些肿瘤如肾癌、妊娠期滋养层肿瘤、甲状腺癌、乳腺癌和肺癌；淋巴道转移多见于胚细胞肿瘤，尤其是睾丸肿瘤，另外还有淋巴瘤、肺癌和乳腺癌转移到肺；胸壁、纵隔、腹腔内脏肿瘤，后腹膜肉瘤等可直接侵犯肺部。气管内转移，起源于上气道-消化道（头、颈、咽喉、食管上部和气管）的肿瘤能够从气道某处直接种植到另一处，但这种说法目前仍有争论。

通过血道和淋巴道转移到肺实质的肿瘤往往无症状，只有当病变严重时才引起呼吸困难、胸闷、咳嗽、胸痛及胸腔积液、原发于纵隔的肺转移癌，常出现纵隔瘤的症状，表现为压迫症状如胸闷、声嘶、上肺静脉阻塞综合征、吞咽困难等症状和体征。

诊断要点：①原发病症状及体征；②胸腔积液、心包积液、痰脱落细胞学检查；③支气管镜、经皮肺活检、原发病变活检等可明确诊断。

11）慢性呼吸衰竭：是指在原有慢性肺部疾病的基础上，呼吸功能障碍逐渐加重，并由代偿发展成失代偿，出现缺氧和（或）二氧化碳潴留，从而引起一系列生理功能和代谢紊乱的临床综合征。单纯低氧为Ⅰ型呼吸衰竭，低氧伴二氧化碳潴留为Ⅱ型呼吸衰竭。

临床特点：①有慢性肺部疾病。②有缺氧或伴有二氧化碳潴留的临床表现，如呼吸困难、发绀、精神神经症状等，并发肺性脑病时出现球结膜充血、水肿，视盘水肿，扑翼样震颤，意识障碍等。③动脉血气分析：呼吸室内空气的动脉血氧分压（PaO_2）＜60mmHg 和（或）二氧化碳分压（$PaCO_2$）＞50mmHg。

12）间质性肺疾病：肺组织纤维化病变可引起部分支气管阻塞，严重者可发生呼吸困难，主要见于劳力后，严重者发展至休息时即有呼吸困难，出现发绀。临床特点：①干咳及少量黏液痰，并发感染时为脓性痰，量多，可有少量咯血。体征为两肺底常闻及湿啰音，典型表现为吸气后 Velcro 啰音，杵状指。②肺功能测定为限制性通气功能障碍，肺活量及肺总量减低，呼吸浅速。胸部 X 线提示两肺中下肺野弥散性网状、结节状及条索状阴影。肺活检可以确诊。

13）肺血管病变：肺血栓栓塞症为来自静脉系统或右心的血栓阻塞肺动脉或其分支所致疾病，以肺循环和呼吸功能障碍为其主要临床和病理生理特征，临床症状多种多样。诊断特点：①对存在危险因素，特别是并存多个危险因素的病例，需有较强的诊断意识。②临床症状、体征，特别是在高危病例出现不明原因的呼吸困难、胸痛、晕厥和休克，或伴有单侧或双侧不对称性下肢肿胀、疼痛等对诊断具有重要的提示意义。③结合心电图、X 线胸片、动脉血气分析等基本检查，可以初步疑诊或排除其他疾病。④进行血常规行 D-二聚体检测，阴性可基本排除诊断。⑤超声检查可以迅速得到结果并可在床旁进行，虽一般不能作为确诊方法，但对于提示肺栓塞的诊断和排除其他疾病具有重要价值。若同时发现下肢深静脉血栓的证据则更增加了诊断的可能性。对疑诊病例合理安排进一步检查，行核素肺通气-灌注扫描检查，其结果具有较为重要的诊断或排除诊断意义。

14）急性肺损伤/急性呼吸窘迫综合征：是一种常见危重症，病死率极高，严重威胁重症患者的生命并影响其生存质量。临床特点：①急性起病，在直接或间接肺损伤后 12～48 小时内发病。②常规吸氧后低氧血症难以纠正。③肺部体征无特异性，急性期双肺可闻及湿啰音，或呼吸音减低。④早期病变以间质性为主，胸部 X 线片常无明显改变。病情进展后，可出现肺内实变，表现为双肺野普遍密度增高，透亮度减低，肺纹理增多、增粗，可见散在斑片状密度增高阴影，即弥散性肺浸润影；无心功能不全证据。

15）急性肺水肿：系指肺间质水肿或合并肺泡水肿而言，是肺血管内液体渗入肺间质和肺泡，使肺血管外液体量增加的病理状态。病因可分为心源性和非心源性，如急性左侧心力衰竭、二尖瓣狭窄、全身和（或）肺部感染、输液过量、颅脑损伤、脑血管意外、吸入高浓度氧、放射、误吸、尿毒症、刺激性气体或毒物、麻醉药过量、高山缺氧等。早期表现为肺间质水肿，引起的呼吸困难易被原发病的症状所掩盖，一旦出现肺泡水肿，患者迅速出现严重的胸闷、呼吸困难、发绀、咳嗽、咳粉红色泡沫样痰、烦躁不安、大汗等，肺部体征为两肺弥散性湿啰音，有时可伴有哮鸣音。X 线胸片呈两肺模糊阴影。

（3）胸膜疾病

1）自发性气胸：多以骤然发生的患侧胸痛与呼吸困难起病。严重者（多为张力性气胸）呈进行性呼吸困难、发绀，甚至出现休克。体检发现患侧胸廓饱满，呼吸运动减弱，触觉语颤减弱或消失，叩诊呈鼓音，听诊肺泡呼吸音减弱或消失。气管、心脏与纵隔向健侧移位。

自发性气胸可分为原发性和继发性。继发性发生在有基础肺疾病的患者，由于病变引起细支气管不完全阻塞，形成肺大疱破裂，如肺结核、慢性阻塞性肺疾病、肺癌、肺脓肿、尘肺等；原发性发生于无基础肺疾病的健康人，多见于瘦高体型的男性青壮年，常规 X 线检查肺部无显著病变，但胸膜下可有肺微小泡，多在肺尖部。

根据脏层胸膜破裂情况不同及其发生后对胸腔内压力的影响，自发性气胸通常分为三种临床类型：闭合性（单纯性）、交通性（开放性）及张力性（高压性）。

2）胸腔积液：由于大量胸腔积液，压迫肺组织产生压迫性肺不张，使肺呼吸面积减少；同时使纵隔向健侧移位，以致发生呼吸困难。呼吸困难一般发生较缓慢。其严重程度取决于积液产生的速度及其量的大小。急速大量积液时，呼吸困难较明显；积液缓慢发生者，有时可因患者逐渐适应而无呼吸困难。胸腔积液根据液体的性质分成两类，漏出液和渗出液。漏出液常为心、肝、肾疾病所致；渗出液的病因较多，常见为胸膜结核、肿瘤、炎症及结缔组织病（系统性红斑狼疮、类风湿关节炎）等。

（4）纵隔疾病

1）急性纵隔炎：食管、气管穿孔、颈部感染自淋巴扩散或直接蔓延引起。表现为高热、寒战、吞咽困难，若脓肿形成可产生高音调性质的咳嗽、呼吸困难，严重时休克。体格检查：胸骨有触痛，纵隔浊音界扩大，颈部肿胀，扪及皮下气肿。X 线表现为两侧纵隔阴影增宽。CT 可早发现纵隔脓肿和其侵犯范围。

2）纵隔气肿：多并发自发性气胸或由外伤、气管/支气管穿孔及腹腔游离空气进入纵隔引起。表现为咽部梗阻感、胸骨后疼痛、胸闷；严重时呼吸困难、出冷汗、血压下降、意识模糊以至昏迷。体格检查：呼吸困难严重时出现发绀，颈静脉怒张，心尖冲动不能触及，心浊音界缩小或消失，心音遥远，部分患者心前区闻及与心搏一致的“咔嗒”音。胸部 X 线正位片纵隔两旁有以索条状阴影为界的透亮带。CT 检查可清晰显示纵隔气肿呈现气体密度，以及被气体勾画出的纵隔结构。

3）纵隔肿瘤：早期纵隔肿瘤可无症状或体征。当肿瘤逐渐增大并压迫气道或影响喉返神经等则可有临床表现，如声音嘶哑、刺激性干咳，并逐渐加重。其较为多见的肿瘤为恶性淋巴瘤、畸胎瘤、胸腺瘤、主动脉瘤等。胸部 CT、MRI 有助诊断。

（5）心源性疾病

1）充血性心力衰竭：呼吸困难是最早出现的主要症状。常见于左心功能不全所致心源性肺水肿，其临床特点：①患者有严重的心脏病史；②呈混合性呼吸困难，卧位及夜间明显；③肺底部可出现中、小湿啰音，并随体位而变化；④X 线检查，心影有异常改变，肺门及其附近充血或兼有肺水肿征；⑤心电图与心脏彩超有异常表现。

2）心包积液：任何原因引起的急性或慢性心包炎发生大量积液时，压迫支气管和肺而引起呼吸困难。体格检查：心尖冲动减弱、消失或出现于心浊音界左缘内侧处，心浊音界向两侧扩大，相对心浊音界消失，心音轻而远，少数听到心包叩击音。伴心脏压塞的症状；休克、颈静脉怒张，奇脉，肝大，肝颈静脉反流征阳性。X 线检查：心影向两侧普遍扩大（积液 300mL 以上）；大量积液（大于 1000mL）时心影呈烧瓶状，上腔静脉影增宽，透视下心脏搏动弱。肺野清晰可与心力衰竭相鉴别。心电图：常有低电压、心动过速、大量积液者，可见电压交替。超声心动图：M 型超声在心前壁之间和心后壁之后均见有液性暗区，即心包膜和心外膜之间最大舒张期暗区（小于 10mm 时，则积液为小量；如在 10～20mm 则为中等量；如大于 20mm，则为大量）。心包穿刺：可证实心包积液的存在，解除心脏压塞症状。留取部分积液进行相关病因的实验室检查。

3）其他心血管疾病：如心肌病、心肌炎、风湿性心脏病、主动脉窦瘤破裂、大面积的急性心肌梗死、心脏瓣膜性病变等均可引起呼吸困难，需注意鉴别。

（6）中毒性疾病

1）化学毒物中毒：可导致组织细胞严重低氧，引起极度呼吸困难，患者可出现头痛、乏力、胸闷、抽搐，重者可出现呼吸、循环衰竭并可致患者迅速死亡。CO 吸入后可迅速与血液中血红蛋白结合，成为碳氧血红蛋白，使其失去携氧能力而致组织低氧，CO 中毒时患者的皮肤、黏膜呈樱桃红色。氰化物中毒时，由于抑制细胞色素氧化酶，阻碍细胞呼吸，导致细胞低氧而猝死，氰化物中毒时皮肤、黏膜呈鲜红色。依据毒物接触史，不难做出诊断，有条件时应进行血中毒物鉴定。

2）药物中毒：吗啡类、巴比妥类及其他中枢镇静药摄入过量，可抑制呼吸中枢，使呼吸变浅、变慢，甚至停止。一些抗肿瘤药和抗心律失常药，如白消安、博来霉素、长春酰胺、依托泊苷、胺碘酮等长期使用，可能引起肺纤维化而出现呼吸困难。

3）毒血症：急性细菌感染、机体毒性代谢产物增多、高热等因素可刺激呼吸中枢，使呼吸增快而出现呼吸困难。

4）酸中毒：各种原因所致的代谢性酸中毒，由于血液 pH 降低，刺激外周化学感受器和呼吸中枢，出现深大呼吸，而表现为呼吸困难。常见于糖尿病酮症酸中毒、尿毒症等。

（7）血液系统疾病：重度贫血、失血等使红细胞减少，血液携氧能力减弱，而致呼吸困难。

（8）神经、精神性疾病

1）重症颅脑疾病或损伤：脑血管意外、颅内感染、颅内占位性病变、颅脑外伤、脑变性疾病（如多发性硬化）等均可引起呼吸困难，而病变累及的部位不同，呼吸困难的表现形式也不一样。间脑和中脑上部的损伤，由于呼吸调节中枢受损，可出现潮式呼吸。中脑下部及脑桥上部病损，出现中枢性呼吸，表现为呼吸深快、均匀，常伴有三凹征和鼾声。脑桥下部与延脑病损时，出现间歇呼吸。呼吸过缓（成年人＜12 次/分），呼吸的幅度与节律不规则并有呼吸暂停，是中枢性呼吸衰竭的晚期表现。依据患者的临床表现，结合头颅 CT 或 MRI 检查，容易诊断。

2）癔症：多见于青年女性，患者突然发生呼吸困难，表现为呼吸快速浅表（可达 80～100 次/分）、呼吸性碱中毒、手足搐搦等。病史中有情感冲动史，并排除器官性病变所致呼吸困难，方可诊断。

3）高通气综合征：可属于心身疾病范畴。国内首次报道 3 例均为女性，年龄 42～52 岁。临床症状累及多器官系统（包括呼吸、循环、神经、精神和心理方面），表现为气短、胸部不适应或胸痛、呼吸深大或加快、呼吸困难、心慌或心悸、头昏、视物模糊、手指针刺麻木感、唇周麻木感、晕厥、精神紧张或焦虑、恐惧等。症状可经由过度通气激发试验而复制出来。用肺功能监测，患者坐位，嘱患者用力呼吸，每分钟 60 次，连续过度通气 3 分钟。3 分钟后嘱患者正常呼吸，立即询问患者的感觉和症状，如果呼吸系统、循环系统和焦虑症状部分和完全诱发出来，则激发试验阳性。

诊断要点：①本综合征须排除器质性疾病，如低氧血症、肺间质纤维化、肺栓塞、代谢性酸中毒、充血性心力衰竭、高热等而确定；②过度通气激发试验阳性；③腹式呼吸训练治疗可成功缓解患者症状，疗效好。

4）重症肌无力危象：重症肌无力是一种神经-肌肉传递障碍的获得性自身免疫性疾病。临床特征为部分或全身骨骼肌易疲劳或无力。通常眼外肌或其他骨骼肌受累，如侵犯呼吸肌则出现呼吸困难，称重症肌无力危象。这是因为重症肌无力患者处于一种极严重的呼吸困难并危及生命的紧急状态。女性发病高峰在30岁左右，男性在50～60岁。诱因最常见为上呼吸道感染与肺炎，少数也可由于分娩、人工流产、胸腺术后、放射治疗后、应用大剂量泼尼松、注射链霉素、应用巴比妥类药物、停用抗胆碱酯酶剂等引起。

诊断要点：①典型的病史及诱因；②疲劳试验阳性（症状加重）；③药物试验阳性（肌内注射新斯的明症状减轻）；④肌电图、重复电刺激。

（9）其他

1）阻塞性睡眠呼吸暂停综合征（OSAS）：是以反复发作的睡眠呼吸暂停、严重打鼾和白天嗜睡为特征的一种疾病。多见于肥胖人群，男性明显多于女性。这种疾病是由于睡眠期间上气道塌陷，从而导致呼吸暂停、低氧血症和从睡眠中憋醒；诊断主要依靠病史、体征和多导睡眠图监测结果。诊断明确后应建议患者找专科医师进行专门的指导和治疗。

2）一些风湿免疫性疾病、肉芽肿性疾病如系统性红斑狼疮、系统性硬化、皮肌炎、结节性多动脉炎等累及肺、胸膜或呼吸肌，亦可导致呼吸困难。

【治疗】

1. 病因治疗 积极治疗原发病。

2. 对症处理 包括保持呼吸道通畅，给氧，给予支气管解痉药如氨茶碱、酚妥拉明、莨菪类药物等，呼吸衰竭可给予呼吸兴奋剂，必要时给予辅助呼吸。对于心脏病引起的呼吸困难，应立即救治，如吸氧、注射吗啡、强心、利尿等。对于慢性阻塞性肺疾病引起的呼吸困难，除一般治疗（包括支持疗法，必要时吸氧、应用抗生素防治呼吸道感染）外，还需积极化痰、排痰及解痉平喘，大力改善呼吸道阻塞。对于大量胸腔积液引起的呼吸困难，为解除呼吸困难及诊断，需进行穿刺及抽液，并针对病因进行全身用药或胸腔内注射。对于自发性气胸引起的呼吸困难，若病情危重不允许X线检查者应立即用人工气胸器抽气等。干性胸膜炎引起的呼吸困难除病因治疗外，可予以消炎镇痛剂如阿司匹林，必要时可予以可卡因等。

第四节　胸　　痛

胸痛是一种很常见的临床症状，属于患者就诊时的主诉，很多人在生活中都可能出现过各种类型、程度不一的胸痛。虽说大多数胸痛的病因都是良性过程，预后良好，但是一部分起源于重要脏器，如心肌缺血性疾病可以直接威胁生命。此时，时间对于患者来说非常重要，早期诊断是关键，早期治疗可获得最佳疗效。如何鉴别这些情况是本章讨论的重点。

胸痛的剧烈程度并不与病情严重性直接相关，如心肌梗死。详细区分各种胸痛的类型，排除一些良性疾病，有助于降低心肌梗死等一些重症的死亡率。

【病因】

胸痛病因可分为八大类。

1. 胸壁病变 最为常见，如胸壁挫伤、胸肌劳损、肋骨骨折、肋间神经炎、肋软骨炎、带状疱疹等。

2. 肺及胸膜病变 如炎症、肿瘤、气胸。

3. 心血管病变 如心绞痛、心肌梗死、心包炎及心肌炎。

4. 纵隔及食管病变 如急性纵隔炎、纵隔肿瘤、纵隔气肿、急性食管炎、食管周围炎、食管癌等。

5. 横膈病变 如膈胸膜炎、膈下脓肿、膈疝、肝癌、肝脓肿、阿米巴肝炎等。

6. 肩关节及周围组织疾病 如肩胛带骨折、软组织损伤、肩关节脱位、肩关节结核、肩关节肿瘤、胸廓出口综合征、颈胸神经根炎等。

7. 脊柱疾病 如颈椎病、胸骨小关节紊乱症、脊柱压缩变性、骨质疏松症、脊柱畸形、棘上韧带劳损、类风湿关节炎、颈椎和上胸椎结核、肋软骨炎综合征、多发性骨髓瘤等。

8. 其他 也可有精神因素及其他因素。

【诊断】

（一）病史

1. 胸痛部位或其放射部位 不同的病因其胸痛部位或放射部位不同。心前区或胸骨后痛并向左肩或左臂内侧放射，常提示急性冠状动脉综合征（ACS），个别病例先有左肩、左臂和（或）左面颊部痛，后向胸腔中心转移，亦是ACS的表现；胸痛伴肩胛间区痛或出现腹痛、腰痛等多处疼痛，常暗示急性主动脉夹层（AD）；胸痛随体位变化、咳嗽时加剧等将提示自发性气胸、胸膜炎和肺栓塞；胸骨后痛，进食或吞咽时加剧，提示食管病变。

2. 胸痛性质 不同的疾病，胸痛的性质各异，胸痛的程度与疾病危险性不完全一致。压榨性痛或压迫感多为心绞痛，如疼痛更剧烈或伴有濒死感常提示急性心肌梗死（AMI）；胸部撕裂样痛可能为气胸或液气胸，胸侧部隐痛或钝痛与呼吸运动有关，可能是肺内病变侵犯脏层胸膜；突发胸背部撕裂样难忍剧痛可能为 AD；右胸下部痛并牵扯右肩部，可能为肝胆疾病或膈下脓肿；阵发性灼痛或刺痛多为肋间神经痛。

3. 持续时间 如疼痛持续 5 秒以上，15 分钟以内，常常是心绞痛，若疼痛持续 30 分钟以上，则常为 AMI；进食时发作或疼痛加剧可能为食管疾病。

4. 影响因素 劳累或紧张时发作，休息或口含硝酸甘油 3 分钟内或吸入亚硝酸异戊酯 30 秒可缓解，则为心绞痛；若胸痛持续 30 分钟以上或更长，含硝酸甘油无效，则可能为 AMI；若劳累或紧张后发生，发作有规律性，持续时间较长，可能为变异型心绞痛；深呼吸或咳嗽时胸痛加重，可能为胸膜炎或心包炎。

5. 伴随症状 胸痛伴大汗、苍白、肢冷时，多考虑 AMI、AD 或肺动脉栓塞；伴呼吸困难者，则可能提示气胸、胸膜炎并胸腔积液；伴吞咽困难或咽下痛时，提示可能为反流性食管炎等食管疾病。

（二）体格检查

除全面体格检查外，应注意以下 3 方面。

1. 生命体征 应注意四肢血压，有无奇脉、脉搏两侧是否对称、呼吸节律及频率。

2. 颈部查体 有无气管移位、颈静脉怒张。

3. 胸部查体 皮肤有无皮疹，胸壁有无局部压痛。肺部叩诊音的变化，呼吸音强弱的改变，有无干、湿啰音和胸膜摩擦音。心界有无扩大，有无心律失常、心音增强或减弱、附加音、杂音及心包摩擦音。

（三）实验室及其他检查

1. 实验室检查 胸痛患者可通过血常规、生化、红细胞沉降率和血清免疫学指标［抗核抗体（antinuclear antibody，ANA）、类风湿因子、尿酸（uric acid，UA）］帮助诊断白血病、痛风和结缔组织病。通过肌酶谱、肌钙蛋白帮助诊断心肌梗死。

（1）谷草转氨酶（AST）：升高见于96%的急性心肌梗死，常于发病后12～48 小时达高峰，3～5日后逐渐恢复正常。心绞痛、心包炎时正常，故有助于鉴别。

（2）血清肌酸磷酸激酶：急性心肌梗死时升高，特异性较其他为高，出现时间早（起病后 4～6 小时），有利于早期诊断及鉴别诊断。充血性心力衰竭和肺源性心脏病所致的心力衰竭不引起此酶活性增高。

（3）血清肌红蛋白：急性心肌梗死阳性率为 97. 1%，但无特异性，须结合临床和排除其他原因的血清肌红蛋白增高方能做出急性心肌梗死的诊断。

2. 心电图 也是胸痛患者就诊时的常规检查，其基本目的是判断有无心肌缺血，同时还可发现肺栓塞出现的心律失常、左室肥大、束支阻滞或左室劳损，故成为常用的筛选方法。

急性心肌梗死时出现的ST段抬高是最为敏感和特异性的指标，在胸部症状出现数分钟后即可表现出来。心肌梗死患者中有80%～90%出现新的局限性ST段抬高。然而只有30%～40%急性心肌梗死的胸痛患者在一开始住院的心电图上就发现有ST段抬高。临床发现ST段抬高的急性心肌梗死患者，男性比女性更为明显。

ST段压低提示心肌缺血，但是很难据此判断心肌梗死，大约只有50%的患者出现压低而证实为心肌梗死。

对称性T波是非特异性指标，在许多疾病中都可出现，如心肌缺血、心肌炎、肺栓塞。大约1/3胸痛伴有对称性T波的住院患者最终发展成为急性心肌梗死。新发的Q波对急性心肌梗死有诊断意义，大约90%都可以出现。

因急性胸痛入住急诊科的患者中有1/3的心电图正常。在这些患者中有5%～40%可能发展为急性心肌梗死。急性心肌缺血的患者有胸痛，同时心电图（ECG）缺乏相应的改变，这些人中只有4%能追溯到冠心病的病史。不论近期还是远期，诊断都与住院时的ECG明确相关。如果患者的ECG正常，其死亡率及并发症的概率均很低。长期随访的结果亦是如此。在入院心电图上发现ST段抬高，其早期死亡率最高，ST段压低则次之，T波出现最少。

3. 影像学检查 胸部X线和CT、MRI检查是诊断胸痛的重要检查手段，许多呼吸系统和纵隔疾病，如肺炎、支气管肺癌、气胸及纵隔气肿均可通过常规胸片等诊断。借助于胸片、胸部CT及MRI还可发现严重的左心衰或二尖瓣狭窄及心包炎、胸膜炎、肺动脉高压和肋骨骨折，胸部高速螺旋和增强CT有助于诊断肺栓塞和主动脉夹层分离。此外，腹部平片和CT也可除外肝癌、肝脓肿和膈下脓肿等腹部疾病引起的胸痛。血管造影能显示血管结构，有助于诊断肺栓塞和动脉瘤。

4. 超声检查 胸、腹部B超检查有助于胸腔积液、肝胆和膈下疾病的诊断。超声心动图有助于诊断和鉴别诊断引起胸痛的心血管疾病，包括心瓣膜病、急性心肌梗死、急性肺栓塞、心肌病和心包炎及主动脉夹层分离、原发性肺动脉高压和一些先天性疾病，必要时可行心导管检查。

5. 核素显像 主要包括心肌灌注显像和心脏血池显像。一般以^{201}Tl或^{99m}Tc-甲氧异丁基异氰使正常心肌显像，而缺血坏死区不显影的“冷区”显像法进行核素显像，也可以^{99m}Tc-焦磷酸盐（^{99m}Tc-PYP）或^{111}In-抗肌凝蛋白抗体（^{111}In-antimycin）使新鲜坏死心肌显影，而正常心肌不显影的“热区”显像法进行核素显像。诊断心肌缺血性病灶一般以负荷实验与心肌显像相结合，成像多采用单光子发射计算机体层摄影（SPECT），诊断冠心病的敏感性与特异性达80%～90%。鉴别心肌细胞是否有活力可用^{201}Tl延迟到18小时甚至72小时显像或注射后重复显像。目前最准确的检查手段是正电子发射断层显像（PET）以^{18}F-脱氧葡萄糖（^{18}F-DP）为示踪剂探测病灶区心肌的糖代谢活力，在心肌灌注减低的状况下糖代谢活动存在，增强说明心肌有活力，反之则为瘢痕或坏死组织。

6. 心脏导管 心导管技术在诊断先天性疾病、心瓣膜病、心包病变和心肌病变等中很有价值。利用心脏导管或漂浮气囊导管（Swan-Ganz导管）在X线监视下送入心脏各腔和大血管，进行有关血流动力学包括压力、血氧的监测。

（四）诊断分析

对于有胸痛症状患者，要详细询问胸痛的部位、程度、范围、持续时间、伴随症状、有无外伤、有无类似发病史等，结合体格检查、辅助检查综合分析，进行病因学诊断。

急性胸痛的临床表现各异，病情千变万化，危险性也存在着较大的区别，多数情况下可能预示有严重的不良预后，如急性冠脉综合征、主动脉夹层等高危疾病。而越是严重的疾病，其预后就越具有时间依赖性，即诊断越早，治疗越及时，预后越好。反之则带来灾难性后果。

（五）鉴别诊断

胸痛既可是危及生命的症状，也可仅仅是普通疾病的一种表现，临床上结合其病史、体格检查和相应的辅助检查可对其病因做出诊断。引起胸痛的疾病如下。

1. 呼吸系统疾病

（1）气胸：是胸痛的常见病因之一，几乎100%的气胸患者都会出现不同程度的胸痛。

（2）肺栓塞：近年来有增多的趋势，该病的临床误诊率较高，它引起的胸痛常为钝痛，有时因栓塞部位附近的胸膜有纤维素性炎症，可产生与呼吸有关的胸膜性疼痛。

（3）胸膜炎症和肿瘤：胸膜炎引起的胸痛与呼吸有关，深呼吸或咳嗽时加重，随着积液增多，胸痛减轻甚至消失。胸膜恶性肿瘤的胸痛特点是呈进行性加重。

（4）急性支气管炎：由于频繁咳嗽可引起胸骨后疼痛，临床上容易诊断。

（5）其他肺部疾病：任何肺部疾病累及壁层胸膜时均可引起胸痛，如肺炎、肺结核、肺癌等。

2. 心血管系统疾病

（1）心肌梗死和主动脉夹层分离：中年以上患者出现持续性心前区痛和（或）休克，不论其胸痛程度如何及有无高血压或心绞痛病史，均应考虑急性心肌梗死的可能，进行心电图动态观察，结合临床表现及其他实验室检查如心肌酶测定，必要时行冠脉造影明确诊断。对中年以上有高血压或动脉粥样硬化病史的患者突然剧烈的撕裂样胸痛，可放射到背部、腹部或腰部，应警惕主动脉夹层分离的可能。应注意检查有无一侧桡动脉搏动减弱或消失、主动脉瓣区舒张期杂音，部分患者可出现心包摩擦音或心包、胸腔积液征象。胸部X线检查发现主动脉阴影呈进行性增宽，搏动减弱甚至消失，而心电图无急性心肌梗死的特征性改变，超声心动图、增强CT或MRI对此病诊断很有帮助。

（2）心绞痛：主要表现为胸骨后压榨性疼痛，可向心前区和左上肢放射，持续数分钟，休息或含服硝酸甘油后常迅速缓解。根据典型的胸痛发作及发作时心电图出现缺血性改变，可诊断心绞痛。

（3）急性心包炎：胸痛多位于心前区或胸骨后，为剧痛、刀割样痛，也可有钝痛或压迫样感，呈持续性痛，在体位改变、深呼吸或咳嗽时加重，前倾位时可减轻或缓解。常伴发热、心脏压塞症状，如呼吸困难、烦躁不安、发绀、乏力、水肿。起病前往往有上呼吸道感染或原发感染病史，男性多于女性，成人较儿童多见。心包摩擦音是心包炎的重要体征。心包积液在200～300mL，心浊音界向两侧扩大，相对心浊音界消失，心尖冲动减弱或消失，心音遥远，心率快，闻及心包叩击音，颈静脉扩张伴奇脉。影像学检查可确诊。

（4）肥厚型心肌病：劳力性胸痛，为心前区疼痛，伴劳累后呼吸困难、心悸、乏力、头晕与晕厥。晚期出现心力衰竭。体征：心浊音界向左下扩大，心尖冲动向左下移位，有抬举性搏动。心脏听诊在心尖区内侧或胸骨左缘中下段闻及喷射性收缩期杂音。第二心音反常分裂。辅助检查：①心电图，ST—T改变，胸前导联V_3、V_4、V_5导联出现巨大的倒置窄的T波（>1mV）；左心室高电压（R_{V5}>2.5mV或$S_{V1}+R_{V5}\geqslant$3.5mV）；异常Q波，$V_{5\sim6}$、aVL、Ⅰ导联有深而窄的Q波；有时在Ⅱ、Ⅲ、aVF及$V_{1\sim2}$导联上也可有Q波，相应导联T波直立；左心房波形异常；部分合并预激综合征。②超声心动图，不对称性室间隔肥厚，左心室肥厚形态可呈壶腹状；二尖瓣前叶或腱索在收缩期前移；左心室舒张功能障碍。③心肌酶谱、心肌损伤标志物测定，正常。

（5）二尖瓣脱垂综合征：指各种原因使二尖瓣瓣叶和（或）腱索发生病变，而造成的一叶（多为后叶）或两叶在左心室收缩时向左心房内脱垂，导致二尖瓣关闭不全的一系列临床表现。二尖瓣脱垂发病率高达1.4%～6.0%，是较常见的非风湿性心脏瓣膜病之一。多数患者可无症状。部分患者表现为胸部钝痛、锐痛或刀割痛，持续数分钟至数小时，与劳累或精神因素无关，含服硝酸甘油不能使之缓解。另外，可有不同程度的心悸、呼吸困难、乏力、头晕、昏厥等症状；体格检查可在心尖区或其内侧闻及收缩中晚期“咔嗒”音，伴或不伴有收缩期杂音，典型者呈雁鸣音。当立位、屏气或吸入亚硝酸异戊酯时，可使收缩期杂音增强；而下蹲、用β受体阻滞药，可使杂音减弱。多数患者心电图可正常，部分患者表现为Ⅱ、Ⅲ、aVF导联T波双相或倒置。另外，还可见各种心律失常，如房性期前收缩、室性期前收缩、室上性或室性心动过速及不同程度的房室传导阻滞等。心脏超声心动图对诊断本病具有特别的意义。可见二尖瓣前后叶凸向左心房，并超过瓣环水平；左心室造影显示二尖瓣脱垂和反流。

（6）心脏神经症：大多发生在青年和壮年，以20～40岁为最多，多见于女性，尤其是更年期的妇女。一般并无器质性心脏病证据，但可与器质性心脏病同时存在，或在后者的基础上发生。严重的心脏神经症可对活动能力及生活质量造成影响。心脏神经症的主要特征为主观感受的心血管症状，包括心悸、心前区刺痛、气短或过度换气。此外，神经系统以焦虑为主要症状，患者可有紧张的表情，手掌汗多，两手颤抖，体温有时升高。详细的全身和心血管系统检查证实并无器质性心脏病证据，但某些器质性心脏病亦可无明显客观证据，并且器质性心脏病亦可与心脏神经症同时存在，或后者发生在前者的基础上，因此诊断宜全面考虑。必要时定期随访，观察病情发展后再下结论。与甲状腺功能亢进等内分泌代谢疾病和其他器质性心脏病相鉴别。

（7）心脏瓣膜病：引起胸痛的心脏瓣膜病常见的有主动脉瓣狭窄、主动脉瓣关闭不全和二尖瓣脱垂。超声心动图可确诊。

3. 食管疾病 引起胸痛的临床表现因其病因不同而不同。

（1）胃、食管反流：患者有胃灼热、吞咽痛、胸部不适及胸骨中部的压榨感，亦可有恶心、呕吐和唾液分泌过多的表现。

（2）食管炎：表现为吞咽困难、吞咽疼痛，或者有胃、食管反流的症状。胸痛往往突然出现，抗酸剂治疗无效。

（3）食管痉挛：表现为一种间歇性的钝痛，疼痛位于胸骨中部，可向颈部、背部或胸部放射。

（4）食管癌：除有吞咽痛外，往往伴有进行性加重的吞咽梗阻感。食管吞钡摄片和内镜检查可确诊。

4. 纵隔疾病 主要临床表现为胸痛、胸闷和呼吸困难。

（1）纵隔肿瘤：压迫周围脏器可引起胸痛、呼吸困难、吞咽困难、声嘶、霍纳（Horner）综合征、上腔静脉压迫综合征等表现。胸部CT、MRI有助于本病的诊断。

（2）纵隔炎：多由化脓性感染或结核引起，除了胸痛，常常还伴有感染性疾病的相关表现。

（3）纵隔气肿：多由自发性气胸或者外伤引起，较严重时可引起胸痛、呼吸困难。临床上根据其颈部、面部、前胸触及皮下“握雪感”或“捻发感”，结合X线胸片显示颈部及上纵隔有条索状透亮带，可确诊。

5. 腹部脏器疾病

（1）膈下脓肿：脓液积聚在一侧或两侧的膈肌下，横结肠及其系膜的间隙内，多见于右侧。膈下脓肿可发生在一个或两个以上的间隙。除全身感染的症状外，有下胸部、背部及侧胸部疼痛，并放射于肩部或胸肋缘。检查局部有压痛，呼吸运动减弱。X线检查胸膜反应、胸腔积液、肺下叶部分不张等，膈下可见占位阴影，左膈下脓肿，胃底可受压下降移位，脓肿含气者可见液气平面。B超检查或CT检查对膈下脓肿的诊断及鉴别诊断帮助较大。特别是B超指引下行诊断性穿刺，不仅可帮助定性诊断，而且对于小的脓肿可在吸脓后注入抗生素进行治疗。穿刺阴性者不能排除有脓肿的可能。

（2）脾梗死：临床少见，缺乏特征性表现，部分病例因可自愈，临床易被忽视。早期诊断可减少脾梗死的并发症（如脾脓肿和脾破裂），并可排除其他需及时手术的腹部疾病如肝脾破裂、内脏穿孔而避免不必要的剖腹探查。引起脾梗死的疾病常为二尖瓣疾病、骨髓增生性疾病、动脉炎、脾动脉瘤、动脉硬化等疾病。当有门静脉高压等导致的脾肿大时，更易出现脾梗死。脾梗死临床表现缺乏特征性，约半数患者可无症状，较大的脾梗死可引起恶心、呕吐、左上腹及左下胸持续性剧痛，并可向左肩和背部放射。可伴有贫血、白细胞升高和血小板升高。超声检查和CT检查可有阳性表现。多发小灶性脾梗死需与脾淋巴瘤、脾转移瘤相鉴别，陈旧性脾梗死需同脾囊肿鉴别。

（3）其他疾病：肝脓肿时除有感染症状外，还可出现右下胸疼痛及局部压痛，疼痛可向肩部放射；肝癌（尤其位于右叶顶部的）可引起右下胸痛，并向右肩部放射；消化性溃疡急性穿孔时可引起剧烈的上腹痛，有时可伴有下胸部疼痛；胆道疾病可引起右下胸痛，也可出现类似心绞痛的发作；有时甚至由于胆道症状不明显或被胸痛症状所掩盖，而误诊为冠状动脉粥样硬化性心脏病；胃-心综合征主要表现为左侧胸痛或绞窄感，可向左肩放射，偶尔引起心绞痛样发作；脾曲综合征可引起左上腹和心前区疼痛，亦可向左肩、左上臂及颈部放射，有时酷似心绞痛发作，但用硝酸甘油无效，解便或排气后疼痛缓解。心电图正常，X 线透视可见左侧结肠充气。

6. 其他

（1）肋软骨炎：多位于第 2～4 肋软骨。疼痛多为闪电样刺痛或持续钝痛。同侧上肢活动、咳嗽、侧身均可使疼痛加重。多见于青壮年，女性多见。体征：局部增粗、隆起、肿胀，有明显压痛。局部皮肤无红肿，肋软骨表面光滑。无明显阳性影像学征象。

（2）肌源性疼痛：常由外伤、肌肉劳损引起，也可由剧烈咳嗽及强力劳动引起。疼痛持续时间长短不一，短者疼痛较剧，长者多为钝痛。体征：局部有压痛。无明显阳性影像学征象。

（3）带状疱疹：本病可引起剧烈的胸痛，沿肋间神经放射，呈条带状。皮肤异常过敏。体征：病侧皮肤上出现多个散在的丘疹或小水疱，内容澄清，周围绕以炎症性红晕，小水疱簇集成群，但疏散排列，常发生在身体一侧，沿肋间神经分布，不越过中线，或仅累及对侧皮肤的小部分。病程为 2～4 周，愈合后一般不留瘢痕。

【治疗】

1. 病因治疗 积极治疗原发病。

2. 对症治疗

（1）关节镇痛膏或伤湿止痛膏，对轻症病例有一定效果。

（2）镇痛剂如阿司匹林、氨基比林、吲哚美辛、保泰松等可酌情选用。

（3）对于癌肿晚期可给予吗啡或哌替啶，对于咳嗽剧烈引起的胸痛可用磷酸可卡因口服。

（4）对于肋间疼痛、局部肌肉疼痛或肋软骨炎可用 1%普鲁卡因 5～10mL 局部封闭，每日或隔日 1 次。肋软骨炎尚可用 1%普鲁卡因 2～5mL 加醋酸泼尼松龙 12.5～25mg 局部封闭，每周 2 次。

（5）对于肋骨骨折或胸膜炎可用 5～10cm 宽胶布固定，胶布两端应超过正中线。对于闭合性多发性肋骨骨折和双骨折，因常引起反常呼吸，合并呼吸及循环障碍，须及时紧急处理，在保证呼吸道通畅及积极处理休克的基础上控制反常呼吸，如棉垫加宽胶布固定、肋骨牵引固定等。

第五节 发 绀

发绀（cyanosis），是指血液中还原血红蛋白增多，使皮肤、黏膜呈青紫色的现象。少数情况下，如高铁血红蛋白、硫化血红蛋白亦可致皮肤、黏膜呈青紫现象，发绀在皮肤较薄、色素较少和毛细血管丰富的部位，如口唇、鼻尖、颊部与牙床等处较为明显，易于观察。

【病因】

引起发绀的病因有以下几个方面。

1. 中心性发绀 包括肺性发绀和心性混合性发绀。肺性发绀见于呼吸道阻塞或各种严重肺部、胸膜疾病，使肺的氧合作用不足所致。心性混合性发绀见于右至左分流的先天性心脏病，如法洛四联症、法洛三联症等，是由于部分静脉血通过心脏内的异常通道进入动脉，当分流量超过心输出量的 1/3 时，即可出现发绀。

2. 周围性发绀 由于周围组织耗氧量增加，血氧饱和度降低等因素引起。全身性因素有严重心力衰竭、休克、缩窄性心包炎、三尖瓣狭窄、血容量不足等。局部因素有肢端循环障碍如自主神经功能紊乱、雷诺病、血栓性静脉炎及动脉炎。

3. 混合性发绀 由于血液在肺氧合不足同时伴有周围血流缓慢所致，见于全心衰竭和慢性支气管炎引起的肺源性心脏病。

4. 异常血红蛋白性发绀 血液中高铁血红蛋白量达 30g/L 时，即可出现发绀，可由于药物或化学品如亚硝酸盐、硝基苯、苯胺等引起，或进食大量含亚硝酸盐的蔬菜（肠源性青紫症）；血液中硫化血红蛋白量达 5g/L 时，可出现发绀，为获得性，是由于硫化氢作用于血红蛋白而产生，见于非那西汀、乙酰苯胺等中毒时；先天性变性血红蛋白血症也可引起发绀。

【诊断思路】

（一）病史

1. 发绀的发生情况 发生的年龄、起病时间、可能诱因、出现的急缓。

2. 发绀的特点及严重程度 注意发绀的部位与范围、青紫的程度，是全身性还是局部性；发绀部位皮肤的温度，经按摩或加温后发绀能否消退；发绀是否伴有呼吸困难。若为中心性发绀，则应询问有无心悸、气促、胸痛、咳嗽、昏厥、尿少等心肺疾病症状；周围性发绀者，则应注意上半身或某个肢体或肢端有无局部肿胀、疼痛、肢体发凉、受寒等情况。异常血红蛋白血症者一般无呼吸困难。红细胞增多者发绀明显，而休克和贫血者发绀不明显。

3. 相关病史 有无心肺疾病及其他与发绀有关的疾病病史；是否出生后及幼年时期就有发绀；有无家族史；有无相关药物、化学物品、变质蔬菜摄入史，有无在持久便秘情况下过食蛋类或硫化物病史等。

4. 主要伴发症状

（1）发绀伴呼吸困难：见于重症心肺疾病、急性呼吸道梗阻和大量气胸等。高铁血红蛋白血症和硫化血红蛋白血症虽有明显发绀，但无呼吸困难。

（2）发绀伴杵状指（趾）：主要见于紫绀型先天性心脏病、肺部肿瘤和慢性化脓性疾病，如支气管扩张症和肺脓肿。

（3）急速发生的发绀伴意识障碍：见于药物或化学物质中毒、休克。

（二）体格检查

1. 一般项目 注意有无窒息、呼吸困难、心力衰竭和休克的表现。

2. 发绀程度与色泽 轻度发绀的发现在很大程度上有赖于检查者的观察能力和经验，极度发绀多见于高铁血红蛋白血症和紫绀型先天性心脏病。慢性肺源性心脏病、非紫绀型先天性心脏病继发肺动脉高压伴右向左分流综合征的发绀往往也较明显。病程冗长的发绀，因继发红细胞增多，发绀多较显著；而发绀病程短者，多不伴有红细胞增多，发绀一般较轻。伴有休克或贫血者，发绀程度大多较为轻微，皮肤黏膜多不出现典型青紫色而呈青灰色。真性红细胞增多症由于血液黏稠、血流缓慢而引起发绀，其程度较轻，且带有紫红色泽或呈古铜色。

3. 发绀的分布

（1）如发绀仅限于末梢部位如鼻尖、耳垂、手指和足趾等处，而温暖部位并无发绀，加温后发绀消失或减轻者则为周围性发绀。身体温暖部位，如眼结膜或口腔黏膜也同时呈现青紫，在加温后发绀并不消失，反趋于明显者为中枢性发绀。血管痉挛性病变引起的发绀属周围性发绀，并呈对称性分布，以肢端部分尤为明显。肢端发绀者和雷诺病都以双侧手指发绀为主，而双足或足趾较轻；血管闭塞性疾病如肢体动脉硬化或血栓闭塞性脉管炎则主要累及下肢，虽然双侧均累及，但常呈不完全对称。

（2）发绀可呈特殊分布，在诊断上具有特征性，见于：①先天性动脉导管未闭合并肺动脉高压伴有右向左分流时，下肢或躯干呈现明显发绀，两足发绀常较面部和两手为明显，趾呈杵状改变，而头部与上肢发绀则较轻或颜面正常。②完全性大血管错位伴有动脉导管未闭，合并肺动脉高压产生肺动脉至主动脉分流时，则头部和上肢呈现发绀，而下肢青紫反不明显。

4. 胸部检查 应对肺和心脏进行全面检查。肺气肿体征及肺部干、湿啰音等提示为肺源性发绀；心脏增大，有杂音，并根据杂音的部位、性质，以及是否伴有心音异常等可判断是否为心内分流引起的发绀或心力衰竭引起的发绀。

5. 杵状指（趾） 一般而言，慢性中枢性发绀严重或明显时，多伴有杵状指（趾）和红细胞增多，故杵状指（趾）最多见于紫绀型先天性心脏病，其程度也最明显。慢性肺部疾病亦可有杵状指。急性呼吸道疾病、后天性心脏病、变性血红蛋白血症，以及真性红细胞增多症等一般都不伴有杵状指（趾）。

6. 贫血或红细胞增多 贫血可因血红蛋白总量的减少而影响发绀的出现或其程度，故发绀患者并发贫血后，发绀可以消退或减轻。红细胞增多则常使原有发绀明显加重。

7. 意识障碍 全身发绀伴有意识障碍者常见于化学性发绀或呼吸、循环功能衰竭者。化学性发绀患者发绀程度虽重，但呼吸困难常不明显；而心功能不全所致的发绀常有明显的呼吸困难，甚至端坐呼吸；休克或弥散性血管内凝血时，除了出现意识障碍和全身发绀外，尚有皮肤湿冷、脉搏细速、尿量减少和血压下降等周围循环衰竭的表现。

（三）实验室及其他检查

发绀轻微而肉眼检查难以确定时，应做动脉血氧饱和度测定。对心源性分流性发绀，还应根据具体情况进行心电图、胸部X线、超声心动图及心导管等检查。对发绀较明显而一般情况尚好，心肺功能不能解释发绀原因者，应进行血液检查，以确定有无异常血红蛋白的存在。

（四）鉴别诊断

1. 呼吸系统疾病

（1）上呼吸道病变：如急性喉梗阻，由喉部炎症、过敏、创伤、异物、肿瘤、痉挛、双侧声带外展性麻痹等原因引起。症状：可有声嘶、咽喉部不适、疼痛、发热、呼吸困难、发绀等症状。病史特征：有呼吸道感染、应用药物、创伤、异物吸入、手术等相关病史。体征：发绀、吸气期呼吸困难，可见吸气期锁骨上下窝，胸骨上窝、剑突下及肋间软组织凹陷的三凹征，闻及吸气期喉鸣，重症缺氧者表现呼吸快而浅，心率快、脉无力，面色苍白、出汗。辅助检查：咽、喉、颈、胸部检查，间接喉镜、气管镜及摄片、CT可有异常发现。

（2）下呼吸道病变：如慢性支气管炎、支气管哮喘、支气管扩张等反复发作，可转变成慢性阻塞性肺疾病。症状：慢性咳嗽、咳痰、气促、呼吸困难和胸闷、发绀、喘息；严重时头痛、嗜睡、神志改变。病史特征：起病缓慢、病程长。好发于秋冬寒冷季节。有反复发作呼吸道感染及急性加重史。体征：早期体征不明显。病情进展，表现肺气肿体征，后期出现呼吸急促、发绀、低氧血症和（或）高碳酸血症，可并发慢性肺源性心脏病和右心衰。合并感染时肺部闻及干、湿啰音，散在分布。肺功能检查：吸入支气管舒张药后 $FEV_1/FVC<70\%$者，可确定为不能完全可逆的气流受限。胸部X线检查：肺过度充气，肺容积增大，胸腔前后径增长，肋骨走向变平，肺野透亮度增高，膈位置低平，心脏悬垂狭长，肺门血管纹理呈残根状，肺野外周血管纹理纤细稀少等，有时可见肺大疱形成。血气检查，表现为低氧血症、高碳酸血症。

（3）肺实质和间质疾病：如肺炎、肺水肿、急性呼吸窘迫综合征、肺间质纤维化等。症状：患者呼吸困难明显，往往有咳嗽、咳痰、气喘、胸痛等呼吸系统常见症状。病史特征：往往有呼吸道感染等诱发因素存在，或有慢性心肺部疾病病史。体征：有发绀、呼吸急促、肺部实变或闻及干、湿啰音等肺疾病体征。辅助检查：胸部X线片或胸部CT检查有异常发现。

（4）肺血管疾病：如肺栓塞、肺动静脉瘘等。症状：有发绀、呼吸困难、咯血等表现。病史特征：往往有心脏病、肿瘤等基础疾病病史。体征：有发绀、呼吸急促，肺部闻及啰音、杂音等体征。辅助检查：胸部X线片、胸部CT或MRI检查有助于诊断。

（5）胸腔病变：气胸、胸腔积液、创伤等。症状：往往有呼吸困难、胸痛、胸闷、发绀。病史特征：有相应的基础疾病或诱发因素。体征：呼吸困难、发绀、气管及心脏移位，胸部有相应实变或气体增多的体征。辅助检查：胸部X线片或胸部凹陷检查、超声检查有异常发现。

2. 心血管疾病 包括紫绀型先天性心脏病和后天性心脏病（主要为心功能不全）的患者。

（1）先天性心脏病：是心源性发绀最常见的原因，根据出现发绀的早晚可分为早显性与迟显性。当然这种分法并不十分准确，因为同一种紫绀型先天性心脏病可以是早显性，也可以是迟显性。每种先天性心脏病由于解剖病理的不同，临床症状、心脏杂音、胸片、心电图、超声心动图都有其各自的特点，对于疑难病例可考虑心导管检查确诊。迟显性紫绀型先天性心脏病以艾森门格综合征为代表。

（2）风湿性心脏病：由于心脏瓣膜性病变可导致肺动脉高压和肺循环淤血，导致肺功能下降，引起低氧血症，出现发绀。根据心脏杂音特点、X 线、心电图和超声心动图检查可以确诊。

（3）心源性肺水肿：见于各种原因引起的左心功能不全，如瓣膜疾病、高血压心脏病、冠心病、心肌病等，导致肺循环流体静压升高，液体漏出至毛细血管，引起气体交换障碍，往往同时合并有周围性发绀。结合呼吸困难的特点、循环淤血的表现、心脏体征、血浆脑钠肽、X 线、心电图和超声心动图检查可以诊断。

3. 周围血管疾病

（1）血栓闭塞性脉管炎：是一种以周围血管炎症和闭塞为特点的疾病，典型的临床表现为间歇性跛行、休息痛及游走性血栓性静脉炎。该病主要侵犯肢体，尤其是下肢的中、小动脉及伴行的静脉和浅静脉，受累血管呈现血管壁全层的非化脓性炎症，管腔内有血栓形成，管腔呈现进行性狭窄以至完全闭塞，引起肢体缺血而产生疼痛，严重者肢端可发生不易愈合的溃疡及坏疽，患肢发凉、发麻、皮肤苍白，有时抽痛、指（趾）甲增厚，粗糙而脆，反复发作或日久局部皮肤发暗紫色或缺血、缺氧，皮肤则变黑、坏死等。

（2）闭塞性动脉硬化症：是动脉粥样硬化病变累及周围动脉并引起慢性闭塞的一种疾病。多见于腹主动脉下端的大、中型动脉。由于动脉粥样斑块及其内部出血或斑块破裂，导致继发性血栓形成而逐渐产生管腔狭窄或闭塞，导致患肢缺血等临床表现。本病多见于老年人，男性多于女性，20%伴有糖尿病。最早出现的症状为患肢发凉、麻木和间歇性跛行，随着病情的发展，缺血程度加重，出现下肢持续的静息痛，常在肢体抬高位时加重，下垂位时减轻，疼痛在夜间更为剧烈。患肢颜色改变，特别是足和趾在抬高时苍白，下垂时潮红、发紫，提示微循环水平的动脉缺血；两侧肢体皮温不同，患足变凉。

（3）雷诺病：是指在寒冷刺激、情绪激动及其他因素影响下，肢体末梢动脉阵发性痉挛，临床上多呈对称性，好发于 20～40 岁女性，以手指苍白—发绀—潮红—正常的皮肤颜色间歇性变化为主要表现。基本变化分为三期：痉挛缺血期、扩张期和充血期。

（4）上腔静脉阻塞综合征：上腔静脉狭窄及阻塞所致的上腔静脉综合征是一组常见的临床综合征。多数为肿瘤压迫、侵犯上腔静脉所致。上腔静脉位于上纵隔右前方，管壁薄，压力低，易被邻近肿块压迫而产生静脉回流障碍，右上肺癌、纵隔肿瘤、胸腺瘤、巨大甲状腺瘤等均可引起上腔静脉压迫综合征，除原发病表现外有进行性呼吸困难，头、面、上肢水肿，重者可波及颈部及胸背，引起皮肤发绀，胸壁静脉曲张等。

4. 血液病

（1）高铁血红蛋白血症

1）中毒性高铁血红蛋白血症：常见于苯胺、硝基苯、亚硝酸盐、伯氨喹、磺胺等药物中毒，其特点是发绀出现急骤，全身性发绀但不伴有明显的呼吸困难，氧疗不能改善，只有注射亚甲蓝或大量维生素 C 才可消退。肠源性发绀多发生于进食过量含有亚硝酸盐的变质蔬菜或误将亚硝酸盐食用者，一般起病急骤，迅速出现缺氧症状，如头晕、乏力，继之口唇发绀，伴有恶心、呕吐等消化道症状，重者可因昏迷休克而死亡。

2）先天性高铁血红蛋白血症：自幼有发绀，一般情况好，易被误诊为早显性紫绀型先天性心脏病。

（2）硫化血红蛋白病：为后天获得性，多由硝酸钾、亚硝酸钠、磺胺、非那西汀等中毒所致，须同时有便秘或服用硫化物在肠内形成硫化氢作为先决条件。硫化血红蛋白呈蓝褐色，当其在血液中浓度超过 5g/L 时可产生全身明显发绀。硫化血红蛋白一经合成，不论体内或体外都不能恢复为正常血红蛋白，直到红细胞破坏后排出，故发绀持续时间长。本症患者血液呈特殊的蓝褐色，在空气中振摇不能转为鲜红色，分光镜检查时硫化血红蛋白在 618nm 处产生吸光带，也不被氰化钾所还原，以此与高铁血红蛋白鉴别。

【治疗】

1. 病因治疗 对于心脏性发绀应治疗和预防感染性心内膜炎，治疗心力衰竭和心律失常，治疗和预防缺氧发作，可长期服用普萘洛尔；对大血管错位、三尖瓣闭锁、肺动脉瓣闭锁而房缺口很小者可行心导管气囊房间隔造瘘术；对肺动脉瓣闭锁或严重狭窄等先天性心血管畸形患儿，可静脉注射前列腺素 E，促使和延长动脉导管开放。有手术适应证者行手术治疗。对于周围性发绀除病因治疗外，还应积极治疗心力衰竭。对于异常血红蛋白引起的发绀，如先天性高铁血红蛋白还原酶缺陷及肠源性发绀者使用亚甲蓝和维生素 C 治疗有效。

2. 一般治疗 ①半卧位休息，氧气吸入；②注意保暖；③控制感染及心力衰竭；④避免应用有关药物或食物；⑤严重贫血者输新鲜血等。

第六节 发　热

营养物质的代谢提供机体能源，从而各器官能发挥功能及保证细胞的新生、发育及生活，但同时产生热量。产热与散热在体温中枢的调节下，使体温维持于 37.0℃上下，每日体温差不超过 1.0℃。临床上当腋下温度在 37.0℃以上，口腔温度在 37.3℃以上，或直肠内温度在 37.6℃以上，一昼夜间波动在 1℃以上时，可认作发热。

【病因】

（一）发热疾病的临床分类

1. 感染性发热 是最常见的发热病因（占 50%～60%），主要包括各种病原体感染如细菌感染（各种细菌性肺炎、肺脓肿、支气管或肺部感染等），病毒感染（病毒性肺炎、流行性感冒等），支原体感染（肺炎支原体肺炎等），衣原体感染（肺炎衣原体、鹦鹉热衣原体、婴儿沙眼衣原体皆可引起的肺炎），立克次体感染（立克次体肺炎），真菌（念珠菌、组织胞浆菌、曲菌、隐球菌、放线菌、奴卡菌、毛霉菌、球孢子菌等引起的肺感染），螺旋体感染（钩端螺旋体病、回归热等），寄生虫感染（肺吸虫病、卡氏肺孢菌肺炎、疟疾肺、弓形虫病、阿米巴脓肿病、肺血吸虫病、肺包虫病并发感染或过敏、肺丝虫病、肺螨病等）以及结核病（肺结核、血行播散性结核、非结核性分枝杆菌病等）和周围器官感染波及肺脏的疾病等。

2. 非感染性发热 主要有以下几类原因。

（1）结缔组织和血管性疾病：该组疾病在发热病因构成中所占的比例近年来有所上升，占 20%～30%，弥散性结缔组织病的临床表现多种多样，其中，发热是有些结缔组织病的常见症状。容易出现发热的结缔组织病有类风湿关节炎、系统性红斑狼疮（SLE）、成人型 Still 病、血管炎、多发性肌炎、皮肌炎、系统性血管炎、干燥综合征（舍格伦综合征）、以痛风为代表的结晶性关节炎，以及混合性结缔组织病等。由于生活水平的提高及实验室诊断技术的发展，风湿热及 SLE，尤其是风湿热的发病率有所下降，但社会老年化的趋势使风湿性多发性肌痛、原发性小血管炎、颞动脉炎等既往罕见疾病的发病率日见上升。这些弥散性结缔组织病和结晶性关节炎的发热可轻可重，持续时间可长可短，可以是结缔组织病的首发临床表现，亦可在病程中出现。多数弥散性结缔组织病属于自身免疫病，这类患者由于一系列抗原-抗体异常的免疫反应而产生 IL-1、IL-6、TNF-α 等炎症介质。这些炎症介质具有致热原性，可以引起发热。

（2）肿瘤性疾病：引起发热常见恶性肿瘤有原发性或继发性肝癌、肺癌、肾细胞癌、甲状腺转移癌；通常不引起发热的疾病有结肠、卵巢、前列腺、乳腺、直肠、胰腺（无转移）和大脑的恶性肿瘤等；罕见引起发热的恶性肿瘤为嗜铬细胞瘤。此外，心房黏液瘤和胃、小肠平滑肌瘤等是引起发热的良性肿瘤，发热是组织细胞坏死、组织蛋白分解及组织坏死产物吸收所致的“吸收热”。

（3）血液系统疾病：引起发热的血液病有淋巴瘤、霍奇金病、非霍奇金病、急性和慢性骨髓性白血病、急性淋巴细胞白血病、溶血性贫血、恶性组织细胞增生症、良或恶性嗜酸性粒细胞增多症及出血性疾病等。其中，部分血液病的发热原因是“吸收热”所致，还有部分原因不明。

（4）内分泌与代谢疾病：许多内分泌和代谢疾病可引起发热，如甲状腺疾病（包括甲状腺功能亢进、桥本甲状腺炎、亚急性甲状腺炎及甲状腺癌等）和肾上腺疾病（包括嗜铬细胞瘤、库欣综合征、慢性肾上腺皮质功能减退等）。另外，痛风性关节炎、更年期综合征等都可以引起发热。

（5）体温调节中枢功能失调：有些致热因素不通过内源性致热原而直接损害体温调节中枢，使体温调定点上移后发出调节冲动，造成产热大于散热，体温升高，称为中枢性发热。常见于：①物理性，如中暑。②化学性，如安眠药中毒。③机械性，如脑血管病、脑外伤和手术、癫痫、急性脑积水、乙醇戒断等。

颅内病变累及双侧下丘脑前部，特别是视前区体温敏感神经元的病变，引起体温整合功能障碍，使躯体的血管扩张和汗腺分泌等散热机制障碍，从而导致中枢性高热。由于散热机制障碍，所以在发热时不伴有出汗、呼吸快、脉搏增快及皮肤血管扩张等生理性散热反应。中枢性发热主要有下列特点：

1）突然高热，体温可直线上升，达40.0～41.0℃，持续高热数小时至数天直至死亡；或体温突然下降至正常。

2）躯干温度高，肢体温度次之，双侧温度可不对称，相差超过0.5℃。

3）虽然高热，但中毒症状不明显，不伴发抖。

4）无颜面及躯体皮肤潮红等反应，相反可表现为全身皮肤干燥、发汗减少、四肢发凉。

5）一般不伴有随体温升高而出现的脉搏和呼吸增快。

6）无感染证据，一般不伴有白细胞增高，或总数虽高，分类无变化。

7）体温整合功能障碍，故体温易随外界温度变化而波动。

8）高热时用抗生素及解热剂（如阿司匹林等）一般无效，这是因为体温调节中枢受损，解热药难以对其产生影响，所以不产生降温的临床效果。但用氯丙嗪及冷敷可有效。

（6）功能性低热：常见的功能性发热有以下几种。

1）原发性低热：为自主神经功能紊乱所致的体温调节障碍或体质异常，低热可持续数月甚至数年之久，热型较规则，体温波动范围较小，多在0.5℃以内。

2）感染后低热：为病毒、细菌、原虫等感染，特别多见于病毒感染后，低热不退，而原有感染已愈。因细菌、衣原体、支原体等感染，用抗生素治疗有效；而病毒感染，其体温下降多为自然病程，往往遗有低热。高热下降后，低热可以在高热后就存在，亦可于高热下降至正常后数日发生低热。感染后低热为持续性低热，常伴有疲乏无力、食欲减退，而体征和辅助检查未见异常。如急性链球菌感染控制后，患者尚可有低热、关节痛和自主神经功能紊乱症状，抗链球菌溶血素“O”可增高，但红细胞沉降率正常，此情况称链球菌感染后状态。

3）手术后低热：手术后可以有术后吸收热，一般在术后6～8小时开始发热，持续3～5天可自行缓解，但部分患者低热持续，而与手术相关的切口均愈合良好，无感染征象。

4）神经功能性低热：多见于青年女性，为一种原发性低热，其临床特点一般不超过38.0℃，体温一昼夜内波动幅度较小，往往不超过0.5℃且口温、腋窝与直肠温度相差不大，甚至可出现腋温高于口温、口温高于肛温或腋温高于肛温的反常现象，两侧腋温可相差 1℃以上。体温昼夜规律失常，晨间体温反而较午后高，而且体力活动时体温不升高，有时反而下降，持续数月、数年，体温往往在偶然或患者不注意情况下自动下降。

不少患者伴有神经功能不稳定的表现，如多汗、怕冷、怕热、心悸、失眠、手颤、面色潮红、皮肤划痕症阳性、呼吸性不整脉等自主神经功能紊乱的症状。

5）夏季低热：低热仅发生在夏季，秋凉后自行退热，每年如此反复出现，连续数年后多可自愈。多见于幼儿，因体温调节中枢功能不完善，夏季身体虚弱，且多发生于营养不良或脑发育不全者。

（7）其他：引起发热的病因还包括血管栓塞或血栓形成而引起的疾病，如心肌梗死、肺血栓栓塞、肺梗死及肢体坏死等。由于皮肤散热减少而引起发热，如广泛性皮炎、鱼鳞癣及慢性充血性心力衰竭等。

（二）发热常见疾病

1. 呼吸系统疾病

（1）气管-支气管疾病：急性气管-支气管炎、支气管扩张、支气管内膜结核、原发性支气管癌。

（2）肺疾病：肺炎、肺结核、肺脓肿。

（3）胸膜疾病：化脓性胸膜炎、结核性胸膜炎、胸膜间皮瘤。

2. 传染病 流行性感冒、传染性非典型肺炎、肝炎、疟疾、伤寒、斑疹伤寒、流行性脑脊髓膜炎、钩端螺旋体病、流行性出血热、败血症等。

3. 心血管系统疾病 感染性心内膜炎、心肌梗死等。

4. 消化系统疾病 肠结核、原发性肝癌、急性胆囊炎、溃疡性结肠炎等。

5. 泌尿系统疾病 急性肾盂肾炎等。

6. 内分泌系统疾病 甲状腺功能亢进症、亚急性甲状腺炎等。

7. 血液系统疾病 白血病、淋巴瘤、恶性组织细胞瘤、严重再生障碍性贫血。

8. 风湿结缔组织疾病 系统性红斑狼疮、类风湿关节炎、成人 Still 病、风湿热等。

9. 神经系统疾病 蛛网膜下腔出血、脊髓炎、下丘脑综合征等。

【发病机制】

发热的机制迄今尚未完全阐明，多数是由于致热原（指能够引起发热的物质）所引起。致热原可分为外源性和内源性两类，前者包括各种病原体，如细菌、病毒、立克次体、衣原体、螺旋体、原虫和寄生虫、真菌等的毒素及其代谢产物，尤以内毒素（多属脂多糖类物质）最为主要，其次是原胆烷醇酮、多核苷酸、抗原-抗体复合物、抗原（通过淋巴细胞释放的淋巴激活因素）等。这些外源性致热原能刺激和激活主要存在于白细胞、单核细胞和组织吞噬细胞内的内源性致热原前体，于短期内合成新的信息核糖核酸（mRNA）和致热原（即白细胞介素 1、肿瘤坏死因子、淋巴毒素等）。这些具有活性的内源性致热原一旦被释放入血液中，它能刺激辅助性胸腺依赖淋巴细胞（T 细胞）增生，产生抗体和免疫反应，经血液循环可直接作用于体温调节中枢，亦可通过诱发下丘脑合成前列腺素 E（PGE）和环磷酸腺苷（cAMP），作为中枢传导介质对发热也起重要作用。体温调节中枢在外源性致热原作用下，通过神经-体液调节机制，使肝脏产热增加、代谢亢进和引起骨骼肌强烈收缩，机体产热明显增加；与此同时，通过自主神经系统使外周血管收缩，排汗停止，散热减少，临床上遂出现发热现象，而肌肉强烈收缩可表现为寒战（rigor）。

非致热原性发热多因机体产热和散热不平衡所致，如甲状腺功能亢进危象、癫痫持续状态，主要由于代谢明显亢进或肌肉持续性抽搐，易致产热过多；而高温中暑的发热与气温过高、机体散热困难有关，脑出血发热则可能与体温中枢功能障碍有关。

【诊断】

面对一名急性发热的患者，首先应排除传染病的可能。一般来讲，发热性急性传染病都有明显的季节性和地区性。例如，冬春季容易发生流行性感冒（包括甲型 H1N1 流行性感冒）、麻疹、流行性脑脊髓膜炎等，在夏秋季容易发生细菌性痢疾、伤寒、流行性乙型脑炎、手足口病等。在长江流域容易发生血吸虫病，在热带地区容易发生疟疾，在牧区容易发生布氏菌病，生活居住条件差的地方和地区容易发生肾综合征出血热，此外鼠疫在我国也有散在发生。因此详细询问流行病学史对传染性疾病的排查十分重要。

在基本排除传染病后，就应考虑发热是由感染引起。首先从发热的伴发症状入手，如呼吸道症状提示感染可能发生在呼吸系统，如上呼吸道感染、气管-支气管炎、肺炎及胸膜炎。这时认真的体格检查，特别是鼻咽部、肺部的物理体征可以提供诊断依据。如果发热伴有腹痛或其他消化道症状，应考虑肝胆系统的疾病，如急性病毒性肝炎、急性胆囊炎等。腹部的物理体征及对黄疸的观察就显得非常重要。有药物使用史的患者，还要考虑药物热。

如果患者发热时间较长，或者发热不规律，应警惕风湿免疫性疾病和淋巴瘤。前者多伴有关节痛、肌痛、皮疹（特别是面部蝶形红斑）、蛋白尿等多脏器损害，后者可出现淋巴结肿大，特别注意纵隔淋巴结、腹膜后淋巴结肿大，部分患者可有皮疹、恶性胸腔积液等。

（一）病史

详细询问病史对发热原因的诊断常能提供重要线索，不少病例据此可做出诊断。在病史询问中尤其要注意以下几点。

1. 起病时间、方式及流行病学资料

（1）起病方式

1）急性起病：一般感染性疾病起病较急，其次为肿瘤、血管-结缔组织病。

2）慢性起病：非感染性疾病发病相对较慢。

（2）起病时间及流行病学资料

1）时间与季节性：低热通常多发生在午后，上午体温大多正常，或是下午较上午高。若上午体温较高，下午较低或正常，见于间脑综合征。有些患者低热有季节性，常出现在夏季，天气转凉后体温正常，若每年如此，多为功能性低热，大多与体质有关。

传染病常有季节性；呼吸道传染病多发生于冬春季。流行性乙型脑炎、疟疾及肠道传染病常见于夏秋季。

2）家中及周围有无类似病例：如麻疹患者接触史。

3）有无外出史、疫源疫水接触史：如钩端螺旋体病、流行性出血热有疫水接触史或野外作业史。

4）有无牧区逗留史：在牧区逗留，有牲畜接触史者，易罹患布氏菌病。本病可表现为长期低热。

5）鸟类接触史：鹦鹉热、隐球菌感染。

6）旅游史与手术史、输血及血制品史、外伤史：可能与黄热病、输血性感染等有关。

2. 发热的特点（即热型分析）

（1）按温度高低（腋窝温度）：分为低热型（37.4～38.0℃）、中热型（38.1～39.0℃）、高热型（39.1～41.0℃）、超高热型（＞41.0℃）。

（2）按体温曲线形态分型：大多认为热型与病变性质有关。

1）稽留热：体温恒定地维持在 39.0～40.0℃及以上的高水平，达数天或数周。24 小时内体温波动范围不超过 1℃。常见于大叶性肺炎、斑疹伤寒及伤寒高热期。

2）弛张热：体温常在 39.0℃以上，波动幅度大，24 小时内波动范围超过 2.0℃，但都在正常水平以上。常见于败血症、风湿热、重症肺结核及化脓性炎症、感染性心内膜炎。

3）间歇热：体温骤升达高峰后持续数小时，又迅速降至正常水平，无热期（间歇期）可持续 1 天至数天，如此高热期与无热期反复交替出现。常见于疟疾、急性肾盂肾炎、胆道感染等。

一日内发热呈两次升降者称双峰热，见于革兰氏阴性杆菌败血症；长期间歇热，又称消耗热。

4）波状热：体温逐渐上升达 39.0℃或以上，数天后又逐渐下降至正常水平，持续数天后又逐渐升高，如此反复多次。常见于布氏菌病、结缔组织病、肿瘤等。

5）回归热：体温急骤上升至 39.0℃或以上，持续数天后又骤然下降至正常水平。高热期与无热期各持续若干天后规律性交替一次，可见于回归热、霍奇金病、周期热等。

6）不规则热：发热的体温曲线无一定规律，可见于结核病、风湿热、支气管肺炎、渗出性胸膜炎等。

3. 发热的程度与病程

（1）急性发热：热程在 2 周以内，多见于感染性疾病（如病毒、细菌感染）或非感染性疾病（如高温中暑、内分泌危象等）。

（2）长期发热：热程超过 2～3 周，可见于感染性疾病、肿瘤性疾病、结缔组织疾病、血管性疾病或不明原因的发热。

（3）长期低热：体温在37.5～38.4℃，持续4周以上，多见于感染性疾病（如结核、病毒性肝炎）或非感染性疾病（如结缔组织疾病、内分泌疾病、功能性低热）。

4. 既往史、个人史、家族史等

（1）有无基础疾病

1）无基础疾病伴发热：急性起病，有明显寒战则常见于严重的感染，也可见于非感染性疾病。

2）有基础疾病伴发热：如肿瘤化疗后大多机体免疫力降低，容易并发感染性疾病。

3）基础疾病加重或复发：可能为肿瘤热、血液或血液制品输入反应、药物过敏、放疗不良反应等。

（2）诊治经过（药物、剂量、疗效）：对既往疾病的诊治过程进行必要的了解，特别是对抗生素、解热药、糖皮质激素、强心药、抗结核药等有必要进行合理的药效评估。如抗生素治疗有效，更加有利于细菌感染的诊断。糖皮质激素治疗有效可能是血管-结缔组织病。抗结核药治疗有效更加支持结核病的诊断。在用药过程中出现发热，或热程改变多为药物热。

5. 伴随症状

（1）发热常伴有头昏、头痛、乏力、食欲下降等症状，如这些症状较重，或同时有呕吐、惊厥、不同程度意识障碍等明显中毒表现，则常见于感染性发热。

（2）进行性消瘦，常见于消耗性疾病，如结核、恶性肿瘤、甲状腺功能亢进症等。

（3）头痛、呕吐、颈强直，表示疾病在中枢神经系统，应考虑各种脑膜炎、脑炎、蛛网膜下腔出血等。

（4）先发热后昏迷，常见于流行性乙型脑炎、斑疹伤寒、流脑、中毒性菌痢、中暑等；先昏迷后发热，多见于脑出血、巴比妥类中毒等。

（5）咳嗽、胸痛、气急、咯血、咳痰，提示有支气管-肺或胸膜疾病。

（6）腹痛，则考虑腹腔内疾病，如肝、胆、胰腺、阑尾等疾病。

（7）尿频、尿急、脓尿、血尿，提示有泌尿系统疾病。

（8）关节痛，见于败血症、猩红热、布氏菌病、风湿热、结缔组织病、痛风等。

（9）治疗经过如用药种类、剂量、疗效。

6. 年龄、性别 青少年应考虑感染性疾病，男性40岁以上吸烟者应考虑支气管肺癌继发感染、慢性支气管炎急性发作；青少年女性长期发热伴咳嗽应注意支气管内膜结核等；女性长期发热应除外结缔组织病。

由于老年人合并疾病较多，故其发热具有特殊性：①引起发热的疾病往往比较重，有可能出现严重的并发症。②症状不典型，往往除发热外，缺乏病变器官的症状。③体温不高，低热多见。④热型不典型，多为不规则发热或间断发热。⑤存在基础疾病多，易掩盖导致发热的直接原因。⑥经常服用药物，可影响疾病的临床表现或出现药物热。

老年人发热诊断的注意事项：①老年人低热较多，注意反复测量体温，最好测肛温更准确。②老年人对疾病的发生经过和当时的症状往往不能精确描述，在询问病史时除向其本人询问外，还应注意向患者的亲属或其亲近的人了解病情，才能获得较完整准确的信息。③体格检查时注意可能存在的病原体入侵部位，如老年人心内膜炎较多见，心脏杂音可能发生变化应注意反复心脏听诊。老年人中，巨细胞动脉炎很常见，颞动脉活检可以确诊。④在辅助检查方面，围绕发热可能的原因，首先考虑B超、CT、MRI、核素扫描等无创检查，尽量避免做大的创伤性检查。

老年人发热常见的病因：感染性疾病最多见，其中以心内膜炎、脓肿、结核最为常见。其次是肿瘤，以恶性淋巴瘤最多见，实体瘤次之。再次是结缔组织和炎性血管病，此类疾病中以巨细胞动脉炎及结节性动脉炎多见。

（二）体格检查

通过详细地询问病史和细致的体格检查，医生对大部分高热均能做出正确的判断。除病史中考虑到的疾病，还要重点检查有关的系统或脏器，阳性体征的发现对高热的病因诊断有重要参考价值。

1. 一般情况 若患者一般情况良好，而无其他阳性体征，对其急性感染性高热症状，应考虑是呼吸道病毒感染。

2. 皮肤、黏膜、淋巴结检查 发热患者的皮肤干湿度、皮疹、出血点等改变都有重要的意义，多数热射病患者皮肤干燥；皮肤多汗见于结核病、风湿病、败血症和恶性淋巴瘤。

（1）发热伴有口唇部单纯疱疹：常见于某些急性传染病、流行性脑脊髓膜炎、肺炎球菌肺炎、疟疾与上呼吸道感染等。在伤寒、钩端螺旋体病与结核等则少见。

（2）发热伴有皮疹：常见于伤寒、副伤寒、斑疹伤寒、败血症、流行性出血热、系统性红斑狼疮和病毒感染等。儿童出疹性传染病，主要有麻疹、风疹、水痘、猩红热等。应当指出许多药物可引起药物皮疹与药物热，必须与出疹性传染病进行鉴别。

（3）皮肤出血点：可见于流行性脑脊髓膜炎、感染性心内膜炎、流行性出血热、钩端螺旋体病、重症肝炎、败血症、血液病和药疹等。

（4）发热伴有皮肤黄染提示胆道感染、钩端螺旋体病、重症肝炎、急性溶血等。

（5）发热伴结合膜充血，可见麻疹、咽结合膜炎、流行性出血热、斑疹伤寒、恙虫病、钩端螺旋体病。

（6）发热伴淋巴结肿大，见于结核病、急性白血病、淋巴瘤、恶性组织细胞病、传染性单核细胞增多症、风疹等。锁骨上淋巴结肿大提示恶性肿瘤转移。

3. 头面部检查 应注意检查巩膜有无黄疸，鼻窦有无压痛，外耳道有无流脓，乳突有无压痛，扁桃体有无红肿等。

4. 胸部检查 应注意乳房有无肿块，胸部有无啰音、胸膜摩擦音、心脏杂音等。

5. 腹部检查 注意有无压痛、反跳痛及肌紧张，有无固定明显压痛点，如右上腹压痛常考虑胆囊炎，女性下腹部压痛应考虑附件炎、盆腔炎等。还须注意有无肿块及肝、脾、肾脏等情况。

6. 神经系统检查 注意有无脑膜刺激征及病理反射等。

（三）实验室及其他检查

在临床上发热的诊断过程中，通过全面、细致的询问病史及体格检查，再结合适当的辅助检查结果，常可发现有潜在诊断价值的线索，然后据此再进行有针对性的辅助检查，对于大多数的患者，可明确诊断。对于一些以发热为主要症状，但缺乏明确反映脏器损害的症状和体征的患者，辅助检查更具有重要的诊断和鉴别诊断的意义。发热的初步诊断程序包括血常规、尿常规、便常规、肝功能、红细胞沉降率、细菌培养等，从中寻找线索对发热进行病因分类。据此再选择进一步检查项目，进一步的检查常是创伤性的或者价格昂贵，勿盲目进行。

1. 血常规 能够反映人体对致病因素，特别是感染的反应状态。

（1）白细胞总数：极度的白细胞增多见于白血病、类白血病反应；在化脓性细菌感染时也显著增多；风湿热也常有白细胞增多。大多数病毒感染均无白细胞增多；某些细菌性感染（如伤寒、副伤寒、布氏菌病、结核病的某种类型）和某些原虫感染（如黑热病、疟疾）也无白细胞增多。

（2）中性粒细胞核左移：分两种情况，一种是白细胞总数不增多，并有中性杆状核粒细胞增多、左移，见于伤寒、副伤寒、布氏菌病、流行性感冒等；另一种是白细胞总数增多，并有各阶段未成熟的中性粒细胞增多，见于各种化脓性细菌感染、白喉、钩端螺旋体病、乙型脑炎等。

（3）嗜酸性粒细胞：发热兼有显著的嗜酸性粒细胞增多，见于急性血吸虫病、丝虫病、过敏性肺炎、热带性嗜酸性粒细胞增多症、人旋毛虫病、肺吸虫病、内脏蠕虫蚴移行症等。发热兼有轻度嗜酸性粒细胞增多，可见于猩红热、恶性组织细胞病、结节性多动脉炎、药物热。伤寒患者嗜酸性粒细胞减少或消失。

（4）淋巴细胞：绝对性淋巴细胞增多见于传染性单核细胞增多症、传染性淋巴细胞增多症、百日咳、淋巴细胞白血病、淋巴细胞型类白血病反应等；相对性淋巴细胞增多见于某些病毒感染（如急性淋巴细胞脉络从脑膜炎）、伤寒、副伤寒、布氏菌病、恶性组织细胞病、粒细胞缺乏症、再生障碍性贫血等。

（5）红细胞与血红蛋白：由感染引起的长期发热可造成轻、中度贫血。

2. 尿粪检查 尿液检查对尿路疾病的诊断有很大帮助。对昏迷、高热而无阳性神经系统体征者，应作尿常规检查，以排除糖尿病酸中毒合并感染的可能。对高热伴有脓血便或有高热、昏迷、抽搐而无腹泻者，在疑及中毒性菌痢时应灌肠作粪便检查。

3. 影像学检查 常有助于肺炎、胸膜炎、椎体结核等疾病的诊断。

（1）X线检查：可观察肺、心脏、骨、关节等脏器病变。

（2）超声诊断

1）循环系统：感染性心内膜炎的瓣膜赘生物、瓣膜的局部膨出与穿孔、心肌组织内脓肿的检查；心包炎积液的定量、估计黏稠度、穿刺定位；梅毒性心血管病时观察主动脉、主动脉瓣病变；川崎病者观察心脏结构和功能改变；艾滋病者进行心脏结构和功能改变的检查。

2）胸腔疾病：胸腔积液、脓胸等。

3）腹部及腹膜后疾病：肝脓肿、肝血吸虫病、胆囊炎、胰腺脓肿、腹部脓肿、结核性腹膜炎、肾脓肿、肾周脓肿、肾结核、萎缩性肾盂肾炎及肾盂积液。

4）前列腺及精囊感染：前列腺炎与脓肿、睾丸炎、附睾结核等。

5）女性生殖系统疾病：急性输卵管炎、输卵管积脓、输卵管卵巢脓肿、急性盆腔腹膜炎等。

6）介入性超声诊断的应用：①经皮穿刺活检。②经皮经肝胆道造影和引流。③经皮脓肿穿刺抽吸和置管引流。④经皮肾细针穿刺活检和肾盂引流。

（3）CT：可用于心包炎、肺炎、肺结核、胸膜炎、肝脓肿、胆道感染、泌尿生殖系统结核、肾盂肾炎、结构复杂骨骼部位的结核及骨髓炎、脑膜炎、脑脓肿、艾滋病的脑部病变等。

（4）MRI：在为临床提供诊断信息方面与CT相仿，但MRI因软组织分辨力良好，又无骨性伪影干扰，能非常准确地显示中枢神经系统的正确解剖结构和病变形态，成为检查中枢神经系统的首选影像学技术，如用于脑膜炎、脑炎、脑脓肿、颅内结核、脊髓炎、脑肿瘤等的辅助诊断。

4. 其他检查 对诊断仍未明确的病员，可酌情做一些有特殊意义的检查，如血培养、抗链球菌溶血素“O”、各种穿刺及活组织检查。还可依据病情行内镜检查等。

5. 剖腹探查 如果能适当应用扫描检查、超声检查及经皮活检，一般不需要剖腹探查。但对扫描的异常发现需要进一步阐明其性质，或制订准确的处理方案，或需引流时，剖腹术可作为最后确诊的步骤而予以实施。

6. 诊断性治疗试验 总的来说，不主张在缺乏明确诊断的病例中应用药物治疗，但是，如果在仔细检查和培养后，临床和实验室资料支持某种病因诊断但又未能完全明确时，治疗性试验是合理的。

（1）血培养阴性的心内膜炎：有较高的死亡率，如果临床资料表明此诊断是最有可能的，抗生素试验治疗可能是救命性的，常推荐应用广谱抗生素2～3种及以上，联合、足量、早期、长疗程应用，一般用药4～6周，人工瓣膜心内膜炎者疗程应更长，培养阳性者应根据药敏试验结果给药。

（2）结核：对有结核病史的患者，应高度怀疑有结核病的活动性病灶，2～3周的抗结核治疗很可能降低体温，甚至恢复正常。

（3）疟疾：如果热型符合疟疾（间日疟或三日疟）改变，伴有脾大、白细胞减少。流行季节发病或从流行区来的患者，一时未找到疟原虫的确切证据，可给予试验性抗疟治疗，或许能得到良好的疗效，并有助于诊断。

（4）疑为系统性红斑狼疮，而血清学检查未能进一步证实的患者，激素试验性用药可获良效而进一步证实诊断。

由于多数不明原因的高热是由感染引起，所以一般在确诊前都常规地使用抗生素，以观疗效。

（四）诊断分析

诊断发热患者，应根据病史、年龄、性别、职业、起病时间与方式、既往史、个人史、多系统症状、热型分析与热程改变、体格检查与辅助检查结果进行病因学诊断。尽管进行了多种检查、化验等，仍有部分发热无法查明原因。据统计，高热原因一般感染占40%，肿瘤占30%，结缔组织病占20%，5%～10%原因不明。

1. 判断有无发热

（1）生理性体温升高

1）小儿的代谢率较高，其体温可较成年人稍高。

2）妇女月经期体温可较平日为低，而在排卵期与妊娠期较平时为高。

3）饮食、剧烈运动、突然进入高温环境、情绪激动等，均可使体温稍高。

4）原发性体温升高：原因不明，多见于女性。

（2）发热的诊断：当口腔温度在37.3℃以上或直肠温度在37.6℃以上，且除外生理性体温升高的因素，可认为有发热。一般以测量口腔温度为主，但病情严重患者，测量直肠温度更为可靠。

2. 区别器质性与功能性发热

（1）器质性发热：体温一般较高，≥38.0℃，常伴有相应的组织器官病变、损伤的临床表现和实验室检查异常。存在病理因素，主要是由于致热原间接或直接作用于下丘脑体温调节中枢，使体温调节中枢的体温调节点水平升高，导致机体产热增加，而散热不能相应地随之增加或散热减少，而使体温升高。

（2）功能性发热：多为低热，很少超过38.0℃，常伴有自主神经功能失调的其他表现。主要是由于自主神经功能紊乱，影响正常的体温调节过程，使产热大于散热，体温升高。

3. 区分发热与高热

（1）发热：是由于致热原对下丘脑温度调节中枢的刺激，将温度调节点水平提高，但外周温度调节机制，即产热与散热功能虽相应提高，但仍保持正常。发热的常见原因：①细菌、病毒、真菌、螺旋体等微生物引起的感染性发热。②变态反应，如血型不合的输血、药物热。③无菌性组织损伤的炎症，如心肌梗死、手术后发热。④恶性肿瘤。

（2）高热（超高热）：高热是由散热障碍或产热过多引起。超高热是体温升高至体温调节中枢所能控制的固定点以上。常见原因有如下几种。①散热障碍：如药物（抗精神病药物、阿托品中毒等）、外界高温（中暑）及内源性代谢热（如甲亢危象）或先天性无汗症等。体温达到特别高水平（>41.5℃），常见于中暑、脑炎、脑血管意外、脑外伤等。②产热过多：某些麻醉药物诱发的恶性高热等。

4. 区分感染性发热与非感染性发热

（1）感染性发热：多具有以下特点。①起病急，伴有或不伴有寒战。②全身及定位症状和体征。③血常规：白细胞计数高于1.2×10^9/L或低于0.5×10^9/L。④四唑氮蓝试验（NBT）：如中性粒细胞还原NBT超过20%，提示有细菌性感染，有助于与病毒感染及非感染性发热鉴别（正常值<10%），应用激素后可呈假阴性。⑤C反应蛋白（CRP）测定：阳性提示有细菌性感染及风湿热等炎症性反应。⑥中性粒细胞碱性磷酸酶积分：正常值为0～37，积分越高越有利于细菌性感染的诊断，但除外妊娠、肿瘤（恶性淋巴瘤）者。应用激素后可使之升高或呈假阳性。

（2）非感染性发热：具有下列特点。①热程长，超过2个月；热程越长，可能性越大。②长期发热一般情况好，无明显中毒症状。③贫血、多部位无痛性淋巴结肿大、肝脾大。④超高热：体温调节中枢功能衰竭时可发生超高热，引起脑细胞变性、广泛出血、深度昏迷，于数小时内死亡，需要积极抢救。常见疾病：①中暑或热射病；②中枢神经系统疾病，如脑出血、脑梗死、心肌梗死及下丘脑前部严重脑外伤等；③细菌污染血的输血反应；④致热原污染的输液反应。

（五）鉴别诊断

1. 感染性发热

（1）扁桃体炎：主诉为咽痛，体检常发现扁桃体肿大，滤泡可有白色脓点，多由于溶血性链球菌引起，在此基础上可引起免疫性疾病，如急性肾小球肾炎、风湿热，须给予抗生素积极治疗，常采用青霉素治疗 10～14 日。如常复发，可在缓解期行扁桃体摘除。

（2）鼻窦炎：鼻窦向鼻腔开口较小，一旦发炎，容易发生引流不畅，多次发作可引起积脓。急性期予以青霉素治疗，慢性期如有积脓应予以穿刺及冲洗。

（3）细菌性肺炎：急性起病，有发热、畏寒、咳嗽、咳痰、胸痛等表现，严重者有气急、发绀，肺部可闻及湿啰音及肺实变体征。X 线检查呈多样性，与肺炎的病期及类型有关。早期急性阶段病变呈渗出性改变，表现为边缘模糊的片状或斑片状浸润影，甚至肺叶实变，范围大小不等，严重者可出现组织坏死和多个小脓腔、空洞形成或较大量胸腔积液。在慢性期，可发现增殖性改变，或与浸润、渗出性病灶合并存在，病变可分布于肺叶、肺段。胸部 CT 可进一步明确诊断。

（4）肺脓肿：发热伴畏寒、咳嗽，咳黏液痰或大量脓臭痰，部分有咯血，病变范围大，会出现气促，同时还有精神不振、全身乏力、食欲减退等全身中毒症状，肺部可闻及湿啰音，脓腔增大时可出现空瓮音。X 线检查：早期表现为大片浓密模糊浸润阴影，边缘不清，或为团片状浓密阴影，脓肿形成后脓腔出现圆形透亮区及液平面，其四周被浓密炎性浸润所环绕。CT 更能准确定位及发现体积较小的脓肿。

（5）结核病：初次感染见于儿童，结核菌经呼吸道吸入，引起肺泡小病灶及肺门和纵隔淋巴结炎。以后经淋巴血行扩散，急性播散引起粟粒性肺结核；慢性播散，结核菌定居于淋巴结、肾、骨骼、生殖腺等器官，统称为肺外结核。最常见者向肺内扩散，引起肺结核、结核性胸膜炎等。粟粒性结核多有长期高热，类似伤寒，一般无明显毒血症表现、常有结核性脑膜炎及全身慢性消耗性变化。胸片可显示弥散性粟粒性结节。慢性肺结核、结核性胸膜炎及肺外结核可长期低热，但肺外结核有时得不到证实。

（6）败血症：葡萄球菌或革兰氏阴性杆菌引起者，大多有原发病灶。临床上有寒战、高热与感染中毒症状。确诊依靠积极的病原学检查。

真菌败血症通常发生于长期用糖皮质激素或广谱抗生素的过程中。凡患者长期用糖皮质激素或广谱抗生素，症状一度改善，但不久又加重，而普通血培养反复阴性，又未能找出可以解释的原因，特别是存在真菌感染灶（口腔黏膜、皮肤等）时，需考虑此病的可能性，血培养发现真菌是确诊的直接依据。

（7）感染性心内膜炎：常由细菌引起，也可由真菌等各种微生物引起。临床上亚急性细菌性心内膜炎多见，病原菌过去 90%～95%为草绿色链球菌，近年草绿色链球菌所占比例逐渐下降，金黄色葡萄球菌引起者增加。凡风湿性心瓣膜病或先天性心脏病者有原因未明发热 1 周以上时，应考虑此病的可能。临床表现除发热外，有乏力、皮肤黏膜瘀点、脾大、中度贫血、镜下血尿、杵状指、心脏杂音变化、外周血白细胞增多，超声心动图可见赘生物，血或骨髓培养次数越多则累积的阳性率越高。

（8）肝脓肿：分为细菌性肝脓肿及阿米巴性肝脓肿。

1）细菌性肝脓肿：常继发于门脉菌血症或胆道感染，多为大肠埃希菌，其次为金黄色葡萄球菌。通常急性发病，寒战、高热与肝区疼痛伴干咳，咳时疼痛加重，因疼痛，呼吸比较表浅，可有右侧胸腔积液。常有消化道功能紊乱。热型为弛张热，退热时伴大汗、多汗为肝脓肿的一个特点。肝大，质软，以抬高横膈更为明显。有明显压痛点。叩诊至脓肿区常引起剧痛，使患者难以忍受，有诊断意义。少数患者有轻度黄疸。白细胞计数增加，常有血清碱性磷酸酶活性增加，超声检查可显示脓腔。穿刺抽脓及送培养可以明确诊断。予以广谱抗生素治疗，可先选用氨苄西林加氯霉素，待培养阳性及根据药敏试验结果再行调整，一般需用药 4～6 周，如脓多需结合穿刺抽脓。如脓腔太大或伴有化脓性腹膜炎或胆道阻塞，则需外科手术。

2）阿米巴性肝脓肿：系继发于阿米巴痢疾，85%以上侵犯右侧肝脏。起病缓慢，多为不规则低热及多汗。有肝区钝痛。肝大伴压痛，叩击至脓肿区，疼痛特别明显。超声检查及定位，可进行穿刺抽脓，脓液为巧克力色，特别要注意，取最后的几滴脓液查阿米巴。抽脓液须在特效治疗 2 天之后进行，使局部炎症有所收敛，以免引起大出血。

（9）腹腔内脓肿：患者大多有腹部手术或外伤史。腹腔内脓肿可位于任何部位，形成隐蔽性包裹性脓肿，引起不同程度的长期发热。膈下脓肿常见，分布多在右侧，患者常感患侧上腹有显著的搏动性疼痛，在深呼吸或转位时加剧。疼痛可向同侧肩部放射。局部检查，下胸部常有不同程度的压痛、叩击痛与局部皮肤水肿，且发现膈上移。X 线检查可发现膈上移及活动受限。B 超、CT、MRI 等诊断准确性高。其他部位腹腔脓肿，根据所在位置及对周围组织压迫或刺激的情况，可产生相应的表现。

（10）急性胆囊炎、胆石症：发热伴右上腹痛、恶心、呕吐、寒战、黄疸。体格检查：急性痛苦貌，呼吸表浅而不规律，右上腹部稍膨胀，右肋下胆囊区局限性腹肌紧张、压痛、反跳痛，墨菲征阳性。胆囊积脓及胆囊周围脓肿可在右上腹触及包块。部分可见巩膜与皮肤黄染。血清学检查：谷丙转氨酶、谷草转氨酶、血清胆红素、碱性磷酸酶升高。超声检查可测定胆囊和胆道大小、囊壁厚度、结石、积气和胆囊周围积液等征象。放射学检查：腹部 X 线片，可见右肋缘下胆囊区的阳性结石及增大的胆囊、囊壁钙化影。胆道造影可显示胆囊、胆管内结石影像。CT 和 MRI 检查：对诊断胆囊肿大、囊壁增厚、胆管梗阻、周围淋巴结肿大和胆囊周围积液等征象有一定帮助，尤其对并发穿孔、囊壁内脓肿形成价值最大。

（11）急性肾盂肾炎：发热伴寒战、尿频、尿急、尿痛、腰痛，常伴头痛、全身酸痛。体格检查：上输尿管点或肋腰点有压痛，肾区叩痛阳性。尿液检查可见脓尿、白细胞管型、菌尿、血尿。尿细菌学检查：菌落计数≥10^4/mL。超声波检查可筛选泌尿道发育不全、先天性畸形、多囊肾、肾动脉狭窄所致的肾脏大小不均、结石、肾盂重度积水、肿瘤和前列腺疾病等。

（12）中枢神经系统感染（如脑炎、脑膜炎、脑脓肿）：发热伴头痛、恶心、呕吐、意识改变、食欲缺乏。体格检查：脑膜刺激征阳性。脑脊液检查：白细胞增高，以中性粒细胞增多为主，蛋白定量增高。头颅 CT 检查：脑脓肿早期呈边界模糊的低密度区或混合密度影，占位效应明显，增强扫描病灶不强化，脓肿形成后见边界清晰的低密度区，周围有一层厚度均匀的高密度环，再外界又是一层低密度区。MRI 对坏死、液化和水肿的分辨率高，能对脑炎早期做出诊断。

（13）风湿热：急性风湿热是 A 组乙型溶血性链球菌感染后发生的一种自身免疫性疾病。除发热外，有风湿热史或现患有风湿性心脏病，临床表现可有环形红斑、皮下结节、多关节炎、心肌炎、舞蹈病。红细胞沉降率加快， CRP 水平增高，白细胞增多，心电图 P—R 间期延长。有近期链球菌感染证据，如抗链球菌溶血素“O”增高或咽拭子培养乙型溶血性链球菌阳性。

（14）变应性亚败血症：又称 Wissler-Fanconi 综合征。病因不明，一般认为是细菌感染与变态反应的综合表现，而以后者为主。临床上以间歇型高热、皮疹与关节痛为主要症状。皮疹形态不一，可呈斑点状红色丘疹、猩红热样、麻疹样或荨麻疹样，反复出现，以胸、腹、背部为多，面部亦可波及。关节症状主要为疼痛，有时轻度肿胀。少数病例累及心脏，出现收缩期杂音、心电图改变、心包炎等。

（15）布氏菌病（波状热）：本病有地方性分布的特点，多见于牧区，患者有食用生乳或乳制品感染史。兽医工作者则与密切接触病畜有关。临床表现为长期发热，呈波浪形，故称波状热。出汗明显、消瘦、乏力，伴明显关节和肌肉酸痛，多无关节红肿。白细胞减少，血培养需特殊培养基，血清凝集反应滴度在 1∶100 以上有诊断价值，应继续追踪该项检查，1∶（200～400）为阳性，1∶800 及以上为强阳性。血或骨髓用特殊培养基培养阳性率可达 80%。

（16）沙门菌感染、伤寒、副伤寒：伤寒缓慢起病，热度呈阶梯样升高，4～5 天后达 39.0℃以上变为稽留热，伴相对性缓脉。明显的食欲减退及无神，可有谵妄。第一周末前下胸及上腹部出现玫瑰疹，稍隆起，压之褪色。约在第 10 日可扪及脾脏，病情更加严重，由于肠淋巴从溃疡可合并出血或穿孔。第 3～4 周体温消退，食欲及神志逐渐恢复。副伤寒起病较急，常表现为肠炎，发热较不规则，症状较轻，皮疹数量较多，肠出血及穿孔少见。实验室检查白细胞计数减少。肥达反应未经免疫者，“O”凝集素＞1∶80，“H”凝集素＞1∶160，有诊断价值。如滴价逐渐增高更有价值。“O”升高比“H”升高更有诊断价值。大便及血培养伤寒或副伤寒杆菌阳性，则能诊断。

沙门菌感染可以引起败血症，亦属于副伤寒，但多数表现为食物中毒，常全家或集体发病，以呕吐腹泻为主要表现。除一般治疗外还包括补液，适当退热，进高营养低渣半流质饮食，恢复期仍需低渣饮食，便秘者灌肠或给予轻泻剂，勿用硫酸镁等峻泻剂，以免引起肠出血或穿孔。毒血症严重者可予以静脉滴注氢化可的松龙 100～200mg/d，2～3 天。抗菌治疗首选氯霉素 1.5g/d，退热后剂量减半，因伤寒菌系细胞内寄生，退热比较慢，常需 3～5 天，用药总程不得少于 2 周，或退热后 2～3 天停药，休息 1 周再服药 1 周，以免引起复发。

（17）其他非细菌感染性疾病：主要有病毒感染性疾病、真菌性疾病和寄生虫感染。

1）病毒感染：病毒性疾病的临床表现不一，一种病毒可引起不同类型的临床综合征，而一种临床综合征也可由多种不同病毒引起。①呼吸道感染临床综合征：主要表现为上呼吸道感染、急性阻塞性喉-气管-支气管炎、毛细支气管炎、肺炎、流行性胸痛等。②神经系统感染临床综合征：主要表现为脑炎、无菌性脑膜炎和瘫痪综合征。③黏膜出疹性疾病临床综合征：可表现为斑疹、丘疹，甚至瘀点、瘀斑等。④心包病毒感染临床综合征：表现为急性心肌炎、心包炎。⑤其他临床综合征：表现为出血热等。常见的病毒感染性疾病有以下几种。

A. 流行性感冒病毒性肺炎：是流行性感冒病毒所致的急性呼吸系统感染性疾病，冬季流行，流行性感冒的暴发流行在普通人群中造成发病率显著增加，高危人群是年老体弱、年幼多病或有慢性基础疾病者，严重者会导致死亡。流行性感冒常见临床表现为全身症状的突然发生。例如，发热、头痛、寒战、肌痛或全身不适，并伴有呼吸系统症状，主要有咳嗽和咽痛。患者一般均有发热，体温 38.0～41.0℃，起病后第一天可出现体温急剧上升，2～3 天后体温逐渐下降，偶尔体温升高可延续 1 周以上，有时患者伴有畏寒和寒战，整个病程在 1 周左右。实验室检查：①外周血常规示白细胞总数不高或减低，淋巴细胞相对增加。②病毒分离示鼻腔分泌物或口腔含漱液分离出流行性感冒病毒。③血清学检查示疾病初期和恢复期双份血清抗流行性感冒病毒抗体效价有 4 倍或以上升高，有助于回顾性诊断。④患者呼吸道上皮细胞查流行性感冒病毒抗原阳性。⑤标本经敏感细胞过夜增生 1 代后查流行性感冒病毒抗原阳性。⑥诊断分类，包括两类。疑似病例：具备流行病学史和临床症状；确诊病例：疑似病例同时实验室检查符合②、③、④、⑤中任何一项。

B. 呼吸道合胞病毒性（respiratory syncytial virus，RSV）肺炎：是儿童特别是 6 个月内的婴儿下呼吸道感染的主要病原，偶尔可引起成人下呼吸道感染。每年冬春季均有暴发流行。健康婴儿感染 RSV 的病死率＜1%，而有先天性心脏病或支气管肺发育不全的婴儿 RSV 感染的病死率超过 30%，有免疫功能缺陷成人患 RSV 肺炎的报道。本病的潜伏期为 2～8 天。3 岁以下的幼儿原发感染，常以发热、鼻充血、咳嗽起病，有时可引起咽炎。几天后出现呼吸困难、呼吸急促、肋间肌辅助呼吸，提示下呼吸道受累。支气管炎的典型表现是喘鸣和过度换气，肺炎常同时合并细支气管炎，表现为喘鸣、啰音和低氧血症。胸部 X 线可见双下肺纹理增多，支气管周围阴影，气套征，发生肺炎时常见右上肺叶和中叶实变。3 岁以下儿童和成人感染常表现为上呼吸道感染，发热、鼻部充血、犬吠样咳嗽、咽痛和声音嘶哑。较普通感冒病情重，病程长。成人的严重肺炎可导致成人呼吸窘迫综合征。呼吸道分泌物做病毒分离培养，免疫荧光试验和 ELISA 测定病毒抗原可确诊。

C. 副流行性感冒病毒性肺炎：为婴儿、低龄儿喉炎和下呼吸道感染的主要病原，副流行性感冒病毒有 4 个血清型，1 型和 2 型流行发生在秋季，很少致严重感染。3 型流行全年可见，可致婴儿严重的下呼吸道感染。4 型较少致病。本病的潜伏期为 3～8 天。多数副流行性感冒病毒感染没有症状。在儿童和成人最常见的表现是普通感冒，但是在低龄儿童，4 个血清型的临床表现差异较大。1 型和 2 型是喉炎、气管-支气管炎的最主要病原，1 型主要见于 6 个月至 3 岁幼儿，2 型见于 8～36 个月幼儿。表现为鼻塞、流涕、咽痛、痉挛性咳嗽、声音嘶哑，伴有不同程度的上呼吸道梗阻表现。3 型病毒在 1 岁内婴儿表现为细支气管炎和肺炎。与呼吸道合胞病毒性肺炎类似，1～3 岁幼儿表现为喉炎、气管-支气管炎。年长儿表现为支气管炎和气管炎。4 型病毒感染仅有轻度呼吸道症状。副流行性感冒病毒在老年人可引起肺炎。鼻咽分泌物病毒分离、免疫荧光酶联免疫吸附试验法或放射免疫疗法有助于诊断。

D. 巨细胞病毒性肺炎：巨细胞病毒感染可引起多种临床表现，分原发性感染和继发性感染。巨细胞病毒的人群感染率极高，健康人群巨细胞病毒抗体阳性率为80%～100%。正常健康人多为潜伏性感染，或引起单核细胞增多症样表现。免疫功能正常患者的巨细胞肺炎表现为持续发热，病程约4周，伴随肝病酶学升高。多数患者有上呼吸道症状，可无咳嗽、咳痰。胸片显示双肺斑片阴影或肺间质病变，以两下肺为主，胸腔积液和肺实变很罕见。病程自限。在免疫缺陷患者，如新生儿、器官移植者和艾滋病患者，巨细胞病毒可引起严重的感染，累及多种器官，如肺炎、肝炎、胃肠炎、视网膜炎、脑炎、血液系统损害及生殖腺受累等表现，可危及生命。巨细胞病毒性肺炎临床表现为持续性发热、干咳和呼吸困难，严重低氧血症提示病情危重。胸片表现为双肺弥散性浸润，主要位于中下肺野。病理表现为粟粒样病变的患者临床表现为突然出现呼吸急促、严重呼吸窘迫、低氧血症，常在3天内需进行机械通气支持或死亡；病理表现为间质病变的患者，起病隐匿，表现为缓慢进展的低氧血症，最初为灶性肺部浸润，数天或数周内向两肺播散，X线异常常先于临床症状。在外周血白细胞内检测出巨细胞病毒（CMV）抗原是CMV活动性感染的重要标志。血清学诊断有赖于抗体效价升高或从阴性转阳性，需双份血清进行检测，IgG抗体阳性仅表示感染过巨细胞病毒，IgM抗体阳性有助于急性感染的诊断。诊断巨细胞病毒性肺炎需行肺泡灌洗或肺活检，进行病毒分离或病理学检查。免疫缺陷患者可长期携带病毒，因此从呼吸道分泌物、尿液或血液中分离出病毒，并不一定代表巨细胞病毒是肺炎的病原体。

E. 单纯疱疹病毒性肺炎：单纯疱疹病毒1型感染主要以儿童多见，主要累及腰以上的皮肤、黏膜，单纯疱疹性唇炎是最常见的表现，通过直接接触传播。单纯疱疹病毒2型主要通过性接触传播或经产道传播给新生儿，主要表现为外生殖器感染。严重的单纯疱疹病毒感染很少见。在免疫缺陷患者可引起肺炎，肺炎的病死率达80%。单纯疱疹病毒性肺炎是原发感染的结果。弥散性口腔黏膜病变沿气管与支气管向下蔓延，引起灶性或多灶性坏死。肺炎的病理改变是弥散性肺间质炎症、坏死和肺出血。在细胞核内形成嗜酸性包涵体，提示疱疹病毒感染。坏死性气管炎和食管炎常同时存在。发热特点：持续性发热、呼吸困难，严重的低氧血症，皮肤黏膜疱疹。胸部X线示双肺灶性浸润或弥散性间质病变。气管插管时出现气管炎和食管炎。通过支气管镜毛刷、灌洗和活检取得下呼吸道样本进行细胞学和组织学检查，发现多核巨细胞和核内包涵体有助于确诊，抗体检测有助于原发性感染的诊断，对复发性感染的诊断价值不大。

F. 腺病毒性肺炎：多见于儿童，成人肺炎少见，但可在军营中暴发流行。该病病情重，恢复慢，病死率较高，腺病毒性肺炎的病理改变也表现为支气管炎、细支气管炎和间质性肺部炎症。腺病毒感染的潜伏期为4～5天。常表现为咽炎、气管炎，婴儿的细支气管炎和肺炎相对少见，表现为发热、流涕、咽痛、咳嗽等普通感冒的症状，持续3～5天。咽-结膜炎常在夏令营中暴发流行，表现为发热、结膜炎、咽炎和鼻炎，通常在3～5天自行缓解。成人腺病毒性肺炎起病常缓慢，数天至一周后才出现发热、咳嗽、咳痰，甚至咯血，常伴随上述症状。婴幼儿的播散性感染常急骤起病，表现为高热、呼吸困难和发绀。胸部X线表现同传染性非典型肺炎一样，表现为下肺野斑片状间质浸润，可融合成片，可有胸腔积液。腺病毒的诊断主要靠从呼吸道分离出腺病毒，血清学检测对诊断有帮助。

G. 严重急性呼吸综合征（SARS）：有SARS流行病学依据，伴发热、呼吸道症状和肺部体征，并有肺部X线、CT等异常影像改变，能排除其他疾病诊断者，可以做出SARS临床诊断。在临床诊断的基础上，若分泌物SARS冠状病毒（SARS CoV）RNA检测阳性，或血清SARS CoV抗体阳转或抗体滴度4倍及以上升高，则确诊。

H. 传染性单核细胞增多症：由EB病毒引起，全年均可散发，见于青少年。特点是发热、咽峡炎、颈后淋巴结肿大、肝脾肿大。白细胞计数正常或稍低，单核细胞增高并伴有异形淋巴细胞（>10%），嗜异性凝集试验1∶64阳性，抗EB病毒IgM阳性，可明确诊断。

I. 急性病毒性肝炎：甲型、戊型肝炎在黄疸前期可出现畏寒、发热，伴有上呼吸道感染症状，易因类似流行性感冒而误诊。但具有全身乏力、食欲缺乏、恶心、呕吐、厌油、腹胀等明显消化道症状。

肝区痛、尿黄、肝功能明显异常，血清学检测：HAV IgM 阳性，HEV RNA 阳性。

2）真菌性疾病：常见有白念珠菌、曲菌、毛霉菌等。一般发生于原有严重疾病后期或诱因为长期用皮质激素或广谱抗生素、免疫抑制药及留置导管等。临床表现无特异性，全身毒血症状较细菌性败血症轻。无发热或低热，常为原发病症状掩盖，进展较慢。血培养可检出致病真菌，咽拭子痰、粪、尿等培养可获相同真菌生长。

3）寄生虫感染

A. 杜氏利什曼原虫感染（黑热病）：中华人民共和国成立后黑热病曾一度被消灭，近年又见散发病例，病原体为杜氏利什曼原虫。凡来自新疆、陕西、甘肃、四川等本病流行区，患者长期发热原因不明而有肝脾大、鼻出血、消瘦、白细胞减少等，需考虑有黑热病的可能。血清补体结合试验阳性有重要辅助诊断意义。骨髓涂片、肝或脾活检发现杜氏利什曼原虫可确诊。

B. 急性血吸虫病：患者长期发热，肝大、压痛，可有腹泻等症状。近期在本病疫区有疫水接触史，外周血嗜酸性粒细胞显著增多，粪便虫卵孵化试验可见大量毛蚴，可确诊。

C. 疟疾：如疟疾有流行病学资料，有周期性发冷、发热、出汗的发作和间歇期症状的消失及脾大、口唇疱疹的临床表现。实验室检查：血片或骨髓涂片发现疟原虫可确诊。也可进行治疗试验，使用抗疟药物治疗后体温下降、症状消失，即可诊断。

其他寄生虫病（如钩虫病、蛔虫病、肺吸虫病、绦虫病等）均有一定的疫区居住史和相关的感染症状，可进行相关检查以确定诊断。

2. 非感染性发热

（1）免疫性疾病

1）血清病：有注射血清制剂史，出现发热、全身不适、皮疹，可有全身淋巴结肿大，质软稍有压痛及关节痛、关节肿胀等。

2）药物不良反应与药物热：有明确的近期用药病史，特别是发疹前 2～3 周的用药情况。有一定规律的潜伏期。起病方式，一般以突然起病较多，且进展迅速。皮疹多且泛发，对称性分布，其数量、色泽往往比模拟的发疹性传染病和其他皮肤病更多、更鲜艳。常伴有不同程度的瘙痒或发热。自限性病程，一般 2～4 周可痊愈。血常规白细胞增高，嗜酸性粒细胞增高。

3）血型不合的输血：血型不合的输血亦可致高热，严重者可产生溶血等严重后果。

（2）弥散性结缔组织病：如系统性红斑狼疮、类风湿关节炎、多发性脉管炎、大动脉炎等。常见于女性，长期不规则发热，关节痛、肌痛，皮肤损害，多脏器损害出现的相关症状，常有红细胞沉降率、CRP 增高，免疫学检查可测出免疫球蛋白增高、抗核抗体阳性，病理上有黏液样水肿、纤维蛋白变性、血管炎及淋巴细胞或浆细胞浸润，应用糖皮质激素和免疫调节药有效，病程迁延，缓解和发作交替。

（3）血液系统疾病：多呈弛张热，伴大量出汗，进行性消瘦、贫血、出血。血细胞计数与白细胞分类计数异常，骨髓穿刺液涂片可了解血细胞生成质和量的变化。B 超、CT、MRI、PET 对血液病诊断也有帮助。

（4）恶性肿瘤：老年患者多见，进行性消瘦、衰竭、贫血，通常无明显畏寒、寒战。肿瘤性发热尽管可达 40.0℃或更高，但患者常无（或只有轻度）感染中毒症状，有作者提出以下诊断依据：①体温每天最少一次超过 38.7℃；②发热时间持续超过 2 周；③体检、实验室及影像学检查无急性感染证据；④缺乏过敏反应机制；⑤抗生素大剂量治疗至少 7 天未能缓解发热；⑥试服萘普生（每次 375mg，每 12 小时 1 次，共服 3 次），发热可完全消退，并可维持体温正常。对原因未明的低血糖状态、类白血病反应、游走性血栓性静脉炎、肺性肥大性骨关节病、皮肌炎、黑棘皮病、纤维蛋白原缺乏症、红细胞增多症等情况，也须警惕恶性肿瘤的可能性。进一步进行血清肿瘤标志物（如癌胚抗原、甲胎蛋白等）检测及 X 线、B 超、CT、MRI、肿块穿刺、淋巴结活检等检查以确诊。

1）白血病：各种急性与亚急性白血病，尤其是外周血中白细胞不显著增多的发热患者易于误诊，但这类患者均有明显贫血和出血倾向。血象中可见未成熟早期白细胞。骨髓涂片检查可确诊。患者由于正常中性粒细胞减少与免疫功能减退，常可并发败血症等严重感染，如有铜绿假单胞菌、金黄色葡萄球菌、白念珠菌等二重感染，也可引起发热，并可成为患者死亡的主要原因之一。

2）恶性组织细胞病：以长期高热为主要症状，热型可呈稽留热、弛张热、回归热等，可伴相对缓脉、肝脾大、白细胞显著减少与出血倾向。恶性组织细胞可浸润各种器官，以骨髓内浸润为多，呈灶性分布，故需多次反复骨髓检查才能发现。骨髓内中性粒细胞碱性磷酸酶染色显著减少，积分显著降低。骨髓内组织细胞不但明显增多，而且出现形态异常的恶性组织细胞。骨髓检查结合临床表现易于诊断，但必须与反应性组织细胞增多症相鉴别，后者见于伤寒等疾病。少数有皮肤损害者，活检发现恶性组织细胞浸润有助于诊断。

3）淋巴瘤：分为霍奇金病及非霍奇金病，前者以从肿瘤组织中找到里-斯细胞为特征，后者包括各种恶性淋巴瘤。由于病变部位及范围的不同，临床表现不一，差别很大。全身表现有发热、消瘦、盗汗。热型不规则，持续高热，或间歇低热，少数有周期热。霍奇金病常有皮肤瘙痒，局限性者多发生于病变引流的区域，全身性者多见于纵隔或腹部病变，且约有1/5的患者于饮酒后20分钟出现病变淋巴结局部疼痛，具有一定诊断意义。淋巴结肿大为本病特征，表浅淋巴结肿大常见于颈部，其次为腋下；腹股沟及滑车上较少见。深部淋巴结肿大常见于纵隔、肠系膜，可引起压迫症状。常有肝脾肿大，可侵犯肺部引起咳嗽、咯血及胸腔积液等。诊断常需查骨髓象或肿大的淋巴结活检，但勿取腹股沟的淋巴结。

4）实质性癌肿引起的发热：实质性癌肿引起发热的原因有以下几方面。①与癌肿生长迅速、癌肿引起组织破坏与坏死有关。②多数发热是由继发性感染引起，如结肠癌常并发溃疡而感染；肺癌引起支气管阻塞而并发感染；胰头癌与壶腹癌因部分胆管阻塞而继发感染；泌尿生殖系统肿瘤也可并发感染。③脑瘤位于下丘脑及其附近者可引起高热。④嗜铬细胞瘤引起的发热见于高血压发作时，随血压下降而消退。⑤癌肿有广泛转移者可有发热。⑥深部放疗后可引起发热。⑦手术后复发的癌肿患者可有长期低热。

（5）无菌性组织损伤的炎症：如心肌梗死、脑梗死、脑出血、肺梗死、脾梗死等组织的梗死或坏死和手术后的发热等。可有发热、心动过速、白细胞增高、红细胞沉降率增快，一般在疼痛发生后24～48小时出现，程度与梗死范围常呈正相关，体温一般在38.0℃左右，很少超过39.0℃，持续约1周。

（6）超高热：中暑或热射病：发生在炎热的夏季，有高温或高湿环境作业史者，产妇，年老者，因患精神病服用大量吩噻嗪类、地西泮药者，在高温与不通风环境中容易发生。表现为头痛、恶心、呕吐、高热，体温高达或超过41.0℃，皮肤干燥、灼热、无汗、神志谵妄、昏迷、惊厥、瞳孔对称缩小，终末期放大。严重者可出现低血压、休克、肺水肿、脑水肿、多器官功能衰竭。

第二章　气管、支气管重症

第一节　气管、支气管化学性腐蚀伤

化学工业在生产过程中，由于设备及防护不足，产生许多有害的刺激性气体（如硝酸、硫酸、盐酸、氯、氨等），污染空气，使厂内工人及邻近居民长期大量吸入或在意外事故中大量吸入，对人体气管、支气管危害甚大。刺激性气体的毒性和灼伤，主要侵害呼吸道黏膜，因其水溶性的程度不同，造成呼吸道病变的部位和临床表现也不一样。同一种气体，由于吸入的时间长短和浓度的不同，所发生的症状也不一样。

【诊断】

（一）临床表现

1. 上呼吸道刺激症状　由于氯、氨等刺激性气体在水中的溶解度较大，一旦吸入上呼吸道，即溶解于呼吸道黏膜表面的黏液中，形成酸性或碱性物质刺激局部组织，发生喷嚏、咽喉刺痒、咳痰等上呼吸道刺激症状，并伴有胸部疼痛、烧灼感。严重时，如喉部黏膜水肿，可致声音嘶哑、吸气性呼吸困难。

2. 气管、支气管、肺部炎症　氮氧化物、硫酸二甲酯等溶解度较小的刺激性气体，易进入呼吸道深部，损伤气管、支气管黏膜，使黏膜红肿、糜烂或假膜形成。若肺泡受损，可引起肺组织的炎症反应，出现咳嗽、气急、大量咳痰、胸闷等症状。

3. 肺水肿　吸入有害气体后，严重时致气管、支气管黏膜广泛性坏死，造成大面积肺水肿，出现呼吸浅速、咳出泡沫样痰等症状。听诊两肺满布湿啰音。

4. 全身中毒症状　有机磷农药可使胆碱酯酶丧失分解乙酰胆碱的能力，使体内乙酰胆碱蓄积而致神经紊乱。引起头痛、头昏、嗜睡、视物模糊、言语不清等临床症状，严重时可发生中枢性呼吸衰竭。

（二）实验室及其他检查

1. 血气分析　有害气体侵入呼吸道后，可引起不同程度的呼吸困难。肺水肿时因肺容量缩小，可致动脉氧分压降低，二氧化碳分压升高，取动脉血做血气分析，有助于了解缺氧及二氧化碳潴留情况。

2. 胸部X线检查　吸入有害气体导致肺水肿时，应及时诊治，以免病情加重。诊断肺水肿除依靠临床症状外，胸部X线检查则显示肺纹理增多，边缘欠清，肺野常有片状模糊阴影。及时复查胸片，通过对照，有助于了解肺水肿的严重程度及病情演变情况。

【急救】

（1）迅速撤离有害气体的现场。根据全身情况酌情给予吸氧、抗休克等治疗。

（2）给予雾化吸入相应的化学物质，如吸入5%碳酸氢钠溶液可中和酸性气体；对碱性物质可用3%硼酸溶液雾化吸入，以减轻上呼吸道刺激症状。尽早使用地塞米松雾化吸入也有减轻上呼吸道刺激症状的功效。

（3）保持呼吸道通畅。喉部水肿致喉阻塞症状明显时，宜及早做气管切开术。若因气管、支气管内假膜形成致呼吸不畅时，酌情做支气管镜检查，并清除假膜。

（4）应用激素，可减轻气管、支气管黏膜的肿胀反应。给予抗生素，防止肺部感染。

（5）积极控制肺水肿的发展，当并发肺水肿时，除及时给氧外，应给予呋塞米等利尿剂，必要时加用地塞米松等肾上腺皮质激素，以减轻肺水肿，改善呼吸情况。此外，应适当控制输液量。

（6）阿托品有拮抗乙酰胆碱对中枢神经系统和副交感神经的作用，可用来治疗有机磷农药中毒。由于这类患者对阿托品的耐受量增加，故应用剂量应大于常规用药量。

第二节 气管、支气管异物

气管、支气管异物是一种常见的危急重症，多发生于小儿。当呼吸道存在异物后，可以并发急性喉炎、哮喘、肺炎、肺脓肿、支气管扩张症、肺气肿、自发性气胸甚至脓胸，体积较大的异物突然阻塞声门、气管或主支气管会引起呼吸困难，严重者引起窒息死亡。本病一旦发生，多数病例需在支气管镜下将异物取出。对于一些异物形状特殊者，表面光滑、异物嵌入支气管腔内过深者，经气管镜难以取出，往往需要施行剖胸手术，切开支气管摘除异物，如阻塞远端肺组织已感染实变，需行肺叶或全肺切除术。

【病因】

（1）小儿因牙齿发育不完善，不能充分细嚼瓜子、花生、豆类等物，加之咳嗽反射不健全而又无自制能力，易将异物吸入呼吸道内。

（2）进食或将异物置于口内玩耍时，因惊吓、跌倒、啼哭或嬉笑时将其吸入气管内，如塑料笔帽或小儿玩具。

（3）成人在工作时违反操作规程，口含小钉、别针时可于说笑间或稍有疏忽不慎将其吸入呼吸道内。

（4）重病、昏迷、咽喉麻痹或全麻患者，如护理不当，可将呕吐物、分泌物、食物或松动的义齿等吸入呼吸道。

【诊断】

（一）临床表现

以儿童多见，有异物（金属物品、骨、花生米、豆类、瓜子、假牙、塑料笔套等）吸入史。

1. 气管异物 异物一旦进入气管即刻发生剧烈呛咳，甚至呕吐、出汗等，很少能够咳出，停留在气管内的较大异物可致窒息，活动性异物如瓜子，可随呼吸气流上下移动，在气管内有冲击声，咳嗽时颈部气管处可触及异物撞击感。

2. 支气管异物 较小异物经过总气管继续下行，由于解剖上的特点，多进入右支气管，经一段呛咳后，即转入间歇期，患者安静，多无明显症状，之后感染，出现发热、咳嗽，若忽略异物吸入史，常易被误诊为支气管肺炎，尤其花生、豆类含有游离脂肪酸，易导致感染。异物部分阻塞一侧支气管者，可发生肺气肿，完全阻塞则出现肺不张。

（二）实验室及其他检查

1. X 线检查 可明确金属异物，支气管异物可出现纵隔吸气时向患侧摆动、呼气时向健侧摆动。

2. 支气管镜取检术 如有异物存留的可疑，应做此项检查，可发现异物或其他病变，如遇异物可通过此术取出，有诊断及治疗意义。

本病病史在诊断上有重要意义。对疑有呼吸道异物者，应仔细查询病史，同时应注意了解异物性质、形状、大小。清楚的病史、典型的初发症状对确诊有很大帮助。有喉痛、声音嘶哑、吸气喘鸣及呼吸困难者，应考虑有喉异物的可能。小儿咳声有阻挡感或可听到拍击声，颈前扪诊可有气管内拍击震动感，应考虑有气管异物的可能。一侧胸部叩诊呈浊音或鼓音，听诊呼吸音减弱或有音，X 线透视出现纵隔摆动提示有支气管异物的可能。

对反复发作或迁延不愈的肺部炎症，且部位固定，即使家属否认有异物吸入史，亦为高度可疑患者，必要时应进行支气管镜检查。

【急救】

（一）误吸异物家庭互救的方法

（1）立即以示指或拇指突然按压颈段（环状软骨以下至胸骨切迹处）气管，刺激患者咳嗽反射，将异物咳出。

（2）可立即抓住婴幼儿双踝部使其倒立，并行原地转圈，迅速加快，由于离心力作用即可使异物排出。

（二）经口直达喉镜下气管异物取出术

直达喉镜或支撑喉镜下取异物，声门暴露清楚，患者痛苦少，危险性小，对喉部损伤轻，而且不需麻醉或仅行黏膜表面麻醉。适用于喉部异物及活动而不易破碎的气管异物，是我国气管异物手术的一大特点。徐荫祥等（1957）最早报道 160 例，成功率 76.7%；吴学愚等（1978）对 210 例气道异物也采用这种手术方法，效果满意。手术时通过喉镜将声门充分暴露，并使其很好松弛，如声门、声带下区无异物，可将鳄鱼式异物钳伸入声门下，钳嘴上下张开，待患者剧烈咳嗽时，异物被气流冲至声门下的一刹那，持钳的右手稍有感觉时，迅速合拢钳嘴，钳牢异物后旋转 90°，退出声门区，以免被声带阻挡而滑脱。

（三）经口支气管镜下异物取出术

此术是目前使用最广泛且行之有效的一种气道异物取出方法。赖先群（1986）统计报告了 2300 余例经口支气管下异物取出术。凡是在喉镜下不能摘取的气管、支气管异物，特别是不活动的异物，一般均可通过本法取出。它既可在明视下确诊和钳取异物，又可同时输入氧气，还可清除肉芽、息肉、抽吸气道潴留的分泌物，解除因气道阻塞所致的肺气肿、肺不张等。方法：选择合适的支气管镜进入气管后，在支气管内应保持正中位，不断转移管柄，缓缓前进，以免越过异物或将异物推向深处，若看清异物，使支气管镜远端接近异物，使其与气管在同一直线上，伸入异物钳，将异物钳张开，两叶伸入异物两侧钳住异物，大多数异物都不能通过支气管镜管腔，故夹稳取出时一般需将异物的一部分牵至镜的管口内，以资保护，将内镜、异物钳连同异物一并取出。在通过声门时，需适当旋转，以防异物滑脱下坠或嵌顿于声门区产生窒息。

（四）气管切开造口的支气管镜下异物取出术

此术仅适用于较大或形状特殊、通过声门困难的异物。

（五）开胸取气道异物

需要开胸取气道异物手术的不超过 1%。主要适用于经过一切努力仍无法从内镜下取出的异物，特别是嵌顿性或刺入支气管壁和肺组织的异物。

（六）纤维支气管镜下异物取出术

在某些情况下，如对于硬质支气管镜达不到或窥不到的部位，或因有咽喉下颌关节、颈椎等病变，使硬质支气管镜无法插入者，均可在纤维支气管镜窥视下摘取异物。Gunanan（1975）报告 300 例气道异物，行纤维支气管镜异物取出术，89%取出成功，国内尚未见大宗报告。

【预防】

（1）3～5 岁的小儿避免吃花生、瓜子、豆类等食物。

（2）改正口含物的不良习惯，如发现应耐心劝说，使其吐出，不要强行用手指挖取，以免因哭闹而吸入呼吸道内。

（3）进食时勿使小儿受惊或哭闹，以免深吸气时将异物误吸入气管内。

（4）昏迷或全身麻醉患者应将义齿取出，随时清除口内分泌物，防止呕吐物吸入下呼吸道内。

第三节　重症支气管哮喘

支气管哮喘（bronchial asthma）是由嗜酸性粒细胞、肥大细胞和 T 淋巴细胞等多种炎症细胞参与的气道慢性炎症。这种炎症使易感者对各种激发因素产生气道高反应性，引起气道缩窄。临床上表现为反复发作性喘息、气急、胸闷或咳嗽等症状，常在夜间和（或）凌晨发作、加剧，常伴有广泛多变的可逆性气流受限。多数患者可自行缓解或经治疗缓解。

典型的哮喘发作持续时间较短，为数分钟至数小时。急性发作与无症状间歇交替出现，一日内可反复数次。发作程度可轻可重，若严重发作经 24 小时仍不能缓解，称为哮喘持续状态，是支气管哮喘病情严重类型。

重症支气管哮喘包含两种情况，一是哮喘持续状态，二是近年提出的潜在致命性哮喘。潜在致命性哮喘是指有高度死亡危险的哮喘，死亡率可高达 5.4%。哮喘持续状态和潜在致命性哮喘关系密切。这类患者常因体力消耗、呼吸肌疲劳迅速发展为急性呼吸衰竭及其他一系列并发症而危及生命。大量的临床资料表明，对重症哮喘发作的严重性认识不足而延误开始治疗的时间和（或）治疗措施不当，常常导致哮喘持续状态或死亡。因此，明确哮喘的定义，对哮喘发作的严重性做出正确的评价，并查清一些患者持续发作不缓解的原因，进而给予紧急和正确有效的住院治疗，是提高治愈率的关键。

【病因和发病机制】

支气管哮喘的病因复杂，其形成与发作与很多因素有关。

1. 遗传因素 哮喘患者及其家庭成员的哮喘、婴儿湿疹、变应性鼻炎等过敏反应较群体为高。近年来讨论到哮喘的病因学时，考虑迷走神经功能的亢进、β-肾上腺素能受体功能低下或减少、α-肾上腺素能受体功能亢进或其中某两者同时存在，可能为哮喘的重要内因。

2. 吸入变应原 如花粉、尘螨、霉菌、面粉、动物毛屑、吸入性药物、工业粉尘或气体等。由外来抗原引起的哮喘属于 I 型变态反应。

3. 呼吸道或其他感染 由细菌尤其是病毒引起呼吸道感染，逐渐形成或激发为哮喘，这种情况极为常见。

4. 药物和食物诱发 在成人哮喘中 4%～28%哮喘的发生或加重与阿司匹林或其他非类固醇抗炎剂有关。青霉素、碘胺药、含碘造影剂等也可诱发。而食物变态反应发生率为 3.14%，约有 30%的哮喘患者有摄取某种食物后促发哮喘的病史。可能诱发哮喘的食物有牛奶、禽蛋、鱼、水果等。

5. 空气污染 工业烟雾中所含的 SO_2、NO_2 可促发支气管收缩，暂时性增加气道反应性和变态反应性。

6. 吸烟 可诱发易患人群哮喘或加重哮喘病情。

7. 精神因素 精神异常大多在哮喘长期反复发作的基础上发生。强烈的情绪可促发或抑制哮喘发作。

8. 运动性哮喘 哮喘可由运动激发或导致恶化，尤其在致敏状态、好发季节或伴有某些并发症时更为明显。运动前吸入色甘酸钠可预防发作。此外，疲劳、说话太多、大哭大笑等都能够激发哮喘。

9. 饮食 饮食引起哮喘并不占重要地位。麦类、蛋、牛奶及海鲜、番茄、巧克力等应予以警惕。无饮食过敏史者不宜强调忌食，以免失去应有的营养和产生对疾病的恐惧。

10. 气候变化 气候是由气温、湿度、气压及空气离子等成分构成，其中每一成分与哮喘的发病可能都有关系。

哮喘的发病机制极为复杂，以往虽认识到哮喘可以由多种因素引起，如变态反应、自主神经功能失调、精神、遗传、感染因素和非特异性刺激因素等；但对哮喘的本质并不了解，因此疗效不佳。如较长时间认为哮喘是变应原通过 IgG 介导，使致敏肥大细胞脱颗粒，释放出多种化学介质，引起气道平滑肌收缩，气道狭窄而发病。在这种理论的指导下，大量的甚至超量的气道舒张剂被用于哮喘，尤其是重症哮喘的治疗，如肾上腺素、麻黄素、β_2 激动剂和氨茶碱等。结果出现哮喘的死亡率与气道舒张剂的销售量同步增长的现象，表明单纯应用气道舒张剂不能降低哮喘的死亡率。

随着基础与临床研究的不断深入，对哮喘的本质有了新的认识。目前认为支气管哮喘是由淋巴细胞介导的，以嗜酸性粒细胞和肥大细胞浸润为主的气道变应性炎症。这些患者平时肺功能可无明显异常，一旦接触特异性变应原、非特异性刺激物（含物理和化学的刺激）、支气管收缩剂或感染时，气道高反应性便被激发出来。故气道高反应性是哮喘的一个关键性特征，并与哮喘的严重性密切相关。

大量动物实验表明气道高反应性与气道黏膜的变应性炎症有关。故哮喘治疗的重点也由过去单纯舒张支气管平滑肌转变为预防和抑制气道的炎症反应。而气道变应性炎症的产生则是多种炎症细胞浸润，炎性介质大量分泌和释放，以及支气管黏膜上皮细胞损伤等一系列复杂因素相互作用的结果。

重症支气管哮喘发生的原因主要有：①某些吸入性抗原或刺激物持续存在或大量暴露，致使过敏状态和哮喘发作不能缓解。②呼吸道感染，常见病原体有病毒、支原体和细菌。感染本身可引起支气管黏膜充血、肿胀及分泌物增多而加重气道阻塞。此外，某些微生物或其代谢产物还可作为抗原引起哮喘持续发作。③失水、痰液黏稠不易咳出，哮喘发作时经呼吸道丢失水分增加，大量出汗及茶碱类药物的利尿作用造成机体脱水，加之进食减少，使痰液黏稠不易咳出形成痰栓而阻塞大小气道，致使喘息不止。④精神过度紧张、烦躁不安可加重支气管平滑肌收缩。⑤长期使用糖皮质激素者突然减量或停药，使体内激素水平过低。⑥酸中毒，严重缺氧使无氧酵解增加而出现代谢性酸中毒，呼吸衰竭时二氧化碳潴留导致呼吸性酸中毒而使血 pH 明显降低，此时许多支气管舒张剂不能充分发挥平喘作用而使哮喘发作不能缓解。⑦出现并发症，支气管因黏膜充血、水肿及痰液阻塞引起肺不张，肺过度充气及痰栓的活瓣作用又可使肺泡过度膨胀，肺脏层胸膜破裂引起气胸及纵隔气肿使哮喘呈持续状态。

重症支气管哮喘的发生可能是医生的因素，也可能是患者的因素。其病理生理学改变包括呼吸功能的损伤和心血管功能的损伤。呼吸功能的损伤主要为：气道阻力增加，阻塞性通气功能的严重障碍导致各项静息肺容量和呼吸功的增加，V/Q 值异常。心血管功能的异常主要表现为：心率加快，血压升高，肺动脉压升高，右心损伤，左右心室后负荷增加，因而容易发生肺水肿。

【诊断】

（一）病史

有反复发作的病史，常由呼吸道感染、寒冷空气、刺激性气体等生物、物理、化学和精神因素诱发。

（二）临床表现

患者表现为发作性呼气性呼吸困难，伴有哮鸣音或发作性胸闷和（或）咳嗽同时存在，并伴有大汗淋漓、干咳或咳大量白色泡沫样痰，有时因缺氧明显出现严重发绀。患者常被迫采取坐位或呈端坐呼吸，精神状态表现为焦虑、烦躁，严重时可出现嗜睡、意识模糊，患者不能讲话或仅能单字、断续讲话。哮喘症状可在数分钟内发作，持续数小时甚至数天，经使用支气管舒张药后缓解；某些患者可在缓解数小时后不明原因再次发作，有时也可在夜间及凌晨发作。运动性哮喘有时表现为运动时出现较重的胸闷和呼吸困难。

体征：胸部呈过度充气状态，有广泛的哮鸣音，呼气音延长；心率增快，心率＞120 次/分，常有奇脉、呼吸性三凹征、胸腹反常运动（矛盾运动）、颜面发绀。但非常严重的哮喘发作患者，哮鸣音有时可不出现（静寂胸），故无明显哮鸣音并不表示患者症状不严重。

（三）实验室及其他检查

1. 血液检查　可见嗜酸性粒细胞计数增高，多不明显，如并发感染可有白细胞数增高，分类计数中性粒细胞比例增高。

2. 动脉血气分析　哮喘持续状态发作时可有缺氧，PaO_2 降低，由于过度通气可使 $PaCO_2$ 下降，pH 上升，表现为呼吸性碱中毒；病情进一步发展，气道阻塞严重，缺氧及二氧化碳潴留可同时存在，使 $PaCO_2$ 上升，表现为呼吸性酸中毒；有时缺氧非常明显，可并发代谢性酸中毒。

3. 胸部 X 线检查　哮喘发作时可见两肺透亮度增加，呈过度充气状态；如并发呼吸道感染，可见肺纹理增加及炎性浸润阴影。

4. 呼吸功能检查　在哮喘发作时有关呼气流速的全部指标均显著下降，第 1 秒末用力呼气量（FEV_1）、1 秒钟用力呼气量占用力肺活量比值（FEV_1/FEVC%）、最大呼气中期流速、25%与 50%肺活量时的最大呼气流量（MEF25%与 MEF50%）及呼气流量峰值（PEF）均减少。

5. 痰液涂片检查 对患者的痰液进行涂片检查，在显微镜下可见较多嗜酸性粒细胞退化形成的尖棱结晶（夏科-莱登结晶体）、黏液栓和透明的哮喘珠；如并发呼吸道细菌感染，痰涂片革兰氏染色、细菌培养及药物敏感试验有助于病原菌诊断及指导治疗。

6. 特异性变应原的检测 可用放射性变应原吸附试验测定特异性 IgE，重症过敏性哮喘患者血清 IgE 可较正常人高 2～6 倍。

（四）诊断

1992 年第一届全国哮喘会议已制定了《支气管哮喘的定义、诊断严重度分级及疗效判断标准（修正方案）》，该方案参考了国际标准并结合我国的实际情况，使哮喘的临床和科研工作有了统一的标准（表 2-1、表 2-2）。临床医师在为患者制订治疗方案时，必须充分地、客观地评价病情的严重程度，采取不同的措施控制病情；改善肺功能，缓解患者的症状；在条件不具备的基层医疗单位，医师也可根据患者的临床症状估计患者的病情严重程度，设计治疗方案。

潜在致命性哮喘的诊断标准：①曾因呼吸停止或呼吸衰竭而进行气管切开抢救。②哮喘并发呼吸性酸中毒。③每年需住院 2 次以上进行抢救并长期口服糖皮质激素。④曾发生过 2 次以上纵隔气肿或气胸的并发症。

表 2-1 病情严重度分级

哮喘严重度	治疗前临床表现	肺功能	控制症状所需治疗
轻度	• 间歇、短暂发作，每周 1～2 次 • 每月夜间发作 2 次或以下 • 2 次发作间无症状	• FEV_1（或 PEF）＞预计值的 80% • PEF 变异率≤20% • 应用支气管舒张剂后 FEV_1（或 PEF）在以上值范围	• 仅需间断吸入（或口服）β_2 激动剂或茶碱
中度	• 每周哮喘发作＞2 次 • 每月夜间哮喘发作＞2 次 • 几乎每次发作均需吸入 β_2 激动剂	• FEV_1（或 PEF）为预计值的 60%～80% • PEF 变异率为 20%～30% • 治疗后 FEV_1（或 PEF）可恢复正常	• 需经常用支气管舒张剂 • 需每日吸入糖皮质激素
重度	• 经常发作哮喘 • 活动受限 • 近期曾有危及生命的大发作	• FEV_1（或 PEF）＜预计值的 60% • PEF 变异率＞30% • 经积极治疗 FEV_1（或 PEF）仍低于正常	• 需每日给予支气管舒张剂 • 需每日吸入大剂量糖皮质激素 • 经常全身应用糖皮质激素

表 2-2 哮喘重度或危重发作的诊断标准

项目	重度	危重（呼吸停止）
气短	休息时	
体位	前弓位	
谈话方式	仅能说出字或词	不能说话
精神状态	常有焦虑或烦躁	嗜睡或意识模糊
出汗	大汗淋漓	
呼吸频率	常＞30 次/分	
辅助肌肉活动及胸骨凹陷	常有	胸腹部矛盾运动
喘鸣	常响亮	哮鸣音消失
脉率	＞120 次/分	心动缓慢
初用支气管舒张剂后 PEF 占预计值或本人最高值的百分比	＜50%，成人＜100L/min 或反应持续＜2 小时	
PaO_2（吸入空气）	＜60mmHg（8kPa），可有发绀	
$PaCO_2$	＞45mmHg（6kPa）	
SO_2（吸入空气）	＜90%	

致命性哮喘时由于急性加重的气道严重阻塞，随时可发生猝死。猝死可直接由窒息、心搏骤停、肾上腺皮质功能不全或气胸等致命性并发症引起。哮喘猝死的先兆：①神志改变，如出现昏迷、恐慌、精神障碍；②衰竭状态，全身冷汗，面色灰暗；③心动过速，心率>110 次/分或心动过缓；④呼吸急促，呼吸频率>30 次/分，伴辅助呼吸肌收缩；⑤胸部听诊呼吸音减低，肺哮鸣音和啰音反而减弱或消失，心音也减弱；⑥PaO_2<60mmHg，$PaCO_2$反而下降甚至降至正常，但$PaCO_2$也可以很高；⑦奇脉，吸气时收缩压下降>15mmHg；⑧pH 下降；⑨体表心电图显示 QTc 间期延长，这是由于常规剂量的 β 受体激动剂使细胞外 K^+向细胞内转移，血清 K^+出现剂量相关性降低，细胞内外浓度比值异常，因而使心肌细胞静息电位发生改变，显示剂量依赖性 QTc 间期延长；⑩不稳定型哮喘。

有些学者认为心率、奇脉、辅助呼吸肌收缩等对哮喘猝死无明确预测价值，而强调 10～14 岁的哮喘患者、不稳定型哮喘患者易发生哮喘猝死，而且深夜至清晨最容易发生；尤其是清晨呼气峰流速率（PEFR）明显下降者，由此可见，呼气峰流速（PEF）的监测对不稳定型哮喘的病情预测有重要意义，重症哮喘的 PEF 测定值常<100L/min，若 PEF<60L/min，则提示气道阻塞程度已足以引起窒息，昼夜 PEF 变异率>40%的患者即有发生哮喘猝死的可能。

【急救】

目的为尽快减轻哮喘症状，改善肺功能，纠正低氧血症及高碳酸血症，使患者脱离危险。

（一）氧疗

重症哮喘发作均伴有明显的低氧血症，故纠正缺氧为重要措施。给氧浓度依据有无二氧化碳潴留而定。绝大多数哮喘发作患者因呼吸中枢兴奋性增强而过度通气，$PaCO_2$ 正常或减低，故吸氧浓度可达 30%～50%或不受限制。但当哮喘发作严重而出现明显的二氧化碳潴留时，过高浓度的氧可使主动脉弓和颈动脉体化学感受器兴奋作用减弱，导致呼吸中枢抑制，每分钟通气量下降和 $PaCO_2$ 进一步升高，引起严重的呼吸性酸中毒和肺性脑病。故此时吸氧浓度最好控制在 30%以下，PaO_2 达到 60mmHg，此时血红蛋白氧饱和度（SO_2）已达 90%。常用鼻导管和鼻塞法给氧，在 5L/min 以下的流量时，吸入氧浓度可按 Adrews 经验公式计算：吸入氧百分浓度或吸氧分数（FiO_2）=21%+4%×氧流量（L/min）。这种吸氧法在给氧流量不变时，实际吸入氧浓度可随肺通气量的变化而有差异。通气量较低时吸入氧浓度偏高，而肺通气量高者实测吸入氧浓度比按公式计算的结果为低。通气面罩（Venturi 面罩）给氧是按射流原理，以一定流量的氧混合一定量的空气后，配成不同的氧浓度供氧。由于吸气期间射入混合气体量超过患者的最高潮气容积，故能使吸入氧浓度相对稳定而不受患者肺通气量的影响，缺点是咳嗽、咳痰及进食不便。

（二）精神安慰及镇静

哮喘持续状态患者，大多呈精神紧张状态，应给予镇静及精神安慰。可适当选用氯氮䓬、地西泮、盐酸异丙嗪等，体质差、老年患者及意识障碍或哮鸣音微弱的严重患者，严格慎用镇静药物，更忌用哌替啶等对呼吸有抑制的药物。提供安静、温暖的环境。

（三）解除支气管痉挛

1. 氨茶碱　以氨茶碱 0. 25g 加入 10%葡萄糖液 40mL 静脉缓注（10～15 分钟注完），若无效，按每小时 0. 9mg/kg 计算静脉滴注总量。临床多采用 10%葡萄糖液 500mL 加氨茶碱 0. 5g 静脉缓滴。严防心律失常或心搏骤停的发生。

2. β 受体激动剂　此类药物作用快，疗效确实，但持续时间短。常用的有：1%肾上腺素 0.3mL 皮下注射，必要时可隔 10～15 分钟再注射 1 次，连续 2～3 次。或以肾上腺素 1mg 加入 1000mL 葡萄糖液中静脉滴注，可根据疗效及不良反应随时调整滴速。0.25%异丙肾上腺素气雾剂吸入，每日 2～4 次，每次间隔不得少于 2 小时。羟甲异丁肾上腺素气雾剂每日 3～4 次，最多不超过 8 次；克伦特罗口服，40μg，每日 3 次。

3. 肾上腺皮质激素 有抗过敏、抗炎、解除支气管痉挛作用，同时能增加组织细胞内缺氧的耐受性，与氨茶碱或β受体激动剂合用有协同作用。对哮喘持续状态的患者宜采用早期、短程、足量的突击疗法静脉注射或静脉滴注。可用氢化可的松每日300～400mg或地塞米松每日10～50mg分次静脉注射或静脉滴注，可同时给予泼尼松每日30～40mg口服，待紧急状态解除后可快速减量而后较缓慢停药。

4. 纠正水、电解质及酸碱平衡紊乱 哮喘持续状态患者补液是一条重要措施，不仅可以提供液体和能量，纠正脱水和电解质紊乱，而且可加入解痉止喘及消炎药物，对祛痰平喘很重要。如无心力衰竭现象，每日的补液量不应少于2500mL，一般在40～60滴/分。治疗过程中应注意监测血气情况，如患者并发酸中毒时，可降低β-肾上腺素能受体对内源性及外源性儿茶酚胺的反应性，影响支气管解痉剂的作用。pH≤7.20为严重酸中毒。一般二氧化碳结合力低于正常值或BE（碱剩余）小于–3mmol/L时，即为补碱指征，在紧急应用或无化验的情况下首剂可用5%碳酸氢钠溶液2～4mL/kg静脉滴注，以后根据生化及血气指标决定补给量。应注意补碱需留有余地，避免发生医源性中毒。

5. 抗生素的应用 肺部感染可能是一些重症哮喘发作的诱发因素或不能缓解的原因，另一些其他原因诱发的重症哮喘亦可能因气道阻塞、抵抗力下降及大剂量激素而并发严重呼吸系统的感染。肺部感染得不到控制，哮喘发作则难缓解。故对伴有肺部感染者应根据临床资料、细菌学及血清学检查结果选用足量、敏感的抗生素，并经静脉给药以尽快控制感染。未并发感染者可不用抗生素。

6. 机械通气 重症哮喘经吸氧、β受体激动剂、氨茶碱及激素等综合治疗，大多数患者可得到缓解，但仍有1%～3%的患者治疗无效。对这些患者及时建立人工气道，保持呼吸道通畅，并与呼吸机连接进行机械通气，可获满意疗效。人工气道的建立多选用组织相容性较好，带高容低压气囊的塑料或硅胶导管，在纤维支气管镜引导下经鼻腔插入，具有对患者损伤小、易耐受和固定、口腔护理方便及带管时间较长的优点。紧急情况下应迅速在直接喉镜帮助下经口腔插入，一般不行气管切开术。应用机械通气治疗指征：①病情进行性恶化，深度嗜睡甚至昏迷。②血气分析示进行性低氧血症（PaO_2<60mmHg），而$PaCO_2$逐渐增高，出现呼吸性和（或）代谢性酸中毒（pH<7. 25）。③临床观察发现呼吸暂停、不规律，呼吸次数>60次/分，或<14次/分。④心率增快，140次/分。具体方法：先做气管插管或切开清除管腔内黏稠分泌物，然后连接呼吸器。由于气道痉挛及黏液栓塞等因素，开始做呼吸器治疗时，气道阻力较大，需用较大工作压力，并配合较低流和潮气量。配合使用镇静剂可缓解支气管痉挛，有利于患者和呼吸器同步。应用机械通气辅助呼吸治疗过程中，有可能出现气胸，需引起注意。

重症哮喘机械通气的死亡率仍高达13%（0～38%），且并发症多。文献报道低血压占20%，气压伤占5%，心律失常占9.6%，胃肠出血占9%，这主要是重症哮喘时支气管平滑肌高度痉挛、黏膜充血肿胀及广泛痰栓形成使气道阻力明显升高所致，由于内源性呼气末正压（PEEPi）及肺过度充气和肺不张并存使肺的顺应性降低，弹性阻力升高，PALV-PAW的差增大，吸气肌负担增加及气道反应性升高，间歇正压通气（IPPV）时吸气峰压往往很高才能克服上述气道阻力及弹性阻力而维持适当的每分钟通气量（VE）。吸气峰压（PIP）过高，尤其是大于50cmH_2O时并发症明显增多。此外，患者精神紧张、烦躁不安及呼吸急促与呼吸机抵抗亦影响机械通气。因此，重症哮喘患者的机械通气十分困难，各种工作参数要及时调整，严密观察，既要保证适当的VE，又要尽量使PIP控制在50cmH_2O以内。

7. 排出痰液 补足失水，湿化呼吸道。祛痰剂可用乙酰半胱氨酸、氯化铵、盐酸溴己新、碘化钾、乐舒痰等口服，α糜蛋白酶超声雾化吸入。同时加强护理，定时翻身与拍背，鼓励患者咳嗽等。

8. 其他 药物给予营养支持治疗。烦躁者给予10%水合氯醛10～15mL保留灌肠，避免应用对呼吸有抑制的药物。积极防治并发症。也可试用以下药物：

（1）莨菪类：有人报道，以654-2治疗20例持续状态患者，总有效率为90.9%。以东莨菪碱治疗58例哮喘性支气管并发呼吸衰竭者，总有效率达96.4%。因此，学者建议可将其作为重度哮喘的首选药。用法：654-2 20～100mg+25%葡萄糖液20～60mL，缓慢静脉注射，东莨菪碱0. 3～0.6mg+50%葡萄糖液40mL，静脉注射。

（2）西咪替丁：西咪替丁 0. 8～1. 2g 加入 5%葡萄糖液 500mL 中静脉滴注，每日 1 次，连用 3～5 日，总有效率为 86.9%。作用机制：增强细胞免疫功能；减少胃部并发症，如误吸、食管反流等；抑制肥大细胞释放组胺，减轻支气管平滑肌痉挛。

（3）酚妥拉明：可阻滞 α 受体，升高细胞内 cAMP。国内对 11 例难治性重度哮喘停用平喘药，应用酚妥拉明 10mg+5%葡萄糖液 40mL 15～20 分钟静脉注射，必要时 1 小时后重复 1 次。结果 1 次用药平喘 8 例，2 次用药平喘 2 例，1 例在经超声雾化排痰后停喘，所有病例均无不良反应。但需注意，用药前血容量的补足及维持收缩压≥90mmHg。

（4）呋塞米：用呋塞米 20mg、生理盐水 40mL 经超声雾化吸入治疗，每日 1 次，每次 30 分钟，雾量中档，7 天 1 个疗程。雾化数分钟后患者咳出较多白色泡沫样痰，哮喘缓解；雾化 3 天后双肺哮鸣音消失，用药过程中无不良反应。

（5）K 族维生素：维生素 K_1 20～30mg，维生素 K_3 8～16mg，小儿酌情减量，可选用肌内、静脉、穴位给药。静脉注射以 25%～50%葡萄糖液稀释，注射速度为维生素 K_1≤2.5mg/min，维生素 K_3≤1mg/min。

（6）乙醚：国外有人对 2 例危重哮喘患者，在传统疗法、机械通气、氟烷吸入等治疗失败后，改用吸入 15%～20%乙醚，10 分钟后，获得支气管舒张、气道压力下降、血气及临床症状明显改善的效果，这一结果表明，乙醚对哮喘有效，尤其在传统疗法（氟烷吸入）失败后可以选用。

（7）维生素 B_6：文献报道，对 53 例喘息患儿在尚未用药或综合治疗无效情况下，停用解痉剂，加用维生素 B_6 治疗。结果全部病例均在用药 2 日内症状消失。机制尚不明确，推测可能维生素 B_6 的缺乏使机体对缺氧敏感性增高，或可能降低色氨酸代谢异常所致的气道高反应性。用药方法：维生素 B_6 10～20mg/kg，加入墨菲滴管中静脉滴注，每日 2～3 次。

（8）硫酸镁：镁是多种酶的激活剂，在哮喘时使用该药能激活腺苷酸环化酶，使 ATP 转变成 cAMP，解除支气管平滑肌痉挛，激活蛋白激酶及 ATP 酶，使细胞膜通透性发生改变，稳定膜电位，阻止过敏物质释放。此外，其还有中枢镇静、止咳等作用，可达到平喘目的。用法：25%硫酸镁 20mL 稀释成 2.5%浓度静脉滴注，20～30 滴/分，5 天为 1 个疗程。临床报道有效率为 91. 8%。

（9）碳酸氢钠：机制是哮喘持续状态时，由于酸中毒阻抑了肾上腺素等一系列支气管扩张剂的作用，而碳酸氢钠可以较快地纠正酸中毒，从而解除阻抑作用。由于碳酸氢钠过多可引起呼吸性酸中毒，故临床上多主张应用小剂量碳酸氢钠。方法：5%碳酸氢钠溶液 2～3mL/kg，静脉缓注。

（10）普鲁卡因：有轻度镇静作用，抑制心肌兴奋性，对其他药物无效和精神紧张者可试用。用法：每次 3～5mg/kg，最大量不超过每次 10mg/kg，加入液体 50～100mL，缓慢静脉注射，每日 1 次。

（11）酚妥拉明：为 α 受体阻滞剂，可解除支气管平滑肌痉挛，改善通气，同时还可扩张血管，解除微循环障碍，改善换气，有效率 90%左右。5～10mg 加入液体 20mL 中静脉注射。继以用 20～40mg 加入液体 500mL 中静脉滴注，维持 4～8 小时，15～30 滴/分。不良反应为血压下降，需密切观察血压。

（12）前列腺素 E_1（PGE_1）：当氨茶碱和激素治疗无效时，可改用本品。用法：每日 180～600μg，静脉滴注，每日 1 次。疗效显著。

（13）克伦特罗：40μg，每日 3 次。

（14）全肺灌洗治疗哮喘持续状态：有学者报道此方法可获得良好效果。其机制和方法为：部分哮喘持续状态患者（尤其是重症患者），从叶支气管到细支气管腔内均可发现大小不等的稠厚黏液栓堵塞气道，这是患者出现严重低氧血症和高碳酸血症的主要原因之一。通过支气管镜在直视下先注入 37℃生理盐水冲洗黏液栓，然后将它吸出，这就是支气管肺灌洗。此方法值得进一步探讨。

（15）综合治疗：经过一般疗法 12 小时以上仍未能控制症状者，在一般常规治疗下，如抗生素、肾上腺皮质激素、氨茶碱、肾上腺素、纠正酸中毒及脱水、吸氧等，可同时加用下列药物：多巴胺 10mg、山莨菪碱 10～20mg、西咪替丁 600～1200mg、10%硫酸镁 5～10mL 加入 5%～10%葡萄糖液 250mL 静脉滴注，20～30 滴/分，每日 1 次。

（16）氦氧混合气的应用：近年来，有关氦氧混合气（$He-O_2$）治疗重症哮喘的报道逐渐增多。重症哮喘出现呼吸性酸中毒或呼吸性酸中毒并发代谢性酸中毒，经支气管扩张剂或激素治疗未见好转，可使用面罩吸入 $He-O_2$ 2L/min，可根据患者缺氧的程度配成不同的吸入氧浓度（25%～40%）。由于低密度氦气可减少气道涡流，使气道阻力降低，呼吸功和二氧化碳产生量减少；$He-O_2$ 使二氧化碳的弥散较氮氧混合气（$N-O_2$）的二氧化碳弥散快 4～5 倍；此外，氦气又可使吸入气在肺内分布均匀，有助于改善通气/血流比例失调，纠正缺氧，故吸入 $He-O_2$ 后的患者多在 1 小时内呼吸困难明显改善。但氦气价格昂贵，限制了其广泛应用。

【监护】

（一）一般监护

（1）热情接待患者，加强心理指导，帮助患者消除焦虑和紧张的情绪。

（2）指导患者卧位，抬高床头让患者取坐卧位，以利于呼吸。病室内应保持环境清新和阳光充足。

（3）鼓励和指导患者呼吸的技巧，慢慢地深呼吸，保持频率和节律的平稳。

（4）患者支气管哮喘发作时，要有专人陪护，使患者有安全感，从心理上减轻其焦虑和紧张情绪。

（5）指导在患者出现哮喘发作先兆症状时，如胸闷、呼吸不畅、喉部发痒、打喷嚏、咳嗽等不适，应及时告诉医护人员采取相应急救措施。

（6）指导患者注意气候变化，及时保暖，防止感冒。

（7）嘱咐患者不要接触过敏药物、食物等变应原。

（8）戒烟、酒。

（9）给予患者易消化、多维生素的饮食。

（10）嘱患者要适量饮水，减盐食。

（二）病情观察

1. 神志情况 哮喘发作期患者一般神志是清楚的，重度、危重发作常伴有呼吸衰竭，患者可出现嗜睡、意识不清甚至浅、深昏迷，神志情况是判断哮喘发作程度的指标之一。

2. 呼吸情况 应密切观察患者呼吸频率、节律、深浅度和用力情况。哮喘患者由于小气道广泛痉挛、狭窄，表现为呼气性呼吸困难、呼气时间延长，并伴有喘鸣，危重度发作患者喘鸣音反而减弱乃至消失、呼吸变浅、神志改变，常提示病情危笃，应及时处理。

3. 发绀情况 由于低氧血症致血中还原血红蛋白增多，使皮肤、黏膜呈现青紫色，称为发绀。应在皮肤薄、色素少而血流丰富的部位如口唇、齿龈、甲床、耳垂等处观察。并发贫血的患者因血红蛋白过低，致使还原血红蛋白达不到发绀的浓度而不出现发绀，病情观察时应予以注意。

4. 血气分析 是反映肺通气、换气功能和酸碱平衡的重要指标，亦是判断呼吸衰竭及其分型的依据，哮喘患者发生Ⅱ型呼吸衰竭表明病情危重，应立即采取有效治疗措施，挽救患者生命。

5. 药物反应 注意观察药物反应及疗效，加强心脏的监护，如患者出现心悸、心动过速、心律失常、血压下降、震颤、恶心、呕吐等反应，要及时给予相应处理。

（三）哮喘持续状态的监护

（1）给氧。患者有缺氧情况，应及时给氧，以纠正缺氧，改善通气和防止肺性脑病的发生，一般用低流量 1～3L/min 鼻导管给氧。吸氧时注意呼吸道的湿化、保温和通畅。

（2）迅速建立静脉通道，并保持通畅，以保证解痉及抗感染药物等的有效治疗。遵医嘱准确及时地给予药物，常用氨茶碱及激素静脉滴注。应适当补充液体纠正失水。在无心功能不全的情况下补液量每天达 2000～4000mL，滴速在 40～50 滴/分。静脉滴注氨茶碱时要保持恒速，以 0.2～0.8mg/（kg·h）维持，注意观察有无恶心、呕吐、心动过速等不良反应，并及时与医师联系。

（3）促进排痰，保持呼吸道通畅。痰液易使气道阻塞，使气体分布不均，引起肺泡通气/血流比例失调，影响通气和换气功能。因此，要定时协助患者更换体位、拍背，鼓励患者用力咳嗽，将痰咳出，也可采用雾化吸入，必要时吸痰。痰液稠厚排出不畅或出现呼吸衰竭的患者，要做好气管插管、气管切开的准备。

（4）鼓励患者多饮水，患者大量出汗时要及时擦拭，并更换内衣，以保证其舒适。

（5）对情绪过度紧张的患者，给予支持与关心，耐心解释，以解除其心理压力。

【预防】

（1）已知诱发哮喘的尘埃有大豆类粉尘、花粉尘和尘螨等，应避免接触，如花粉散发的季节尽量避开户外活动，积极寻找致敏花粉的种类。哮喘患者居住的室内环境应定期净化，及时吸净尘埃，彻底清洗地毯、毛毯和一切床上用品，及时更换床垫，用防尘枕头，保持室内清洁干燥。

（2）哮喘患者日常饮食以营养丰富、清淡为宜，除避免诱发哮喘的食物外，对于一些碳酸饮料、含色素或防腐剂的熟食及刺激性的食物也应尽量避免，同时注意勿暴饮暴食。

（3）部分哮喘患者对毛屑过敏，家庭中的宠物如猫、狗身上的病毒、细菌、灰尘均有可能成为变应原，应注意防范。

（4）病毒感染可诱发或加重哮喘症状，因此，患者要注意防寒受凉，不宜剧烈运动，有发热、咳嗽及时医治。

（5）某些药物如阿司匹林、布洛芬等非激素抗炎类药物有可能诱发哮喘发作，应注意慎用，并密切观察。

（6）加强出院指导

1）保持情绪稳定，多参加文娱活动，调整紧张情绪。

2）在冬季或气候多变期，预防感冒，以减少发病的次数。

3）坚持医生、护士建议的合理化饮食。

4）生活规律化，保证充足的睡眠和休息。

5）鼓励患者参加力所能及的体育锻炼，如太极拳、气功等，增强机体抗病能力。

6）正确使用药物，教会患者气雾剂的吸入方法，以免过度使用而发生反弹性支气管痉挛。

7）在医生指导下，坚持进行脱敏疗法。

第三章 重症肺炎

重症肺炎即休克性肺炎，亦称中毒性肺炎或暴发性肺炎，是由于肺炎并发严重毒血症或菌血症而引起的周围循环衰竭。其临床表现为高热、寒战、血压下降、神志模糊、烦躁、谵妄、昏迷等一系列症候群，严重时可并发肾功能不全和弥散性血管内凝血而危及生命。病原菌多为毒力较强的肺炎球菌或大肠埃希菌，少数为病毒。发病季节多为秋冬两季，老年人发病率较青壮年高。本病的特征是呼吸道症状可不明显或被掩盖，而以严重毒血症和感染性休克为主要改变。

【病因和发病机制】

引起本病的病原微生物主要有：

1. 细菌 包括需氧革兰氏阳性菌，如肺炎链球菌、金黄色葡萄球菌、甲型溶血性链球菌等；需氧革兰氏染色阴性杆菌，如肺炎克雷伯菌、流行性感冒嗜血杆菌、大肠埃希菌、铜绿假单胞菌等；厌氧菌如棒状杆菌、梭形杆菌等。

2. 病毒 如腺病毒、呼吸道合胞病毒、流行性感冒病毒、麻疹病毒、巨细胞病毒、单纯疱疹病毒等。

3. 支原体。

4. 真菌 如白念珠菌、曲菌、放线菌等。

5. 其他 病原体如立克次体、衣原体、弓形体、军团菌等。病原体侵入呼吸道，可抑制纤毛活动，破坏上皮细胞，使气管、细支气管黏膜完整性被破坏，防御功能下降，从而更易导致病原微生物感染，引起肺泡炎症细胞浸润、水肿渗出或肺泡壁破坏、肺组织坏死液化等病理变化，或可引起血行播散，累及其他器官。

【诊断】

（一）肺炎球菌肺炎

1. 病史 患者常有淋雨、受凉或呕吐物误吸等病史。起病突然，出现寒战、高热、咳嗽、胸痛等，咳铁锈色痰，呼吸困难。

2. 临床表现

（1）寒战、高热：为突然出现的寒战、高热，体温多在39℃以上，为稽留热，伴有头痛、全身肌肉酸痛等中毒症状。年老体弱或一般情况较差患者可不发热，甚至体温不升。

（2）咳嗽、咳痰：开始为干咳，1～2天后可出现少量痰液，咳嗽剧烈者可痰中带血，血性痰液为铁锈色。

（3）胸痛：因炎症波及胸膜所致，可放射到肩背部或腹部，疼痛可随呼吸运动及咳嗽加重，有类似急腹症表现。

（4）呼吸困难：由于整个肺叶发生实变，影响了肺通气和换气功能，因而患者可出现不同程度的呼吸困难、口唇发绀等。

（5）消化道症状：少数患者可出现腹痛、腹泻、恶心、呕吐、黄疸等，应注意与急腹症相鉴别。

体征：呈急性病容。面色潮红或轻度发绀，部分患者口周发生单纯疱疹，极少数引起败血症者可有肝大、黄疸，皮肤黏膜有出血点。肺部体征：早期不明显，可有呼吸运动减弱、呼吸音减弱，或有少量湿啰音或捻发音；肺实变期呼吸运动受限，语颤增强，叩之有浊音，听诊主要为病理性支气管呼吸音或湿啰音；消散期可听到较多的湿啰音。病变累及胸膜时，触诊可有摩擦感，听诊可有胸膜摩擦音。

3. 实验室及其他检查

（1）血常规：白细胞计数可达（20.0～30.0）$\times 10^9$/L，中性粒细胞计数至80%以上，并有核左移现象或胞质内毒素颗粒。年老、体弱的严重感染和毒血症患者，白细胞计数可减低，但中性粒细胞增加和核左移。

（2）痰和血的细菌检查：早期和一些严重感染伴菌血症者，可在血液中培养出致病菌。痰涂片和培养可发现肺炎球菌。

（3）X 线检查：早期肺部仅见肺纹理增多的充血征象或局限于一肺段的淡薄、均匀阴影；X 线片示肺部炎症在数日后开始消散，一般 3 周后完全消散。少数病例演变为机化性肺炎，X 线表现为病灶外界不整齐，内容不均匀致密阴影，可伴有胸膜增厚。

4. 诊断和鉴别诊断　对具有典型症状和体征的病例，结合胸部 X 线检查，诊断并不困难。

（1）诊断标准

1）起病急，有寒战、高热、胸痛、咳黏痰或脓痰，有时出现血痰或铁锈痰。下叶肺炎可有腹痛或肩痛。

2）周围血常规显示白细胞计数增多，中性粒细胞比例增高和核左移现象。

3）X 线显示一侧肺或两侧肺有炎性浸润阴影。

4）支气管分泌物培养判定细菌种类，是肺炎球菌、链球菌或金黄色葡萄球菌。

判定：具备第 1）～3）项即可诊断，第 4）项可确定病原菌。

（2）鉴别诊断

1）肺脓肿：多为厌氧菌感染的肺化脓性炎症。起病急骤，全身中毒症状重，有寒战、高热，呈弛张热，咳嗽初始较轻，有少量黏痰，约 1 周后脓肿向支气管破溃，因而咳嗽加重，咳出大量恶臭脓痰，痰中带血或咯血，待大量脓痰咳出后，全身中毒症状可减轻。痰培养加药物敏感试验可检出革兰氏阴性杆菌及厌氧菌。早期 X 线检查表现与肺炎者相似，脓肿破溃后 X 线检查显示出脓腔和液平面。

2）肺炎支原体肺炎：由肺炎支原体引起。起病缓慢，约 1/3 病例无症状，或有低热、咳嗽、乏力等。体征不明显，X 线检查可见斑点状或片状均匀模糊阴影，可在 2～3 周内消散。实验室检查：白细胞计数正常或减少，有轻度淋巴细胞增多，鼻、咽拭子或痰可培养出支原体。红细胞冷凝集试验呈阳性。

3）金黄色葡萄球菌肺炎：常伴有败血症，临床表现凶险。血、痰培养可分离出金黄色葡萄球菌。X 线检查可见两肺有多处炎性阴影，阴影中有透亮区。

4）肺结核：肺段肺炎易与急性结核性肺炎（干酪性肺炎）相混淆，但结核性肺炎可先有慢性中毒症状如低热、乏力、盗汗等，胸部 X 线示肺实变区内常有透亮区或沿支气管播散的病灶，痰液中找到结核杆菌可以确诊。

5）支气管肺癌：肺癌引起的阻塞性肺炎常呈叶、段分布，但患者年龄较大，没有或仅有轻度的中毒症状，常有刺激性咳嗽或反复少量咯血，经抗生素治疗后炎症消散较慢，且肿瘤更为明显、X 线体层摄片，痰脱落细胞和纤维支气管镜检查可确定诊断。

6）肺梗死：症状与肺炎链球菌肺炎相似，但肺梗死多发生于心瓣膜病或血栓静脉炎患者。因此，通过病史，突发剧烈胸痛、咯血和中等度发热，血白细胞计数增多，不难鉴别。

7）腹部疾病：有消化道症状或下叶肺炎引起腹痛时，应注意与急性胆囊炎、膈下脓肿、急性阑尾炎等相鉴别。

（二）金黄色葡萄球菌肺炎

1. 病史　多发生于婴幼儿和年老体弱者，尿毒症、糖尿病、恶性肿瘤及长期使用肾上腺皮质激素、抗癌药物和免疫抑制剂者。有上呼吸道感染、皮肤疖/痈、骨髓炎或伤口感染等诱因。

2. 临床表现　起病急骤，有畏寒、高热、咳嗽、胸痛、进行性呼吸困难等症状，病情重，常有早期末梢循环衰竭、休克。初始痰为黏液性，逐渐出现脓痰，带血，痰量多，常伴有气胸和脓胸的发生。血源性肺炎起病慢，中毒症状明显，约半数患者出现皮疹，吐痰较少。

早期体征不明显，与严重的中毒症状和呼吸道症状不相称。当有大片支气管肺炎或脓肿形成时可听到湿啰音，但很少发现肺实变体征。

3. 实验室及其他检查

（1）血常规：白细胞计数升高，可达 50×10^9/L，中性粒细胞显著增加，可见中毒颗粒及核左移现象。红细胞沉降率增快。

（2）痰涂片及培养：可找到金黄色葡萄球菌。凝固酶试验阳性。

（3）血培养：原发性者阳性率不高，继发性者有 5%呈阳性。

（4）X 线检查：呈多发性小叶性浸润片状模糊阴影，病灶内可有空洞形成，洞内可有液平面呈蜂窝状改变，或肺大疱形成。可有脓胸、气胸、脓气胸。

4. 诊断和鉴别诊断

（1）诊断标准

1）常发生于有葡萄球菌皮肤感染（如脓疱、小疖肿、睑缘炎等）及上呼吸道感染之后，亦可并发于金黄色葡萄球菌败血症或长期应用广谱抗生素之后。

2）发热不规则，多为弛张热，除肺部体征外，全身中毒症状严重，精神萎靡，烦躁，少数可出现中毒性休克。部分患儿可出现猩红热或麻疹样皮疹。

3）除肺炎体征外，常并发脓胸、脓气胸，伴有相应的体征。

4）血白细胞及中性粒细胞计数皆明显增多，并可见中毒颗粒。病情严重者白细胞计数可减少，但中性粒细胞仍高。痰、胸腔积液和血培养可有葡萄球菌生长。

5）胸部 X 线检查：可见表现不一、呈片状浸润或蜂窝状改变，可并发肺大疱、肺脓肿、化脓性胸膜炎、气胸、脓气胸等。

（2）鉴别诊断：本症临床表现与肺炎链球菌肺炎有相似之处。但本症多发生于儿童和年老体弱者，病情往往严重，咳出多量黄脓性痰，胸部 X 线片示肺部炎症迅速发展成脓肿和肺气囊等特殊征象，痰或血培养发现致病菌都可与肺炎链球菌肺炎相鉴别。

（三）革兰氏阴性杆菌肺炎

1. 病史 多见于嗜酒、糖尿病、老年、全身衰竭及原患慢性支气管-肺疾病的患者。

2. 临床表现 发病急剧，恶寒、高热、咳嗽、胸痛，痰呈黄绿色、脓性、极黏稠，难以咳出，典型者为红棕色黏稠胶冻状痰，量多不臭，少数患者咳铁锈色痰，甚至咯血。可伴有气急发绀、谵妄，甚至衰竭，或有恶心、呕吐、腹胀、腹泻等症状。少数患者早期即发生虚脱。胸部有肺实变体征和少量湿啰音。

3. 实验室及其他检查

（1）血液检查：白细胞总数可达（25～30）$\times10^9$/L，中性粒细胞百分比增高，部分病例白细胞计数正常或低于 4.0×10^9/L，提示预后不良。发病初期未经抗生素治疗时血培养可阳性。

（2）痰液检查：涂片可见多形的革兰氏阴性杆菌。痰培养阳性、继发性肺炎常有混合感染，故痰培养除可获得克雷伯菌生长外，尚可发现其他革兰氏阴性杆菌及阳性球菌，此时应注意区别引起发病和使病情加重的主要致病菌。

（3）X 线检查：原发吸入性病灶以右上叶后段多见，其次为下叶背段。表现为大片致密阴影，内有不规则多发性空洞，叶间隙下坠，有时伴少量胸腔积液。少数可呈两下肺散在片状阴影。

4. 诊断和鉴别诊断

（1）诊断标准

1）本病好发于原有慢性肺疾病、肝病、肾病、糖尿病和手术后患者，年老体弱者多见。

2）起病一般较急，有发热、咳嗽、咳痰和气促等症状，咳出砖红色黏稠胶冻样痰（有特征性），但不是每一位患者都有特征痰液。肺部体征可有实音或听到湿啰音。

3）血中白细胞计数大多在正常范围，也有白细胞数增高或减少者。

4）X 线肺部表现不一致，可以是大片炎症，也有支气管肺炎样改变。

5）支气管分泌物多次培养到肺炎杆菌。

判定：具备第1）～4）项即可诊断，兼有第5）项即可确诊。

（2）鉴别诊断：本病需与干酪性肺炎、葡萄球菌肺炎及其他病原菌引起的肺炎相鉴别。

【急救】

（一）抗生素治疗

应尽早应用抗生素，首选青霉素类药物，以后根据细菌培养结果选用对致病菌敏感的抗生素。重症患者还可选用头孢菌素类，如头孢唑啉钠、头孢羟氨苄、头孢美唑钠、头孢哌酮钠、头孢噻肟钠等。对青霉素过敏者可选用红霉素或林可霉素。

1. 肺炎球菌肺炎 首选青霉素G，青霉素过敏者可选用红霉素或林可霉素，对青霉素耐药者可用头孢噻吩或头孢唑啉。

2. 溶血性链球菌肺炎 青霉素G仍为首选，对青霉素过敏者可选用红霉素、林可霉素。此种肺炎好发于儿童，易并发脓胸，此时必须予以引流。

3. 金黄色葡萄球菌肺炎 治疗首选苯唑西林钠，对苯唑西林钠耐受者可用万古霉素、头孢噻吩、头孢唑啉、头孢曲松及氟喹诺酮类，如环丙沙星、氧氟沙星等。

4. 厌氧菌肺炎 首先青霉素G，亦可用甲硝唑或氯霉素，但厌氧菌感染者往往并发金黄色葡萄球菌或铜绿假单胞菌感染，宜同时合并应用抗生素。

5. 肠源杆菌科细菌性肺炎 致病菌有大肠埃希菌、肺炎杆菌、产气杆菌等。治疗可选用氨苄西林、羧苄西林、哌拉西林，并加用一种氨基糖苷类抗生素，病情危重者可选用氟喹诺酮类，如环丙沙星、氧氟沙星或头孢菌素类，如头孢唑啉、头孢哌酮钠、头孢曲松等。

6. 嗜血流行性感冒杆菌肺炎 首选氨苄西林或氯霉素。

7. 嗜肺军团菌肺炎 首选红霉素，重症者加用利福平，总疗程不少于3周。目前认为第三代喹诺酮类，如培氟沙星、环丙沙星等亦有较好疗效。

（二）感染性休克的治疗

1. 补充血容量 静脉滴入低分子右旋糖酐或平衡液，使血容量得到补充，稳定血压，保证组织灌流。

2. 应用血管活性物质 根据血压情况适当应用升压药，如多巴胺、间羟胺可联合使用，在补充血容量的情况下应用阿托品或654-2可使小血管舒张，有效改善微循环，同时应用强心剂与利尿剂。

3. 控制感染 加大抗生素剂量，并联合用药，可2～3种广谱抗生素同时使用。

4. 应用糖皮质激素 病情严重、全身毒血症状明显时可酌情静脉滴注氢化可的松100～200mg或地塞米松5～10mg。

5. 纠正水、电解质和酸碱平衡紊乱 随时监测电解质变化和血气指标，年老体弱和患有慢性肺源性心脏病患者要保持呼吸道通畅，以免诱发呼吸衰竭。

（三）氧气吸入

重症肺炎患者均伴低氧血症，须做氧疗。但对患慢性阻塞性肺疾病者，避免用高浓度的氧吸入，否则会引起二氧化碳潴留。

（四）心功能不全治疗

出现心功能不全征象时，应严格控制静脉输液量和速度，限制含钠液输入，酌情给予强心剂治疗。大剂量肾上腺素亦有一定作用。水肿、尿少时可酌情给予利尿剂治疗。

（五）保持气道通畅

原有慢性阻塞性肺疾病患者，体弱无力咳嗽，易使通气受阻，休克型肺炎则可并发呼吸衰竭、呼吸窘迫综合征，必须保持呼吸道通畅。

（六）对症支持疗法

重症肺炎患者应卧床休息，注意保暖，加强护理，进食易消化或半流质食物。高热者用物理降温或药物降温。

【监护】

（一）一般监护

（1）重症肺炎患者均应卧床休息。有胸痛时可取患侧卧位。有呼吸困难时取半坐位。病情好转后可进行活动。

（2）室内应整齐清洁、环境安静、阳光充足、空气流通，病室内应保持适宜的温度、湿度，一般室温应维持在16～18℃，湿度60%。

（3）给予患者高蛋白、高热量、多种维生素易消化的饮食。高热患者给予流质或半流质食物，鼓励患者多饮水，以促进毒素排泄，不能进食、进水的患者，应给予静脉补充液体。

（4）注意口腔卫生，饭前、饭后协助患者漱口，高热、口干及口唇周围有疱疹时，要注意保持口腔清洁、湿润，口唇疱疹处涂以消炎膏。重症者可用生理盐水棉球擦拭口腔黏膜、牙龈、牙齿，防止口腔炎，去除口臭，以增进食欲。

（5）出汗后及时擦干汗液，更换潮湿衣服及被褥。协助患者满足生活需要。

（6）向患者讲解胸痛的病因，鼓励患者讲述疼痛的部位、程度、性质等。

（二）病情观察

（1）严密观察患者体温、脉搏、呼吸、血压等变化。尤其对年老体弱患者，应定时进行检查，这具有重要的临床意义。高热时给予物理降温，在头部、腋下与腹股沟等大血管处放置冰袋，或采用32～36℃的温水擦浴，也可采用30%～50%乙醇擦浴，降温后半小时测体温，注意降温效果并记录于体温单上。寒战时可增加盖被或用热水袋使全身保暖，并饮用较热开水。气急、发绀时应予以氧气吸入，同时给予半坐位。如发现患者面色苍白、烦躁不安、四肢厥冷、末梢发绀、脉搏细速、血压下降等，应考虑为休克型肺炎，应及时通知医生，按休克型肺炎进行处理。若发现患者体温下降后又复升，则应考虑是否有并发症出现，否则立即通知医生，并协助做必要的处理。

（2）观察患者的咳嗽、咳痰，痰的颜色、性状、量、气味，并及时汇报异常改变。患者入院后应迅速留取痰标本，送检痰涂片或细菌培养。鼓励患者进行有效的咳痰，如无力咳嗽或痰液黏稠时，应协助患者排痰，采取更换体位、叩背，按医嘱服用祛痰止咳剂，痰液黏稠者给予蒸气吸入或超声雾化吸入等，以稀释痰液，利于咳出。

（3）观察患者是否有胸痛、腹胀、烦躁不安、谵妄、失眠等症状。胸痛时可让患者向患侧卧位，疼痛剧烈时可用胶布固定，以减少胸廓活动，减轻疼痛，必要时应按医嘱服用止痛片。腹胀时可给予腹部热敷或肛管排气。烦躁不安、失眠时，可按医嘱给予水合氯醛口服或保留灌肠。

【预防】

（1）针对患者缺乏知识的情况予以疾病知识的宣传教育。

（2）嘱患者加强耐寒锻炼，预防上呼吸道感染，避免酗酒、受寒、过度疲劳等诱发因素。

（3）向患者解释呼吸系统疾病应避免反复急性感染的重要性。一旦有感染发生，应及早治疗、及时控制。

（4）向患者讲解加强营养、提高身体抵抗力的重要性，提供营养知识，并具体指导如何安排每天的饮食。

（5）指导患者一些治疗和训练的方法，如高热患者多饮水，进清淡、易消化的流质或半流质饮食，体位引流，呼吸运动再训练等。

（6）向患者提供卫生指导。嘱患者注意口腔卫生，防止交叉感染。平日尽量少到公共场所，特别是在流行性感冒流行时。养成良好的卫生习惯，如不随地吐痰、妥善处理痰液等。

（7）指导患者急性期卧床休息，恢复期可逐渐增加活动量，以利于肺功能恢复，提高机体的活动耐力。

（8）解释每日睡眠时间不少于 7 小时，指导患者促进入睡的方法，如睡前沐浴、温水泡脚、喝热饮料、精神放松等。

（9）指导患者、家属正确选择富有纤维素的食物，出汗多时注意补充含盐饮料。养成定时排便的习惯，预防便秘。

（10）嘱患者出院后注意休息，避免过度劳累。

（11）教会患者识别本病的诱发因素，增加患者的预防知识。

（12）体质衰弱或免疫功能减退者，如糖尿病、慢性肺疾病、肝疾病等，有条件时继续按医生的建议注射流行性感冒疫苗或肺炎球菌疫苗。

（13）教会患者门诊随访知识。

第四章 肺部真菌病

真菌病是指由真菌及放线菌引起的疾病，大多数深部真菌病都由呼吸道感染开始，而后深入体内脏器，因此肺部真菌病为深部真菌病最常见的一种，其发病率及临床重要性正不断增加。

真菌有细胞核、核膜和染色体。生活形态常呈两种类型，一种为菌丝，见于真菌的自然状态；另一种为酵母型，见于人体组织内。放线菌介于细菌和真菌之间，其分支菌丝似真菌，但能分裂成革兰氏染色阳性的杆菌或球菌样体。奴卡菌抗酸染色类似结核菌，且无细胞结构，对抗真菌药物不敏感，而对抗生素敏感，又像细菌。按形态特征，真菌可分为五种：①酵母菌，如新型隐球菌；②酵母样菌，如白念珠菌；③双相菌，如组织胞浆菌；④丝状真菌，如曲菌和毛霉菌；⑤细菌样菌，如放线菌和奴卡菌。按致病性，真菌分为致病性真菌，如组织胞浆菌、球孢子菌等；条件致病性真菌，如念珠菌、真菌、隐球菌、毛霉菌等。

肺部真菌病的感染途径有如下几种。①原发性感染：吸入带有真菌孢子的粉尘，或口咽部寄植的真菌侵入肺部而致病；②继发性感染：体内其他部位的真菌感染经血行或淋巴系统播散至肺，或邻近脏器的真菌感染蔓延到肺所致。致病性真菌可侵袭正常的肺组织，而条件致病性真菌引起感染多有易患因素，如免疫功能低下、恶性肿瘤、粒细胞减少、应用皮质激素或免疫抑制剂、细胞毒性药物或放射治疗、长期使用广谱抗生素、长期放置静脉插管和内脏导管、器官移植、糖尿病、尿毒症、慢性肺疾病、灼伤等。

肺部真菌感染的临床表现多无特异性。症状和影像学可有多种多样的表现，除曲菌球较为特征性的影像学表现和放线菌病的硫黄颗粒可作为诊断的重要依据外，其他仅凭临床表现和影像学难以确诊。因此，病原学检查和病理检查通常成为确诊的关键。由于其临床上的复杂性和多形性，难以早期诊断并难以与许多其他疾病鉴别，同时也极易误诊和漏诊。因此，应予以高度重视。临床上遇到有下列情况时，要高度怀疑有肺部真菌感染的可能，须详细询问病史并仔细体检和做相关的各种实验室检查：①长期应用广谱抗生素和肾上腺皮质激素者；②长期应用免疫抑制剂或抗癌放疗、化疗而出现肺部感染者；③经常与稻草、家禽、牲畜接触而出现原因未明的肺部病变者；④原有肺部疾病（慢性支气管炎、肺炎等）经足量抗生素治疗无效，病情持续恶化者；⑤高温持续不退，或退后复升，或体温退后病情仍恶化者；⑥X 线、CT 检查肺部出现新的病变，或两中下野呈弥散性斑片影，或圆形块状影，不能用一般细菌性或病毒性肺炎解释者。肺部真菌感染的确诊主要依靠实验室检查。涂片检查可发现真菌，对部分患者来说可确诊。如脑脊液墨汁染色发现隐球菌即可诊断。但涂片检查一般不能区别真菌的种属，而培养可以鉴别出真菌的种属。对致病性真菌来说，培养阳性就可确诊，但条件致病性真菌则不同，因为正常人体可存在一部分真菌，因此一般的痰培养对真菌诊断作用有限。但是多次（一般 3 次）从痰标本中找到并分离培养出同一种真菌时可认为是病原菌。若从胸腔积液、脑脊液、血液或支气管肺泡灌洗液中培养出真菌，即可认为是致病菌。活组织标本做组织病理学检查是诊断肺部真菌感染的重要方法，若从经皮肺穿刺、开胸肺活检等组织标本中找到或分离培养出真菌，则认为是致病菌，可以确诊。由于培养和组织病理学检查有一定的局限性，可以采用免疫学的方法，通过检查真菌的抗原或抗体来辅助诊断，或利用分子生物学的方法，如用 DNA 探针、PCR 的方法、限制性内切酶片段长度多态分析可对真菌快速进行鉴定和分型。但是此方法的缺点是不能鉴别是致病菌还是寄生菌。以下就临床上较为重要的几种肺部真菌感染分别介绍如下。

第一节 肺念珠菌病

肺念珠菌病（pulmonary candidiasis）是由白念珠菌或其他念珠菌所引起的急性、亚急性或慢性肺炎。感染途径主要是吸入，其次为血源性播散。念珠菌有黏附黏膜组织的特性，其中白念珠菌对组织的黏附力尤强，故其致病力较其他念珠菌更为严重。白念珠菌被吞噬后，在巨噬细胞内仍可长出芽管，穿破细胞膜并损伤巨噬细胞，说明白念珠菌虽可被吞噬，但未被杀死，仍能继续损伤组织导致病变。念珠菌尚可产生致病性强的水溶性毒素，在临床上引起休克。

【病原体】

支气管肺念珠菌的病原性真菌主要是白念珠菌，其次是热带念珠菌和克柔念珠菌。近年来，平滑念珠菌、皱落念珠菌、高里念珠菌、葡萄牙念珠菌和星形念珠菌等亦有报道。平滑念珠菌并不直接引起肺炎，多见于长期静脉插管和毒瘾者心内膜炎经血行播散而间接累及肺组织者。

【发病机制和病理】

致病菌主要为白念珠菌，它广泛存在于自然界，亦寄殖于人体口咽、皮肤、阴道、肠道等部位，10%～20%的健康人痰中可查见。感染可经呼吸道或皮肤、黏膜入侵。当患者长期大量应用广谱抗生素、皮质激素、免疫抑制剂、放疗、化疗等致机体防御系统破坏及功能失调，或患者原有支气管-肺疾病等各种基础病，念珠菌即可侵入呼吸系统引起继发性感染。

早期病变以急性化脓性炎症或多发性小脓肿形成为主，周围有菌丝及巨噬细胞浸润。慢性感染则呈纤维性组织增生及肉芽肿病变，其内可找到菌丝和孢子。

【诊断】

（一）临床表现

1. 支气管炎型　全身情况良好，症状轻微，一般不发热。主要表现为剧咳，咳少量白色黏液痰或脓痰。检查发现口腔、咽部及支气管黏膜上被覆散在点状白膜，胸部偶尔听到干啰音。

2. 肺炎型　大多见于免疫抑制或全身情况极度衰弱的患者。呈急性肺炎或败血症表现，出现畏寒、发热、咳嗽、咳白色黏液胶冻样痰或脓痰，常带有血丝或坏死组织，呈酵母臭味，甚至有咯血、呼吸困难等。肺部可闻及干、湿啰音。

（二）实验室及其他检查

1. 实验室检查　从痰液、支气管分泌物、胸腔积液涂片、培养找到本菌及菌丝或组织活检、动物接种等检查可作诊断。

2. 影像学检查　随不同类型和病期而异。支气管炎型在 X 线胸片上大多无异常表现，或仅有肺纹理增深，偶见肺门淋巴结肿大。支气管肺炎型见两中、下肺野弥散性斑片状、小片状或片状阴影，但很少波及整叶。肺炎型则呈大量小片状或大片状阴影，常波及整个肺叶，或有小片状阴影的大片融合，甚至脓肿形成。可以在短期内迅速改变形态，一处消散，而于另一处新出现或增加。慢性支气管肺念珠菌病可见大量纤维增生和肺气肿。在支气管扩张或其他原因的非活动性空洞性病变中念珠菌寄生，且可形成真菌球。少数病例影像学上可表现为肺间质性病变，亦可呈粟粒状阴影，或有融合趋势。亦有少数患者可并发胸腔积液。偶尔，无基础疾病的健康人肺部出现孤立性结节（念珠菌球），酷似肿瘤。CT 检查可发现破坏性病变和结节性病灶的细微形态特征，有助于其他原因所致类似病变的鉴别诊断。

依据其临床表现，特别是有慢性消耗性疾病或免疫功能下降的基础，结合 X 线表现，可考虑诊断，但病原学鉴定是确诊的依据。经环甲膜穿刺吸引或经纤维支气管镜通过防污染毛刷采取的下呼吸道分泌物、肺组织、胸腔积液、血、尿或脑脊液直接涂片或培养出念珠菌，即可确诊。痰液直接涂片或培养出念珠菌并不能诊断为真菌病，因有 10%～20%的正常人痰中可找到白念珠菌。若 3%过氧化氢溶液含漱 3 次，从深部咳出的痰连续 3 次培养出同一菌种的念珠菌，则有诊断参考价值。近年，采用 ELISA 方法测定血液、支气管肺泡灌洗液中的念珠菌抗原或抗体，同时测定甘露聚糖和抗甘露聚糖抗体，两项中有一项指标阳性作为诊断的标准，敏感性为 80%，特异性为 93%，但是应用于临床仍须进一步评价。

【处理】

（一）去除诱因

如因肾上腺皮质激素、广谱抗生素、细胞毒药物等诱发，轻度霉菌感染，去除上述因素可渐愈。

（二）抗真菌药物的应用

1. 氟康唑 口服或静脉滴注，200mg/d，首剂加倍，病重者可用400mg/d，或者6～12mg/（kg·d）。轻者用5～7天，重者应延长至痊愈。不良反应小，偶有恶心、腹泻，故常首选。

2. 伊曲康唑 口服200mg/d，不良反应偶有肝、肾功能损害，胃肠道不适。

3. 两性霉素B 脂质复合体多用于重症病例，将两性霉素B由0.1mg/（kg·d）开始渐增至0.7mg/（kg·d），避光静脉滴注，总剂量为1～3g。

4. 氟尿嘧啶 口服50mg/（kg·d），重者疗程1～3个月。不良反应有胃肠道不适、药物热、骨髓抑制及肝功能损害。本品也可气雾吸入。

5. 大蒜制剂 90～150mg/d静脉滴注，或口服40mg，每日3次，可试用。

（三）辅助及支持疗法

应用免疫球蛋白、输血、增加营养等加强支持疗法。

第二节 肺曲霉病

肺曲霉病（pulmonary aspergillosis）致病菌主要为烟曲霉，少数为黄曲霉、土曲霉、黑曲霉、棒状曲霉、构巢曲霉及花斑曲霉等。烟曲霉菌常寄生在上呼吸道，慢性病患者免疫力严重低下时才出现侵袭性曲霉病。曲霉属广泛存在于自然界，空气中到处有其孢子，在秋冬及阴雨季节，储藏的谷草发热霉变时更多。吸入曲霉孢子不一定致病，如大量吸入可能引起急性气管-支气管炎或肺炎。

【病原体】

曲菌是自然界无处不有的一类真菌，有600多种。导致人类感染的约有40种，以烟曲菌、黄曲菌、黑曲菌、土曲菌、杂色曲菌、棒曲菌、构巢曲菌和赫曲菌等较多见。

【发病机制和病理】

（一）变应性支气管肺曲霉病（allergic bronchopulmonary aspergillosis，ABPA）

此型肺曲霉病是机体对曲菌抗原的过敏反应，不是病原体直接导致组织损伤。患者血清多克隆特异性Ig和总IgE明显升高。与烟曲菌皮试阳性哮喘或曲菌球患者比较，ABPA患者的多克隆Ig的各种亚型和所有抗原特异性Ig均趋于上升。ABPA急性加重期患者补体激活，循环血液中出现C_1q沉淀素，提示免疫复合物的存在。因此推测ABPA的支气管痉挛为Ⅰ型过敏反应（IgE）介导，而支气管及其周围的炎症反应由Ⅲ型过敏反应（免疫复合物）所介导。除过敏反应外，曲菌抑制宿主吞噬细胞吞噬功能和组织侵袭作用在ABPA发病机制中也起一定作用。ABPA的病理改变包括渗出性细支气管炎、黏液嵌塞、支气管中心性肉芽肿、近端支气管的囊性支气管扩张、肺不张和嗜酸性粒细胞肺炎。

（二）曲菌球

曲菌球多发生于已经存在的肺空洞内，包括肺结核、支气管扩张、肺囊肿、结节病、组织胞浆菌病、强直性脊柱炎、恶性肿瘤等疾病形成的肺空洞，也偶尔见于胸膜腔特别是外科瘢痕或胸膜粘连形成的腔隔内。曲菌生长于洞壁，易侵犯局部结构特别是血管，但很少侵犯肺实质或经血管扩散。少数情况下曲菌球可以改变其良性慢性过程而变为侵入性的，甚至可以导致死亡。转归取决于活菌和死菌哪个占优势，如果局部环境不利于曲菌生长，最终将被液化和咳出。死亡曲菌的残留球形病灶，偶有钙化。

另有一类患者肺部原无空洞，仅为局部肺组织的不规则浸润，边缘模糊。也可随病情发展为不规则浸润，渐成圆形，边界变得清楚并形成空洞，产生曲菌球。此类型较少见。

（三）急性侵袭性肺曲霉病

吞噬细胞作为宿主的防御机制之一，其数量和功能在急性侵袭性肺曲霉病的发病中具有重要意义。淋巴细胞介导的细胞免疫也很重要。研究证明，中性粒细胞可阻止曲菌丝的形成，而单核细胞则主要影响分生孢子。这与临床上本病好发于粒细胞缺乏和细胞免疫损害患者是吻合的。体液免疫在本病发病机制中的作用尚不清楚。在丙种球蛋白缺乏或功能紊乱患者本病发生率并无增加，表示体液免疫不起主要作用。病理表现主要为急性坏死性出血性肺炎。

【诊断】

（一）临床表现

临床上有四种类型。

1. 支气管肺炎型肺曲霉病 曲菌菌丝在支气管黏膜上生长，但不侵入管壁。黏膜炎症较轻，故仅表现为低热、咳嗽、咳棕黄色痰。如侵蚀肺组织，可引起局限性的曲菌肉芽肿或肺炎、肺脓肿。

2. 变态反应性肺曲霉病 对曲菌过敏者吸入大量孢子后，阻塞小支气管，引起短时的肺不张，亦可引起肺部反复游走性浸润。患者畏寒、发热、乏力、刺激性咳嗽、咳棕黄色脓痰，偶带血。痰中有大量嗜酸性粒细胞及曲菌丝。烟曲菌培养阳性。哮喘为其突出的临床表现，一般解痉平喘药难以奏效，周围血嗜酸性粒细胞增多。

3. 曲菌球型肺曲霉病 常为继发性感染，曲菌球常寄生于肺部慢性破坏性病灶的空腔内，如肺结核空洞、支气管扩张，偶见于癌性空洞内。患者无明显全身症状，但有反复咯血和咳嗽。肺内孤立的新月形透亮区球形灶，为其典型 X 线表现。

4. 侵入性肺曲霉病 多见于造血系统疾病，如白血病、淋巴瘤等或器官移植等患者因长期使用细胞毒药物、糖皮质激素或广谱抗生素后，导致免疫功能降低，抵抗力减弱和（或）正常菌群的失调而容易诱发本病。临床症状与急性细菌性肺部感染相似。有发热、咳嗽、咳脓性痰、胸痛、咯血、呼吸困难，以及播散至其他器官引起的相应症状和体征。体检发现肺部有干、湿啰音。胸部 X 线示早期出现片状模糊支气管肺炎阴影，以后产生以肺叶分布的浸润病灶，偶见粟粒样灶影，病灶常多发，多分布于肺周围部位。

（二）实验室及其他检查

1. 常规和基本检查 血常规、尿常规、血嗜酸性粒细胞计数、血液生化、动脉血气和肺功能测定（特别是 ABPA）。

2. 免疫学检查 曲菌抗原皮试、血清特异性 IgE 和 IgG。

3. 胸部 X 线影像 肺内孤立的新月形透亮区球形灶为其典型 X 线表现，可分为三型。游离型：曲菌球寄生于直径 3cm 以上的薄壁空洞中，附于空洞底部，呈圆形或椭圆形，随体位变化而活动；附壁结节型：曲菌球寄生于直径 3cm 以上的厚壁空洞，附着于空洞壁的中下部，形态大小不等；充满型：普通 X 线片很难辨认，很易误诊。CT 片表现为新月形空气征，即“新月征”，空洞中可见球形块影。

ABPA 患者 X 线表现为肺叶、段分布的浸润病灶，常为游走性；肺实变，或因黏液栓塞支气管致肺段或肺叶不张，但无叶间裂移位。长期反复发作可导致中心支气管扩张，受累的段或亚段支气管呈囊状扩张，而远端正常。车轨线样、平行线、环状、带状或指套状等阴影亦常能见到。

侵入性肺曲霉病患者 X 线早期可出现局限性或双肺多发性浸润，或结节状阴影，病灶常迅速扩大融合、实变坏死形成空洞；或突然发生大的、楔形的、底边对向胸膜的阴影，类似于“温和的”肺梗死。少数出现胸腔积液征象。CT 表现呈“晕轮征”或“日晕征”，即肿块周围密度略低于肿块密度，而且明显高于肺实质密度。

4. 微生物和组织病理学检查 曲菌是上呼吸道的正常菌群，免疫功能正常患者痰培养阳性不一定提示浸润性肺曲霉病。但粒细胞减少患者如痰培养阳性，则提示浸润性肺曲霉病存在。支气管镜所取标本（如支气管肺泡灌洗、支气管抽取物或保护性毛刷）可提高曲菌分离的阳性率。组织中找到曲菌是诊断的金标准，但这种方法在临床上往往并不可行。

【诊断标准】

1. 确诊

（1）曲菌球

1）典型影像学征象（新月征）。

2）曲菌检测阳性。

（2）ABPA（满足全部条款）。

1）哮喘（轻重可以不一）。

2）肺浸润性阴影。

3）曲菌抗原即刻皮肤试验阳性。

4）血清总 IgE 升高（＞1000ng/mL）。

5）曲菌沉淀素抗体阳性。

6）血清特异性 IgE 和 IgG 升高。

7）周围血嗜酸性粒细胞增加。

（3）急性侵袭性肺曲霉病

1）肺炎的临床证据。

2）肺组织学病理学发现具有特征形态的曲菌，或肺组织标本培养曲菌生长，或血培养曲菌生长。

2. 拟诊

（1）曲菌球：典型的影像学征象。

（2）ABPA

1）符合本病的临床和 X 线表现。

2）血清特异性抗体 IgE、IgG 或沉淀素抗体增高；或曲菌抗原皮试（+）。

3）合格痰标本培养曲菌生长。

（3）急性侵袭性肺曲霉病

1）肺部持续性或进展性浸润阴影而对抗生素治疗无效。

2）高危因素。

3）合格痰标本或下呼吸道防污染标本培养曲菌生长。

【处理】

1. 曲菌球 药物治疗无效，应争取手术治疗。

2. 变态反应性肺曲霉病 可用氢化可的松和两性霉素 B 作支气管雾化吸入，病变能迅速吸收，但容易复发。也可口服泼尼松每日 0.5mg/kg，有助于肺浸润吸收，2 周后改为隔日 1 次，至少维持 3 个月。

3. 侵入性肺曲霉病 主要采用抗真菌药物治疗，两性霉素 B 为首选药物。首次剂量每日可用 0.05～0.1mg/kg 加入 5%葡萄糖液内缓慢静脉滴注，以后每日增加 5～10mg，最高剂量每日可达 30～50mg。疗程一般需 3 个月以上，总剂量 1～2g。用药期间应注意不良反应并及时给予相应处理。亦可合并应用利福平，每日 450mg，空腹一次口服，两者联合应用有协同作用。也可应用氟尿嘧啶。伊曲康唑每日 200mg，逐渐增至每日 400mg，分 1～2 次服用，对曲菌感染具有良好疗效。

第三节 肺隐球菌病

肺隐球菌病（pulmonary cryptococcosis）为新型隐球菌感染引起的亚急性或慢性内脏真菌病。主要侵犯肺和中枢神经系统，但也可以侵犯骨骼、皮肤、黏膜和其他脏器。该病多见于中年男性。以往认为多见于长期应用广谱抗生素、类固醇激素、免疫抑制剂及艾滋病等免疫缺陷性疾病和慢性消耗性疾病患者，且有鸽粪及潮湿土壤接触史。但近年发现发病原因不明者有所增多，许多患者无以上病史、用药史及接触史，50%患者为免疫功能正常的宿主，且临床多无症状。

【病原体】

新生隐球菌以酵母菌广泛存在于自然界。根据荚膜多糖的抗原性，新生隐球菌分 A、B、C、D 4 个血清型。另有 AD 和 BC 两个配合型，其在分类学上尚存争议。A、D 型是临床标本中最常分离到的菌株，自然界中同样可以分离到，而热带和亚热带患者分离的 B、C 型在自然界从未分离到。因此，B、C 型的生态学及其来源不清楚。

新生隐球菌在世界各地均存在。20 世纪 50 年代就发现本菌与鸽排泄物严重污染有关。在窗台或屋顶干燥鸽粪中亦能分离到本菌。已经证明鸽并非带菌者，亦非传播媒介，但鸽粪含有大量富含肌酐的胍类，是支持新生隐球菌生长的重要营养物质，而鸽粪中其他微生物的存在和温湿度对来自土壤中的新生隐球菌恢复生长亦起着重要作用。

【发病机制和病理】

肺隐球菌病的病原新生隐球菌通过鸟粪、土壤经呼吸道入侵，在肺内形成初感染灶，可致肺门淋巴结肿大，也可在胸膜下形成小结节。长期用激素、抗癌化疗或广谱抗生素治疗易诱发本病。肺部病灶可为局灶性或广泛性小肉芽肿。病菌经肺播散常引起脑膜炎病变，也可侵犯骨骼、皮肤及各脏器。

【诊断】

（一）临床表现

患者可有发热、咳嗽，以干咳为主或有少量痰液。常有难以言其状的胸痛和轻度气急。其他症状包括少量咯血、盗汗、乏力和体重减轻。由于患者免疫状态的不同，可形成两种极端：一是无症状患者，系 X 线检查而被发现，见于免疫机制健全者，组织学上表现为肉芽肿病变；二是重症患者，有显著气急和低氧血症，并常伴有某些基础疾病和免疫抑制状态，X 线显示弥散性间质性病变，组织学仅见少数炎症细胞，但有大量病原菌可见。Mitchell 等曾报道 1 例右肺尖隐球菌病引起的 Horner 综合征，酷似肺癌。肺隐球菌病可合并肺外隐球菌感染，以皮肤、中枢神经系统和前列腺累及比较常见。肺隐球菌病患者应特别警惕这些部位累及的可能；相反，当这些部位确诊隐球菌病时应常规作胸部 X 线检查，以了解肺部病变情况。

（二）实验室及其他检查

1. 实验室检查 血清学检查敏感性较低。痰、支气管抽吸分泌物或胸腔积液培养或墨汁染色可发现隐球菌，但阳性率较低。

2. 影像学检查 表现具有多样、多态、多病灶和大小不一的特点，但缺乏特异性。可有以下表现：①孤立性块影：此型多见于原发性肺隐球菌病（占 81%）；②大片致密影伴小透亮区；③单发或多发性结节影，直径 0.4～4.0cm，边缘有毛刺，部分结节周围可伴磨砂玻璃样改变，可发生于双肺各叶，多累及下叶，右肺多于左肺；④单发或多发性斑片状浸润影，常为继发性；⑤弥散性粟粒影；⑥间质性肺炎型，此型少见。后两者常见于免疫功能低下者。另外也可表现为空洞，偶见厚壁空洞，一般无钙化，可见胸腔积液及肺门淋巴结肿大。

【诊断标准】

（1）多无症状，少数有低热、盗汗、轻咳、咳黏液痰或血痰，偶有胸膜炎症状。常无阳性体征。

（2）胸部 X 线检查示肺纹理增粗，有散在结节状、浸润性病变，或孤立球形病灶，多见于肺下部，少数有空洞形成。

（3）痰涂片墨汁染色或培养，找到隐球菌有诊断价值，经纤维支气管镜刮片或支气管肺泡灌洗发现病原体。

（4）间接免疫荧光法检测血液中有关抗体，阳性者可协助诊断。

（5）经纤维支气管镜或经皮肺活检，PAS 或阿利新蓝染色找到隐球菌可确诊。

【处理】

本病常在免疫功能降低时发病，故应消除各种诱发因素。早期局限性肺部肉芽肿或空洞，可采用抗真菌药物治疗。如两性霉素 B 雾化吸入，剂量同肺念珠菌病，疗程自数周至数月，重症患者可静脉滴注，氟尿嘧啶、伊曲康唑等均可应用。

第四节　肺毛霉菌病

肺毛霉菌病是由毛霉目中一些致病性真菌引起的肺部严重感染。毛霉目和虫霉目真菌感染统称接合菌病。毛霉病的主要病原菌是毛霉属，但还有毛霉目的其他属如根霉和犁头霉等。虫霉目真菌极少引起肺部感染，偶见播散性病例累及肺部，其表现与毛霉病相似。一般说毛霉易侵犯下呼吸道，而根霉易侵犯上呼吸道鼻和鼻窦。毛霉病的确切发病率不清楚，一般认为不甚常见，但常是致病性的。其发病无年龄、性别、种族和气候的差别。在毛霉菌污染环境如医院中的免疫抑制患者可发生医院内毛霉菌病暴发流行。肺毛霉菌病的主要感染途径为呼吸道吸入。免疫防御机制损害是本病的主要危险因素，包括糖尿病酸中毒、其他类型的慢性代谢性酸中毒、粒细胞缺乏、激素和免疫抑制剂治疗、铁螯合剂治疗、白血病、淋巴瘤、器官移植、HIV 感染等。

【病原体】

毛霉目真菌广泛存在于自然界，在土壤、空气、粪便、食品及一切霉变物上几乎均可发现。其中毛霉属的总状毛霉、微小毛霉和卷枝毛霉，根霉属的米根霉和少根霉等是比较常见条件性致病性真菌。毛霉目真菌的共同特点是能通过有性繁殖产生接合孢子，无性期产生孢子囊和孢子囊孢子。菌丝宽、壁薄，不分隔或极少分隔。由于本菌在自然界几乎无处不在，亦可在口咽部寄生，故从与外界相通部位标本中分离到毛霉菌不一定有临床意义。

【发病机制和病理】

正常人口腔和鼻咽部存有毛霉菌，一般不致病。只有机体免疫功能降低时可侵入支气管和肺，产生急性炎症，并经血行累及脑和全身各脏器，也可通过吸入孢子而致病。

病理特征是血管梗死和组织坏死。肺呈实变，弹性差，切面显示大片出血伴新近的梗死。镜下见不同程度的水肿、充血、大片出血、坏死，伴中性粒细胞和浆细胞浸润，有时见到巨噬细胞；组织常呈化脓性变化，很少形成肉芽肿。在组织中，HE 染色菌丝呈淡蓝色，乌洛托品银染色显示最清楚。在病变的血管壁、血管腔、坏死组织中均可找到大量粗大的菌丝，菌丝内不分隔，少见直角分支，此是与其他真菌感染鉴别的特征性表现。

少数慢性局限性肺毛霉菌病常被忽视和漏诊。因其他原因致死的病例尸检时，偶尔见到局限性肺毛霉菌感染的病灶。在支气管扩张或慢性空洞性肺部疾病手术切除的肺标体中，偶尔发现毛霉菌球。

【诊断】

（一）临床表现

本病开始为急性支气管炎症状。突然发病时，严重者出现发热、咳嗽、痰中带血、胸闷、气急、呼吸困难、胸痛等，当累及肺动脉时，可引起致命性大咯血。检查两肺有广泛湿啰音及胸膜摩擦音。本病一般呈进展性，大多在 3～30 天死亡。

（二）实验室及其他检查

（1）痰液直接涂片或培养可找到毛霉菌。病理组织切片中发现血管壁内菌丝即可确诊。

（2）X 线检查示大多为呈迅速进展的大片肺实变阴影，可形成空洞，或为肺梗死阴影。少数呈小结节状阴影。

【鉴别诊断】

根据上述临床表现和实验室及其他检查，可诊断本病。本病需与暴发性细菌性肺炎、病毒性肺炎及虫霉菌相鉴别。

【处理】

首选两性霉素B，每日或隔日静脉滴注1次，总量为3g。亦可用氟尿嘧啶、咪康唑等。对于毛霉菌球或慢性肺部病灶可做肺叶切除。并于术前、术后给予两性霉素B治疗。

本病起病急骤，病程短，死亡率高达50%以上。因此，早期诊断、及时治疗是提高生存率的关键。此外，应积极控制原发疾病，特别是糖尿病、白血病和淋巴瘤等，以及掌握免疫抑制药物等的合理应用，加强护理。

第五节　肺组织胞浆菌病

组织胞浆菌病（histoplasmosis）是由荚膜组织胞浆菌引起的感染，初感染于肺，临床上亦以肺组织胞浆菌病最常见，但可导致系统性播散。本病主要流行于美国中部俄亥俄河和密西西比河流域，人群感染率（皮试阳性）达80%。在中美洲、南美洲、东南亚、澳大利亚、意大利、瑞士等地均有流行。我国有散发性病例报道，但多数为组织学提示诊断，缺少真菌培养鉴定的确认证据，部分患者系归侨，可能由于曾经生活于流行区而遭感染，本土居民确切感染源不详，因而会有被疑为马纳菲青霉菌病的误诊。近年组织胞浆菌感染率（皮试法）的调查表明我国感染率并不低。因此关于我国组织胞浆菌感染及其发病的流行病学尚需深入、广泛研究。

【病原体】

组织胞质菌有两种：美洲型和非洲型（杜波变种），后者主要引起原发性皮肤、皮下组织及骨骼肉芽肿及化脓性损害，肺部病变则属于继发。通常所称肺组织胞浆菌病泛指美洲型组织胞浆菌所致原发性肺部感染。本菌为双相型真菌，在37℃下培养或在组织内为酵母型，室温下生长呈菌丝型，具有很强的传染性。

【病因和发病机制】

本病由荚膜组织胞浆菌感染引起。发病机制和病理颇似结核病。当人们吸入本菌的孢子后，首先引起原发性肺部感染，健康人常不治自愈。但免疫功能低下或缺损者，如恶性病，或用大量皮质激素和免疫抑制剂，或吸入大量孢子后，形成肺部病灶，通过淋巴或血行播散到全身。

【病理】

病理检查肉眼可见肺叶有蚕豆或核桃大小多个结节，无包膜，剖面为灰白色。镜下可见病灶内组织细胞，巨噬细胞显著增生，并形成结核样肉芽肿，伴有干酪样坏死及钙化，部分变为空洞，但很少化脓。在巨噬细胞的胞质内、外可见到成群或散在的组织胞浆菌。此菌呈酵母样，为圆形或椭圆形，直径约为2.5μm，其外周有空晕。PAS染色为阳性。免疫组化、抗荚膜组织胞浆菌抗体是阳性。

【诊断】

（一）临床表现

常见临床类型有以下几种。

（1）慢性型最多，与肺结核相似。肺结核患者中感染率高，故抗结核治疗效果差时可考虑同时合并组织胞浆菌病，此型易进行性发展导致肺纤维化。

（2）单个或多个钙化灶症状较轻，仅血清学检查阳性。

（3）进行性肺部感染表现为肺部弥散性结节性损害。有发热、呼吸困难、咳黏液脓痰，愈合较慢，但不留痕迹，少数可合并进行性肺外组织胞浆菌病，出现肝、脾、淋巴结肿大，皮肤溃疡，死亡率较高。

（4）肺炎型炎症渗出性及急性肺炎，多是良性经过。临床类似肺结核病。

（5）纵隔型仅表现在肺门纵隔淋巴结肿大，可缓慢痊愈。

（6）Loeffler 综合征少见，表现为肺炎伴明显嗜酸性粒细胞增多，无须特殊处理。

（7）粟粒型（或称游走性）肺炎，极少见。

（二）实验室及其他检查

1. 痰或尿培养 在急性感染者呈阳性，并经镜检鉴定可以确诊。皮肤试验阳性或补体结合试验＞1∶32，可作为重要诊断参考。组织活检可确诊。

2. 影像学检查 无症状型多见于原发感染已有免疫力的患者，X 线胸片上仅有纤维影或钙化影。急性型患者 X 线胸片上可见广泛结节状阴影，大小不一；严重者呈弥散性肺浸润，常伴肺门、纵隔淋巴结肿大，少数病例其肿大淋巴结压迫支气管、食管或血管，引起相应 X 线改变；偶尔可侵犯心包。病变多数呈自限性，吸收后遗留肺部纤维瘢痕，少数可形成组织胞浆菌球伴钙化。严重纵隔感染愈合后纤维钙化灶同样可以压迫纵隔脏器，甚至可以引起上腔静脉压迫综合征，上腔静脉阴影显著增宽。慢性型患者见于慢性阻塞性肺疾病和吸烟者，X 线表现为节段性肺炎，可呈现游走性特征；偶尔见慢性进展性肺尖厚壁空洞。播散型肺部病变如急性型，肺门淋巴结和肝脾大为其特点。

【鉴别诊断】

根据上述临床表现、实验室及其他检查可诊断本病。临床上易将本病误诊为肺结核、肺炎、肺癌、结节病、淋巴瘤、马纳菲青霉菌病及败血症等，应注意鉴别。在组织切片上要与新型隐球菌、申克孢子丝菌、芽生菌、球拟酵母菌、粗球孢子菌、黑热病原虫及弓形体的包囊相鉴别。

【处理】

大多数患者无须治疗而愈。重症者以两性霉素 B 疗效最佳，总剂量为 0.5～1.0g。慢性空洞剂量稍加大。也可用氟尿嘧啶、酮康唑及克霉唑等。病灶局限有手术适应证者可作外科手术。

第六节　肺放线菌病

肺放线菌病（pulmonary actinomycosis）系由厌氧的以色列放线菌感染肺部引起的慢性化脓性肉芽肿性疾病。常侵及颜面部和颈部。多见男性，男女发病率之比为 3∶1，任何年龄均可发病。

【病原体】

放线菌类（actinomycetales）属于细菌，在形态上有纤细分支菌丝，其中致病性放线菌引起的感染在临床和病理上酷似真菌。引起人类致病的主要是以色列放线菌，是一种厌氧菌，只能在厌氧、微需氧或兼性厌氧条件下、高营养培养基上生长。其在低倍镜下呈蜘蛛样菌落，有分支纤细的菌丝体。自然界土壤、蔬菜或其他植物中未分离到人类致病的放线菌，而健康人口腔黏膜、牙垢、龋病和扁桃体隐窝内常有本菌定植，故临床感染属内源性感染。人与人或人与动物之间没有传染。口腔卫生不良和拔牙是本病的好发危险因素。

【病因和发病机制】

放线菌病的主要致病菌为以色列放线菌，该菌可寄生于正常人的龋齿、扁桃体隐窝和口腔卫生不良者的齿龈边缘部位。放线菌可沿深部组织蔓延至面、颈部或由口腔吞入胃肠道感染。肺部放线菌大多为吸入感染，少数由面颊部、腹腔、肝放线菌穿越深部组织或经膈肌入肺部引起感染。

放线菌感染常引起慢性肺部炎症反应，形成肉芽肿和肺脓肿，病变往往侵犯胸膜产生脓胸并易累及胸壁形成脓肿，溃破至皮下引起多个瘘管，亦可侵犯至其他器官。血行播散少见。

【诊断】

（一）临床表现

1. 症状 多为缓慢起病。临床表现多样，以肺部慢性炎症表现多见，开始有低热或不规则发热、咳嗽，咳出少量黏液痰，因常合并其他细菌感染，痰液常为黄色。典型者可咳黄色颗粒（即所谓的硫黄颗粒）。随着病变的进展，肺部形成多发性脓肿时，则症状加重。可出现高热、剧咳、大量黏液脓性痰，且痰中带血或大咯血，伴乏力、盗汗、贫血及体重减轻。病变延及胸膜可引起剧烈胸痛，侵入胸壁有皮下脓肿及瘘管形成，经常排出混有菌块的脓液。瘘管周围组织有色素沉着，典型者脓液和瘘管周围可见硫黄颗粒。瘘管口愈合后在其附近又可出现瘘管。如纵隔受累，可致呼吸或吞咽困难，严重者可导致死亡。

2. 体征 在急性炎症期，肺部可闻及干、湿啰音，形成多发性脓肿及肉芽肿时，肺部呼吸音明显较低；出现胸腔积液和肋骨破坏及瘘管或皮下脓肿时，则会出现相应的体征。

（二）实验室及其他检查

单侧或双侧肺散在不规则斑片状浸润阴影，可融合成实变，其中有不规则透亮区，亦可伴有胸腔积液。病变蔓延到肋骨和脊椎时，可见到骨膜炎征象，肋骨或脊椎破坏。

【诊断标准】

（1）有拔牙或口腔炎症等病史。

（2）发病缓慢，有低热或不规则发热，咳嗽，咳黏液脓痰或血痰，有时有胸痛等症状。可有肺实变等体征，部分患者累及胸膜则有脓胸壁窦道改变。

（3）胸部 X 线检查示肺部有单侧或双侧散在、不规则的浸润，可融合成实变，内有透亮区。

（4）痰及脓液找到硫黄颗粒，镜检为革兰氏阳性的放线菌者或厌氧培养出放线菌者可确诊。

【鉴别诊断】

早期的临床表现与其他胸部疾病特别是结核病极为相似，往往易延误诊断而发展到脓胸或（和）胸壁病变，晚期的消耗症状亦需与恶性肿瘤相区别。确诊主要依靠微生物学和组织学检查。在肺脓肿、脓胸或皮下窦道的脓液内发现放线菌丝形成的 1～2mm 浅黄色硫黄颗粒，于厌氧条件下培养可分离以色列放线菌。痰内不容易发现放线菌。

【处理】

青霉素 G 治疗有特效，剂量宜加大，病情稳定后可减量。疗程长，一般为 1～3 个月，或继续使用到病灶吸入为止。对青霉素过敏者可改用链霉素、红霉素、林可霉素、四环素及头孢菌素类抗生素。胸壁脓肿或脓胸必须切开引流。有手术适应证者应采用手术治疗。

第五章　肺循环重症疾病与其他肺血管异常

第一节　原发性肺动脉高压

原发性肺动脉高压是指原因不明的肺血管阻力增加所致的持续性肺动脉高压，是少见、进行性加重的疾病，其发病率目前尚不清。其病理改变主要是肺肌型动脉和小动脉中层肥厚、内膜纤维化和丛状现变。临床特点是肺动脉高压和右室肥大，由于其临床表现缺乏特异性，故其诊断通常在排除肺胸疾病、肺血栓栓塞和心脏疾病所致的继发性肺动脉高压之后才可确立。原发性肺动脉高压这一诊断在临床上可能包括三种疾病，即真正的原发性肺动脉高压、慢性亚型反复肺血栓栓塞症和肺静脉闭塞性疾病。对上述三种疾病临床上鉴别较困难，因此世界卫生组织将它们统称为不能解释的肺动脉高压。近年由于诊断技术提高，临床发现的病例增多，已成为心血管病鉴别诊断中经常遇到的重要问题，引起临床广泛重视。

【病因和发病机制】

原发性肺动脉高压迄今病因不明，目前认为其发病与遗传因素、自身免疫及肺血管收缩等因素有关。

1. 遗传因素　家族性至少占所有原发性肺动脉高压的 6%，家系研究表明其遗传类型为常染色体显性遗传。

2. 免疫因素　免疫调节作用可能参与原发性肺动脉高压的病理过程。有 29%的原发性肺动脉高压患者抗核抗体水平明显升高，但却缺乏结缔组织病的特异性抗体。

3. 肺血管内皮功能障碍　肺血管收缩和舒张由肺血管内皮分泌的收缩和舒张因子共同调控，前者主要为血栓素 A_2（TXA_2）和内皮素 1（ET-1），后者主要是前列环素和一氧化氮（NO）。上述因子表达的不平衡，导致肺血管处于收缩状态，从而引起肺动脉高压。

4. 血管壁平滑肌细胞钾离子通道缺陷　原发性肺动脉高压患者存在电压依赖性钾离子（K^+）通道（K_v）功能缺陷，K^+外流减少，细胞膜处于去极化状态，使 Ca^{2+}进入细胞内，从而使血管处于收缩状态。

【诊断】

（一）临床表现

原发性肺动脉高压可发生于任何年龄，但多数在 30～40 岁，女性多于男性。

1. 症状　进行性乏力和劳力性呼吸困难是最常见的早期症状，逐渐发展到休息时也感气急。晕厥是本病的常见症状，其产生原因由心输出量明显减低，一过性脑缺血引起；也有人认为是肺动脉壁压力感受器通过血管迷走神经反射所致。劳累时常有胸骨后压迫感，有时出现明显的心绞痛，可能由于心输出量减低造成相对性冠状动脉供血不足，以及右心室肥厚使右心室相对缺血所致。部分患者发生间歇性少量咯血，可能与局限性小动脉瘤破裂有关。个别病例可因左肺动脉扩张，压迫喉返神经，出现声音嘶哑。难治性右心衰是主要死亡原因。

2. 体征　严重患者多有发绀，多系周围性，如卵圆孔再开放则出现中心性发绀。颈静脉充盈，出现心房收缩波（α 波）。肺动脉瓣区有肺动脉收缩期搏动，肺动脉瓣关闭音增强及第二心音分裂，并可听到收缩期喷射音及喷射性杂音，主肺动脉高度扩张时，可在胸骨左缘第 2～3 肋间听到肺动脉瓣相对关闭不全的反流性杂音。胸骨左下缘可听到室性或房性奔马律及三尖瓣关闭不全的反流性杂音。右心衰时可出现室性或房性奔马律，颈静脉怒张、肝大及下肢水肿等。

（二）实验室及其他检查

1. 心电图改变

（1）电轴右偏。

（2）右心室大并劳累。

（3）肺型 P 波。

2. 超声波扫描

（1）右心室内径大，室壁增厚。

（2）室间隔矛盾性运动。

（3）肺动脉增宽。

3. X 线透视

（1）肺动脉段突出，左、右肺动脉粗大，周围动脉细小呈截断现象。

（2）右心室增大。

（3）上腔静脉影增宽。

4. 右心导管检查　提示右心室和肺动脉压力增高。一般不予造影，以防检查中出现意外。

5. 放射性核素肺灌注扫描和肺动脉造影　放射性核素肺灌注扫描多数正常，也可呈不规则的灌注缺损或放射性核素分布稀疏。肺动脉造影可见肺动脉干增粗及肺动脉主要分支扩张，末梢动脉细小，造影剂在肺内循环时间延迟。此两项检查对诊为原发性肺动脉高压的特异性不高，但可除外较大的肺动脉栓塞。

6. 肺活组织检查　肺活检是鉴别不能解释的肺动脉高压病因（即对真正的原发性肺动脉高压、慢性反复肺血栓栓塞症及肺静脉闭塞性疾病进行鉴别）的唯一依据。主要病理改变的特点是：

（1）原发性肺动脉高压呈典型致丛性肺动脉病变。

（2）慢性反复多发性肺栓塞的病理改变可见新、旧血栓，血栓机化、再通，内膜偏心性纤维化，肌型动脉中层肥厚较轻。

（3）肺静脉闭塞性疾病的病理改变是肺静脉和肺小静脉内膜纤维化、血栓形成，致管腔狭窄或堵塞；肺动脉中层肥厚，内膜纤维化及血栓形成，常伴有肺间质充血、水肿、纤维化和含铁血黄素沉着。

肺活检对上述 3 种疾病的鉴别虽有决定意义，但在严重肺动脉高压时进行肺活检有一定危险，所取标本也未必有代表性，因此限制了临床应用。

【鉴别诊断】

根据临床表现、实验室检查，包括右心导管检查，证实肺动脉压增高，且无引起肺动脉高压的其他心、肺疾病，即可考虑原发性肺动脉高压的诊断。但必须与肺静脉闭塞性疾病及慢性反复肺血栓栓塞相鉴别。

【处理】

（一）氧疗

吸氧以纠正低氧血症，缓解肺动脉痉挛，改善血流动力学肺动脉高压，对于伴有呼吸功能衰竭者甚为有益。

（二）降低肺动脉压药物

1. 血管扩张药　①肼屈嗪为之较好，既可降低肺动脉阻力，降低肺动脉高压，又能增加氧分压，降低二氧化碳分压。用法：12. 5～25mg，3 次/天，口服，当出现耐药时，可予加大剂量。②硝酸甘油：对于肺动脉高压伴有高血压和冠心病者比较适用，10mg，加入 250mL 5%葡萄糖液内静脉滴注，必要时还可舌下含化。③硝普钠：该药治疗肺动脉高压作用强，但作用维持时间短，同时引起动脉血压下降者需要监测，不能作为经常性给药，用法：50mg 加入 5%葡萄糖液 250～500mL 或相同量的生理盐水内，以 20～500μg/min 速度静脉滴注，因为可演变为氰化物，所以用时需现配药。

2. 钙通道阻滞剂　该类药可缓解肺血管痉挛，松弛支气管平滑肌，降低肺动脉高压，常用药物有：硝苯地平 10mg，3 次/天，口服，或维拉帕米 40mg，3 次/天，口服，或硫氮䓬酮 30mg，2～3 次/天，口服。

3. α受体阻断剂 阻断α受体药物，使血管扩张、血压下降，肺动脉阻力和肺动脉高压均下降，同时解除支气管痉挛。常用药物：酚妥拉明 10mg 加入 5%葡萄糖液 250mL 或相同剂量生理盐水内静脉滴注，或用哌唑嗪，开始剂量 0.5mg，逐渐增至 1～2mg，2～3 次/天，口服。

4. β受体激动剂 这类药物可兴奋心肌，增加心搏出量，解除支气管痉挛，因此适用支气管痉挛、喘息性病变而导致的肺动脉高压。常用药物：多巴酚丁胺 20～40mg 加入 5%葡萄糖液 250mL 内静脉滴注，还有异丙肾上腺素、吡布特罗等。

5. 卡托普利 为血管紧张素转换酶抑制剂，可降低肺血管阻力，降低肺动脉压，增加心搏出量，常用量 25mg，3 次/天，口服。

其他还有丹参、川芎嗪、氨茶碱和前列腺素等，均有不同程度降低肺动脉高压的作用，可予选择给药。

（三）抗凝治疗

组织学研究发现，原发性肺动脉高压患者，由于血管内皮损伤多有弥散性微血栓形成；同时右心衰导致静脉淤血，由此产生深静脉血栓形成及肺梗死。因此目前倾向于对所有原发性肺动脉高压患者采用抗凝治疗。一般用口服抗凝药物华法林。成人开始口服为 5～10mg/d。3 日后根据凝血酶原时间确定维持量。维持量每日 2.5～5mg。使凝血酶原时间维持在正常对照值（12～14 秒）的 1.5～2 倍。当凝血酶原时间＞30 秒或出现出血时，即应停药。如有严重出血，可缓慢静脉注射维生素 K_1 20mg，6 小时后，凝血酶原时间可恢复正常。

（四）心力衰竭的治疗

与其他原因引起的心力衰竭治疗基本相同。但心管扩张剂剂量应小，有人认为洋地黄可使肺血管收缩和在肺源性心脏病患者易发生中毒，主张不用或与钙拮抗剂合用，以消除后者的负性肌力作用。

（五）其他药物

目前试用于原发性肺动脉高压的药物有吲哚美辛、阿司匹林、双嘧达莫、糖皮质激素、硫唑嘌呤及组胺拮抗剂等，但它们的疗效目前尚无明确结论。

（六）心肺移植

国外已有对原发性肺动脉高压实施肺或心肺移植的病例报告。但死亡率仍较高，有待积累经验。随着治疗技术的不断提高，心肺移植可望有较快的发展。

【预后】

原发性肺动脉高压的预后差。有报告指出五年存活率仅 21%。主要死因有右心衰、肺炎和猝死。出现症状死亡大约 3 年。

第二节　慢性肺源性心脏病

慢性肺源性心脏病（chronic pulmonary heart disease）是由肺组织、肺动脉血管或胸廓的慢性病变引起肺组织结构和功能异常，产生肺血管阻力增加，肺动脉高压，使右心扩张、肥大，伴或不伴右心衰的心脏病。

肺源性心脏病是呼吸系统的一种常见病。我国肺源性心脏病的患病率约为 4%。高原、寒冷地区及农村患病率较高。患病年龄多在 40 岁以上，并随年龄增高而增加。冬、春季节，气候骤然变化是肺源性心脏病急性发作的重要因素。

【病因和发病机制】

（一）病因

1. 支气管、肺疾病 以慢性阻塞性肺疾病（COPD）最为多见，占 80%～90%，其次为支气管哮喘、支气管扩张、重症肺结核、尘肺、特发性肺间质纤维化和各种原因引起的肺间质纤维化、结节病、过敏性肺泡炎、嗜酸性肉芽肿、药物相关性肺疾病等。

2. 胸廓运动障碍性疾病　较少见，严重的脊椎后凸或侧凸、脊椎结核、类风湿关节炎、胸膜广泛粘连及胸廓形成术后造成的严重胸廓或脊椎畸形，以及神经肌肉疾病如脊髓灰质炎，均可引起胸廓活动受限、肺受压、支气管扭曲或变形，导致肺功能受损。气道引流不畅，肺部反复感染，并发肺气肿或纤维化。缺氧，肺血管收缩、狭窄，阻力增加，肺动脉高压，发展成慢性肺源性心脏病。

3. 肺血管疾病　甚少见。累及肺动脉的过敏性肉芽肿病，广泛或反复发生的多发性肺小动脉栓塞及肺小动脉炎，以及原因不明的原发性肺动脉高压，均可使肺小动脉狭窄、阻塞，引起肺动脉高压和右心室负荷过重，而发展成为肺源性心脏病。

4. 呼吸中枢功能障碍造成通气不足　包括原发性肺泡通气不足、慢性高原病、呼吸中枢损害等。

（二）发病机制

肺源性心脏病发生的先决条件是肺动脉高压。持久而日益加重的肺动脉高压使右心负荷加重、右心室肥大，最终导致右心衰。

1. 肺动脉高压原因

（1）肺血管阻力增加的因素：我国的肺源性心脏病大多由慢性支气管炎发展而来，细支气管及其周围的慢性炎症，可累及邻近肺细小动脉，引起细小动脉炎，造成管壁增厚、管腔狭窄甚至完全闭塞；随着肺气肿的加重，肺泡内压力不断增高，压迫肺泡壁毛细血管，同时肺泡膨胀破裂，造成毛细血管网破坏，使肺泡壁毛细血管床减少，当其减少超过70%时，可造成肺动脉高压。

（2）肺细小动脉痉挛：由于支气管、肺及胸廓疾病，使肺泡通气不足，导致缺氧和高碳酸血症，可使肺血管收缩、痉挛，从而使肺循环阻力增高。

（3）血容量增多和血液黏稠度增加：长期慢性缺氧继发红细胞增多可使血液黏稠度增加，血流阻力加大。缺氧和高碳酸血症，使交感神经兴奋，全身小动脉收缩，肾小动脉收缩使肾血流量减少，肾小球滤过减少而水、钠潴留，血容量增加。上述因素均可加重肺动脉高压，导致肺源性心脏病。

2. 右心肥大及心功能不全　肺循环阻力增加，右心负荷加重，发挥其代偿功能而肥厚。早期右心室尚能代偿，随病情发展，尤其当急性呼吸道感染时，加重了肺动脉高压，当超过右心负荷时则发生右心功能不全。此外，由于心肌缺氧，乳酸堆积，高能磷酸键合成降低，血容量增多，电解质及酸碱失衡所致心律失常等，均可促使心功能不全的发生。

3. 其他器官的损害　由于反复或持续缺氧及高碳酸血症，脑细胞及其间质水肿，可导致颅高压，甚至发生脑疝、脑出血；肝肾功能受损；胃、十二指肠黏膜糜烂、水肿、溃疡或大出血等，多器官功能损伤。

【诊断】

（一）临床表现

1. 肺、心功能代偿期　本期主要为慢性支气管炎、肺气肿的表现。慢性咳嗽、咳痰、喘息、劳累时胸闷、心悸、气急，冬季加重，常发生呼吸道感染。肺气肿阳性体征：心音遥远，但肺动脉瓣区可有第二心音亢进，提示有肺动脉高压；三尖瓣区出现收缩期杂音或剑突下示心脏搏动，提示有右心室肥大；颈静脉充盈，肝在肋缘下可触及，无压痛；营养不良。

2. 肺、心功能失代偿期　本期可见胸闷、乏力、呼吸困难、呼吸频率加快、发绀，重者头痛、失眠、神志恍惚、张口呼吸、大汗淋漓、谵妄、抽搐甚至昏迷等呼吸衰竭症状；也可见气急、心慌、厌食、呕吐、上腹胀满、面及下肢水肿等右心衰症状。体征：可见球结膜充血水肿、眼底视网膜血管扩张和视盘水肿等颅内压增高表现。腱反射减弱或消失。皮肤潮红多汗，颈静脉怒张，肝大且压痛，肝颈静脉回流征阳性，腹水及下肢肿胀。血压早期升高，晚期下降。心率增快或心律失常，三尖瓣区闻及收缩期吹风样杂音，严重者出现舒张期奔马律及第三心音、第四心音。肺动脉瓣第二心音亢进。

（二）并发症

1. 心律失常 多表现为房性期前收缩及阵发性室上性心动过速，也可有心房扑动及心房颤动。

2. 上消化道出血 缺氧、高碳酸血症及循环淤滞可使上消化道黏膜糜烂坏死，发生弥散性渗血；或其他原因产生应激性溃疡出血。

3. 肾衰竭 呼吸衰竭、心力衰竭、休克等原因均可导致氮质血症、尿毒症的发生。

4. 休克 可因严重感染、严重心力衰竭、上消化道大出血等引起。

5. 酸碱平衡失调及电解质紊乱 呼吸衰竭时，呼吸性酸中毒普遍存在。但由于体内代偿情况的不同，或并存有其他疾病时，可出现各种不同类型的酸碱平衡失调及电解质紊乱。

6. 肺性脑病 为中、重度呼吸衰竭所引起的高碳酸血症、低氧血症、酸碱平衡失调等一系列内环境紊乱引起的脑部综合征。患者表现为烦躁不安、神志模糊、嗜睡、谵语及四肢肌肉抽搐等。

7. 弥散性血管内凝血 因严重缺氧、酸中毒、感染、休克等因素激活凝血因子及红细胞增多，血黏度增高，促使血液进入高凝状态，发生弥散性血管内凝血。

（三）实验室及其他检查

1. X线检查 除肺、胸基础疾病及急性肺部感染的特征外，尚可有肺动脉高压症，如右下肺动脉干扩张，其横径≥15mm；其横径与气管横径比值≥1.07；肺动脉段明显凸出或其高度≥3mm；中央动脉扩张，外周血管纤细，形成残根状；右心室增大征，皆为诊断慢性肺源性心脏病的主要依据。个别患者心力衰竭控制后可见心影有所缩小。

2. 心电图检查 主要表现有右心室肥大的改变，如电轴右偏、额面平均心电轴≥+90°、重度顺时针转位、$R_{V1}+S_{V5}$≥1.05mV及肺型P波。也可见右束支传导阻滞及低电压图形，可作为诊断慢性肺源性心脏病的参考条件。在V_1、V_2甚至延至V_3，可出现酷似陈旧性心肌梗死图形的QS波，应注意鉴别。

3. 超声心动图检查 通过测定右心室流出道内径（≥30mm）、右心室内径（≥20mm）、右心室前壁的厚度、左右心室内径比值（<2）、右肺动脉内径或肺动脉干及右心房增大等指标，可诊断慢性肺源性心脏病。

4. 血气分析 慢性肺源性心脏病肺功能代偿期可出现低氧血症或合并高碳酸血症，当PaO_2<60mmHg、$PaCO_2$>50mmHg时，表示有呼吸衰竭。

5. 血液检查 红细胞及血红蛋白可升高。全血黏度及血浆黏度可增加，红细胞电泳时间常延长；合并感染时白细胞总数增高，中性粒细胞增加。部分患者血清学检查可有肾功能或肝功能改变；血清钾、钠、氯、钙、镁均可有变化。除钾以外，其他多低于正常。

6. 其他肺功能检查 对早期或缓解期慢性肺源性心脏病患者有意义。对于急性加重期慢性肺源性心脏病，痰细菌学检查可以指导抗生素的选用。

【诊断标准和鉴别诊断】

（一）诊断标准

1. 病史 有慢性支气管炎、肺气肿及其他引起肺的结构或功能损害而导致右心肥大的疾病。

2. 临床表现 有慢性咳嗽、咳痰症状及肺气肿体征，剑突下有增强的收缩期搏动和（或）三尖瓣区心音明显增强或出现收缩期杂音，肺动脉瓣区第二心音明显亢进（心肺功能代偿期）。在急性呼吸道感染或较剧烈活动后出现心悸、气短及发绀等症状及右心功能不全体征（心肺功能失代偿期）。

3. 胸部X线诊断

（1）右肺下动脉干扩张：横径≥1.5cm。经动态观察右肺下动脉干横径增宽达2mm以上。

（2）肺动脉段凸出，高度≥3mm。

（3）中心肺动脉扩张与外周分支纤细两者形成鲜明对比，呈残根状。

（4）右前斜位圆锥部凸出高度≥7mm。

（5）右心室增大（结合不同体位判断）。

具有（1）～（4）项中两项以上或第（5）项者可诊断。

4. 心电图检查

（1）主要条件

1）额面平均心电轴≥+90°。

2）重度顺时针转位 R_{V5}/S_{V5}≤1（阳性率较高）。

3）R_{V1}/S_{V1}≥1；R_{aVR}/S_{aVR} 或 R/Q≥1（阳性率较低）。

4）V_1～V_3 呈现 QS、Qr、qr（须除外心肌梗死）。

5）$R_{V1}+S_{V5}$＞1. 05mV。

6）肺型 P 波：P 波电压≥0. 22mV；或 P 波电压≥0. 2mV 呈尖峰形；或低电压时 P 波电压＞1/2R 波呈尖峰形；P 波电轴≥+80°。

（2）次要条件

1）肢体导联普遍低电压。

2）完全或不完全性右束支传导阻滞。

具有主要条件即可诊断，次要条件者为可疑。

必要时超声心动图、心电向量图检查可作为辅助诊断。

5. 血流动力学方面的诊断　有条件时可作漂浮导管检查，静息状态下肺动脉收缩压＞30mmHg，平均压＞20mmHg 作为早期肺源性心脏病诊断依据；平均肺动脉压＞30mmHg 则应考虑肺动脉高压伴右心室肥厚。

6. 超声心动图诊断

（1）主要条件：①右室流出道≥30mm；②右室舒张末期内径≥20mm；③右室前壁厚度≥5. 0mm，或者振幅增强；④左室与右室内径比值＜2；⑤右肺动脉内径≥18mm，或主肺动脉内径≥20mm；⑥右室流出道与左房内径比值＞1.4；⑦肺动脉瓣超声心动图出现肺动脉高压征象者（α 波低平或＜2mm，有收缩中期关闭征）。

（2）参考条件：①室间隔厚度≥12mm，振幅＜5mm 或是矛盾运动征象者；②右房≥25mm（剑突下区探查）。

7. 心电向量诊断　在肺胸疾病基础上，心电向量图具有右心室及（或）右心房增大指征者均符合诊断。

8. 放射性核素诊断　肺灌注扫描肺上部血流增加、下部减少，即表示可能有肺动脉高压。肺源性心脏病基层诊断参考条件如下：

（1）慢性胸、肺疾病病史和（或）具有明显肺气肿征。

（2）气急、发绀能除外其他心脏病所致者，或出现无其他原因可以解释的神志改变。

（3）剑突下明显增强的收缩期搏动和（或）三尖瓣区（或剑突下右侧）心音较心尖明显增强或出现收缩期杂音。

（4）肝大压痛，肝颈反流征阳性和（或）踝以上水肿伴颈静脉怒张。

（5）静脉压增高。

（6）既往有肺源性心脏病史或右心衰史者。

以第（1）条为基数，加上（2）～（6）条中任何一条即可诊断。

（二）鉴别诊断

本病须与以下疾病进行鉴别。

1. 风湿性心瓣膜病　肺源性心脏病心脏增大时，可伴有三尖瓣相对关闭不全而出现明显收缩期杂音，易与风湿性心瓣膜病相混淆，其鉴别的一般依据为风湿性心瓣膜病发病年龄较轻；常有风湿性关节炎和心肌炎的病史；二尖瓣区有明显的杂音；X 线检查除心肌肥厚外，有明显的左心房扩大；心电图有二尖瓣 P 波；超声心动图有反映二尖瓣狭窄的改变等特征，与肺源性心脏病鉴别。

2. 冠状动脉粥样硬化性心脏病（冠心病） 肺源性心脏病与冠心病均多见于老年人，有相似之处，且可合并存在。其鉴别在于冠心病患者多有典型心绞痛或有心肌梗死史、左心衰史，常与高血压、高脂血症并存，体检、X 线及心电图检查呈左心室肥厚为主的征象，可资鉴别。肺源性心脏病伴冠心病时何者为主，须通过详细询问病史、体检和肺、心功能检查予以明确。

3. 充血型原发性心肌病 肺源性心脏病心脏扩大伴右心衰，可与本病相似，但本病多为全心增大，无明显慢性呼吸道感染史及显著肺气肿征；X 线检查无突出的肺动脉高压症；心电图无明显的心脏顺时针转位及电轴右偏，而以心肌劳损多见等，可助鉴别。

4. 成人呼吸窘迫综合征 是急性呼吸衰竭的一种类型。常见的发病原因：休克、严重创伤、严重感染、补液过量等。可使肺循环障碍，导致肺毛细血管壁通透性增大，造成肺间质及肺泡水肿；同时肺Ⅱ型细胞损伤，使肺表面活性物质缺失而肺不张。均可导致肺通气和弥散功能障碍而引起低氧血症，造成呼吸窘迫。临床特点：在严重原发疾病的过程中突然发生呼吸窘迫，呼吸频率超过 35 次/分，给氧不能改善，伴发绀、烦躁、大汗。体征早期无异常，偶可闻及干啰音，后期可有湿啰音和管状呼吸音。X 线检查：早期肺纹理增多或小片状阴影，可迅速扩大融合成大片状阴影。血气分析 PaO_2 降低，$PaCO_2$ 可正常或降低等。通过病因和临床表现可与慢性呼吸衰竭鉴别。

【处理】

慢性肺源性心脏病是呼吸系统病变的晚期表现，其所发生的低氧血症和高碳酸血症，常影响全身各重要脏器和组织。因此，在治疗中，急性加重期关键在于迅速有效地控制感染，保持呼吸道通畅，纠正缺氧和 CO_2 潴留，处理好电解质紊乱和酸碱平衡，改善右心衰状态；病情缓解期，应抓紧扶正固本的防治措施，积极治疗基础病变，提高免疫力，减少急性发作，延缓病情发展。

（一）急性发作期治疗

1. 控制感染 有效地控制呼吸道感染是急性发作期治疗成败的关键。

合理应用抗生素是控制感染综合治疗中最重要的环节。应根据可靠的痰菌培养及药敏结果针对性应用，未出结果前一般可酌情经验用药。目前医院外感染以肺炎球菌、甲型链球菌等为多见，但金黄色葡萄球菌和革兰氏阴性杆菌明显增多。院内感染以革兰氏阴性杆菌为主，如铜绿假单胞菌、大肠埃希菌等，其次为产酶金黄色葡萄球菌及其他耐药菌株。此外，支原体、真菌、病毒等感染有增多趋势。应用抗生素的原则：除针对致病菌选药外，还提倡早期、足量、联合、静脉给药。联合用药一般以二联窄谱抗生素为宜，必须用广谱抗生素时，要注意二重感染，特别是真菌感染。多主张一种药单独滴注，液体量在 100～250mL，不宜过多，以尽快达到和保持有效的药浓度，并避免加重心肺负荷。半衰期短的抗生素，应一天内多次给药。通常疗程为 10～14 天，或者感染症状消失后再巩固治疗 3～5 天。

院外感染可选青霉素 320～640 万 U/d，联用阿米卡星 0.4g/d；头孢唑啉或头孢拉定 4～6g/d；或根据药敏选用大环内酯类、喹诺酮类、其他 β-内酰胺类、氨基糖苷类药物。均以静脉给药为好。院内感染则更重视培养及药敏结果；以哌拉西林、苯唑西林钠、氯唑西林钠等半合成青霉素，阿米卡星等氨基糖苷类，三代头孢菌素类，以及含 β-内酰胺酶抑制剂的复合抗生素，甚至碳青霉烯类抗生素应用的可能性增大。因此，更应注意药物不良反应的观察。

2. 治疗呼吸功能不全

（1）清除痰液、保持气道通畅：给予化痰药物溴己新等，或结合雾化吸入清除痰液。同时配合使用氨茶碱等支气管解痉剂解除气道痉挛，保持气道通畅，改善肺通气功能，以利于氧气吸入和二氧化碳的排出，缓解机体缺氧状况。

（2）吸氧：慢性肺源性心脏病多为Ⅱ型呼吸衰竭，因此，吸氧应采取 24 小时持续低流量、低浓度、鼻导管方式。尤其当 $PaCO_2$＞10. 7kPa（80mmHg）时，此时由于二氧化碳对呼吸中枢不仅没有兴奋作用，而且抑制呼吸，而呼吸中枢的兴奋性刺激主要来自低氧血症，若给予高浓度吸氧会造成外周血氧分压突然升高，减少或停止对呼吸中枢刺激，加重呼吸衰竭或导致呼吸停止。另外，呼吸衰竭患者禁止使用镇静药物，以免抑制呼吸。

（3）使用呼吸兴奋剂及呼吸机：严重呼吸性酸中毒或呼吸衰竭患者可通过使用呼吸兴奋剂如尼可刹米、洛贝林等，必要时使用呼吸机改善呼吸功能。

（4）经鼻人工气道技术的应用：经鼻人工气道技术的引进是降低呼吸衰竭死亡率的关键，国内对重症Ⅱ型呼吸衰竭的治疗，多先应用静脉滴注呼吸兴奋剂如尼可刹米、二甲弗林、多沙普仑、氨苯噻唑及洛贝林等。呼吸兴奋剂若与抗感染、扩张支气管和排痰等措施配合应用能起到有益的作用，但如气道不通畅，其应用可增加耗氧量反而不利，一般在应用 24 小时后若未能使 $PaCO_2$ 下降、PaO_2 上升即应停用，考虑建立人工气道，施用机械通气治疗。国内在 20 世纪 80 年代初及以前多经口腔插管建立人工气道，但神志清醒的患者，常难以接受，而且在插管时可能发生迷走神经反射性心脏停搏。近年来气管插管导管的制作材料由橡胶改为塑料，又进而使用硅胶体，其组织相容性较橡胶好，聚氯乙烯塑料导管用热水浸泡后变软有利于通过弯曲的上呼吸道，硅胶管较塑料管更佳。因此，经鼻气管插管患者易于接受，很少引起支气管黏膜的损伤，患者可以进食，便于口腔护理，便于长期应用。

（5）机械通气技术的应用：机械通气的适应证有如下几种。①肺性脑病时。②呼吸频率＞30～40 次/分或＜6～7 次/分；潮气量＜200～250mL 或最大吸气压力小于 1.96～1. 43kPa（20～15cmH_2O）。③在适当控制性氧疗情况下 PaO_2＜35～45mmHg。④失代偿性呼吸型酸中毒 pH＜7. 20～7. 25。⑤$PaCO_2$ 进行性升高时，在未建立人工气道条件下若呼吸衰竭不严重，患者神志清醒能配合治疗时采用鼻面罩双水平气道正压呼吸可取得一定疗效。在严重Ⅱ型呼吸衰竭，自主呼吸受到明显抑制时，可采用同步持续强制通气方式（ACMV）通气。当感染得到控制、病情好转换用同步间歇指令通气（SIMV）且进一步好转准备撤机时可换用压力支持通气（PSV），在新型机械通气机具有 PSV+SIMV 方式时将压力下调至 0.49kPa（5cmH_2O）或更低，刚刚能克服通气机管道阻力水平，稳定 2～4 小时后即考虑撤机。

3. 控制心力衰竭　肺源性心脏病是以右心损害为主的心脏病，右心衰的治疗最主要是去除病因的治疗。除上述积极控制感染、合理氧疗、降低右心后负荷外，主要治疗从三个方面考虑：①扩张肺血管；②利尿；③强心剂的应用。

（1）控制感染、吸氧：与治疗呼吸衰竭相同。

（2）利尿剂应用：通过利尿减少血容量，减轻心脏负荷。但利尿过快可导致电解质紊乱、血液浓缩，循环阻力增加，痰黏稠不易咳出等，使病情加重。因此，近年来对肺源性心脏病心衰使用利尿剂持谨慎态度，一般选用缓和利尿剂、小剂量、短疗程。常用的有：噻嗪类利尿剂，如氢氯噻嗪 12.5～25mg，2～3 次/天。或环戊噻嗪 0.25～0.5mg，1～2 次/天。因通过排钾利尿，故应补充钾盐，或与保钾利尿剂交替使用。保钾利尿剂如氨苯蝶啶 50～100mg，1～3 次/天，或螺内酯 20mg，3 次/天。对严重水肿患者可临时使用呋塞米 20mg/次，肌内注射，或依他尼酸 25mg/次，口服或稀释后静脉缓慢注射。

（3）强心剂应用：经控制感染、利尿药等措施后，心力衰竭仍不能被控制时，可考虑加用强心剂。肺源性心脏病患者由于心肌缺氧、感染中毒等因素，对洋地黄类药物耐受性很低且疗效亦差，易发生心律失常。故应用强心剂时，一般选用作用快、排泄快的强心剂，且剂量宜小。例如，毒毛花苷 K，0.125～0.25mg/d，稀释后静脉缓慢推入，或去乙酰毛花苷 0.2～0.4mg/次，稀释后静脉缓慢推入，必要时 0. 2mg/次，2～4 小时重复 1 次，一日剂量不超过 0. 6～0. 8mg。

（4）扩张血管的药物：按照 Rubin 提出的评价血管扩张剂治疗肺动脉高压的标准，即①肺血管阻力（PVR）下降 20%；②心输出量增加或不变；③肺动脉高压降低或不变；④周围动脉血压不变或降低，但未产生不良反应，不影响氧合。在临床经常使用的血管扩张剂有：

1）酚妥拉明：通过对肺小动脉α受体的阻滞作用，使血管扩张，肺动脉压下降，减轻右心室的后负荷。用法：酚妥拉明10～20mg加入10%葡萄糖液250～500mL中静脉滴注，每分钟30～40滴，每日1次，维持3～11天。

2）多巴胺：在综合治疗基础上将多巴胺30mg、654-2 30～60mg加入10%葡萄糖液250mL内静脉滴注，每分钟20～30滴，每日1次。

3）多巴酚丁胺：通过改善心肌的收缩力，增加心输出量，减轻右心室的淤血状态。用法：多巴酚丁胺250mg加入5%葡萄糖液500mL中，以每分钟2. 5～10μg/kg的速度静脉滴注。房颤者禁用。

4）硝普钠（S.P）：国内近来研究表明，S.P能直接扩张肺血管床使肺循环阻力降低，从而降低右心室射血阻力，肺动脉、右心房压力下降，心输出量增加，应用S.P后临床症状改善明显，患者能从端坐位转致平卧或高枕位，发绀、水肿、颈静脉怒张、呼吸频率及心率等均有改善，静脉压下降。故认为S.P对于肺源性心脏病心力衰竭患者亦是有用的药物之一。

4. 肝素疗法 肝素不仅能抗凝，还能激活多种活性物质，结合抗体抗原复合物，抑制细菌毒性作用，增强吞噬细胞对病原菌的吞噬作用，加快炎症的吸收。有人报告480例重症肺源性心脏病患者在综合治疗基础上给予肝素（125U/mg）100mg分两组加入5%～10%葡萄糖液500～1000mL中静脉滴注，每分钟30滴，每日1次，7天为一疗程，总有效率为80. 3%，对照组总有效率为63. 8%，两组对比$P<0.05$。

5. 控制心律失常 肺源性心脏病心律失常多因感染、缺氧、高碳酸血症、电解质紊乱或洋地黄过量引起。经积极控制呼吸道感染，纠正缺氧、高碳酸血症和电解质紊乱或停止使用洋地黄后，多数患者心律失常即可消失。经上述处理后，仍有心律失常者，可考虑应用抗心律失常药物，如属室上性心律失常，且未使用过洋地黄者，可考虑选用毛花苷丙或维拉帕米等；室性异位心律者可给予利多卡因或美西律等。对于药物不能控制的快速型心律失常，根据指征，必要时电击复律。多源性房性心动过速不宜用洋地黄或抗心律失常药物治疗，应治疗基础病因，调整全身情况。β受体阻滞药不适宜于肺源性心脏病患者。

6. 并发症的处理

（1）肺性脑病：治疗基本上与呼吸衰竭的治疗相同，对脑水肿应降低颅内压，除纠正缺氧与二氧化碳潴留的各项措施后，可再用脱水剂和地塞米松、20%甘露醇或25%山梨醇，剂量1～2g/kg，静脉快速滴注，每日1～2次。在应用脱水剂时要注意血液浓缩和加重电解质与酸碱平衡紊乱的不良反应。对躁动者使用镇静剂应慎重。可用10%水合氯醛10～15mL保留灌肠，或奋乃静口服，每次4mg，已做气管插管或气管切开及辅助呼吸者，呼吸由人工控制，镇静剂可放手使用。

（2）其他并发症的治疗：如积极纠正酸碱失衡及电解质紊乱、消化道出血、休克、弥散性血管内凝血等治疗，参见有关章节。

（二）缓解期治疗

缓解期防治是改善预后、减少急性发作和住院次数、增强劳动力和延长患者寿命、降低病死率的重要措施。因此，应积极预防呼吸道感染、防治慢性支气管炎和支气管哮喘等肺部疾病，提高机体免疫力等。

根据患者情况，选用下列方法提高机体免疫能力：

1. 免疫疗法 ①死卡介苗作皮肤划痕治疗，每周1次，3个月一疗程；②左旋咪唑，50mg，每日3次，每隔2周口服3天，连用3～6个月；③支气管炎菌苗疗法，开始剂量0.1mL，每周1次，皮下注射，每次递增0.1～0.2mL，至1mL为维持量，每年用2～3个月，有效者可连用2～3年。

2. 扶正固本疗法 根据机体情况不同进行辨证施治；或给予归脾丸、金匮肾气丸、百合固金丸或固肾定喘丸等。此外，胎盘组织液及丙种球蛋白亦可酌情使用。

（三）营养疗法

肺源性心脏病多数有营养不良（占60%～80%），营养疗法有利于增强呼吸肌力及改善免疫功能，提高机体抗病能力。应按具体情况给予合理营养，碳水化合物不宜过高，因为糖的呼吸商高，过多 CO_2 生成会增加呼吸负荷。

第三节　急性肺水肿

急性肺水肿是指肺泡和肺间质内液体的突然积聚。临床表现为突然起病、呼吸困难、发绀、咳嗽、咳血色或粉红色泡沫样痰，两肺有弥漫性湿啰音。X 线表现为两肺蝶形片状模糊阴影。急性肺水肿是临床急危重症之一。

【病因】

1. 心源性　风湿性心脏病、高血压性心脏病、冠心病、心肌梗死、主动脉瓣病变、先天性心血管畸形等是常见的病因。

2. 非心源性　全身和（或）肺部感染，可致感染性肺水肿，革兰氏阴性杆菌感染是主要原因；输液或输血过多过快；中枢神经系统疾病如颅脑损伤、脑脓肿、脑血管意外、脑膜和脑部炎症、脑瘤、惊厥或癫痫大发作等可致神经源性肺水肿或脑源性肺水肿。另外，氧中毒，肺、胸部放射治疗，肺梗死，误吸，尿毒症，妊娠中毒，淹溺，麻醉过量，刺激性气体或毒物，电击复律，高海拔低氧环境等均可成为非源性肺水肿的原因。

【诊断】

（一）症状和体征

有发生肺水肿的原发病因，如急性左心衰、高度二尖瓣狭窄，过多输液、输血或肾衰竭，水中毒，感染性肺炎，各种中毒，循环毒素，急性呼吸窘迫综合征和头部外伤造成脑出血等。

急性肺水肿在其发生发展的不同阶段有不同的临床表现，可分为五个阶段。①肺水肿早期：即肺充血期，患者可有胸闷、心悸、失眠、烦躁不安、血压升高和劳力性呼吸困难等。②间质性肺水肿期：临床多表现为咳嗽、呼吸急促、心率加快，夜间阵发性呼吸困难和端坐呼吸；可有轻度发绀；肺部听诊可无异常或有哮鸣音。③肺泡性肺水肿期：症状加重，迅速出现严重呼吸困难（鼻翼扇动、喘鸣、三凹征）、皮肤苍白、全身出汗、明显发绀、剧烈咳嗽和咳大量白色或血性泡沫样痰。从双肺中下部开始波及全肺的湿啰音。血气检查显示低氧血症、低碳酸血症和（或）代谢性酸中毒。④休克期：由于严重缺氧，液体大量外渗引起的血容量减少及心收缩力的减退而发生呼吸循环衰竭和代谢功能紊乱。此时有神志改变、血压下降、皮肤湿冷等。血气提示严重低氧、混合性酸中毒。⑤终末期：休克恶化后即进入此期，病情不可逆转，出现多脏器衰竭，患者死亡。

（二）实验室及其他检查

1. 血液检查　急性感染者，周围血中白细胞计数升高，肝肾疾病所致者，可出现低蛋白、低血浆胶体渗透压。

2. 血气分析　PaO_2 下降，$PaCO_2$ 正常或降低，晚期则增高；肺泡性肺水肿时，肺内分流率增高，肺泡-动脉血二氧化碳分压差［P（A-a）CO_2］亦增高。

3.肺动脉楔压（PWP）　在急性心肌梗死并发肺水肿时升高，血浆胶体渗透压（COP）则降低。

4. 胸部 X 线检查　对急性肺水肿的临床诊断十分重要，因引起肺水肿的基础疾病很多，其 X 线表现也呈多样性。肺充血期 X 线表现为两上肺静脉分支增粗，而两下肺野的血管纹理相对较细，这是由于肺静脉压力升高引起肺血流重新分配所致。间质性肺水肿的特征性 X 线表现为肺血管纹理增多、变粗，肺野透光度减低，肺门阴影增大，模糊不清楚；肺小叶间隔增宽形成 Kerley A 线和 B 线（间隔线）；支气管和血管周围模糊，形成袖套征；胸膜下水肿。在间质性肺水肿的 X 线征象中，肺纹理模糊及间隔线最为主要。肺泡水肿期主要 X 线表现为肺腺泡状增密阴影，相互融合呈不规则片状模糊影，弥漫分布，或局限于一侧或一叶，或见于肺门两侧，由内向外伸展，渐渐变淡，形成典型的蝴蝶状阴影。蝴蝶状典型表现多见于心脏病和尿毒症所致的肺水肿，但后者密度较深，边缘较清楚。有时 X 线表现弥漫性粟粒状阴影，多见于毒气吸入所致的肺水肿。阴影可发生动态变化，最初发生在肺脏的下部、内侧及后部，很快向肺脏上部、外侧及前部发展。X 线阴影常表现为下比上多、内比外多、后比前多的特点，并可在 1～2 天或数小时内呈现显著变化。少数患者可见少量胸腔积液。

（三）诊断标准

1. 有发生肺水肿的原发病因。

2. 症状 患者出现极度呼吸困难、咳嗽，大量白色或粉红色泡沫样痰从口鼻涌出。

3. 查体 见端坐呼吸、烦躁不安、大汗淋漓、皮肤湿冷、面色苍白、口唇青紫、心率快、两肺湿啰音、休克、昏迷等。

4. 胸部 X 线表现 肺门阴影加深增宽，肺纹理增多。

5. 心电图 可有心脏原发性或继发性改变。

6. 血气分析 PaO_2 下降，$PaCO_2$ 正常或降低，晚期则增高。

【鉴别诊断】

1. 间质性肺水肿 早期呼吸困难、浅速，但发绀较轻，可闻哮鸣音或干啰音，无湿啰音。胸片为诊断重要根据：①肺纹理增多变粗，边缘模糊不清。②肺野透亮度低而模糊。③肺门阴影模糊。④有 Kerley B 线征。

2. 肺泡性肺水肿 呼吸困难更为严重，剧烈刺激咳嗽、咳大量白色或血性泡沫样痰。肺有湿啰音、哮鸣音。胸片呈多样性改变。大小不等的片状模糊阴影、广泛散布于两侧或一侧肺野。典型表现为肺门蝴蝶状阴影，多见于心脏病和尿毒症性肺水肿。

肺水肿还应与支气管哮喘和肺部感染等病相鉴别。支气管哮喘对支气管扩张剂如氨茶碱、肾上腺皮质激素治疗有良好反应；心源性哮喘对强心剂、利尿剂有显效。X 线和心电图检查两者可区别。肺部感染的征象：发热、脓痰、用抗菌药物有效等。

【处理】

急性肺水肿多来势凶猛，变化多端。措施应果断迅速，以免病情恶化。

1. 体位 根据病情轻重，采取床头抬高，半卧位，或坐位两腿下垂，以减少静脉回流。

2. 氧疗 ①立即吸氧，其目的是使氧分压提高到 50～60mmHg 的安全水平。经鼻导管或面罩吸氧，氧流量 6～10L，氧浓度 45%～60%。如吸纯氧 2～3 小时后出现呼吸加速，胸骨后疼痛，咳嗽加重、呕吐，应注意可能为氧中毒。通常吸入高于 60%浓度氧 1～2 天，100%浓度氧 3～30 小时，可产生氧中毒。②如吸纯氧后，氧分压仍低于 70mmHg 或病情危重者，应迅速做气管插管或气管切开，进行机械加压通气。③间歇正压通气，吸气压高于 30cmH_2O，供氧浓度 60%，是提高氧分压的有效方法。

3. 消泡剂 旨在消除肺泡和支气管内，严重阻碍通气的大量泡沫。在湿化瓶中加入 70%～95%乙醇，通过鼻导管，面罩供氧吸入；20%乙醇超声雾化吸入或 95%乙醇 5mL 置入鸭嘴壶中雾化吸入。低浓度乙醇吸入适用于昏迷患者，高浓度乙醇适合于清醒患者。1%二甲基硅油或 10%硅酮适用于各种原因肺水肿。

4. 吗啡制剂 吗啡的主要作用：扩张周围静脉，减少静脉回流，强镇静作用，减轻惊恐与焦躁，使呼吸变深慢，并减少内源性儿茶酚胺的分泌；通过中枢性交感抑制作用降低周围血管的阻力，使血液从肺循环转移到周围循环；松弛呼吸道平滑肌，有利于改善通气。吗啡制剂对心源性肺水肿有良好效果，但对昏迷、休克、呼吸抑制、肺内感染或原有慢性阻塞性肺疾病的肺水肿患者禁用；对神经源性肺水肿也应慎用。从小剂量开始，5～20mg，皮下注射、肌内注射或静脉缓注。

5. 利尿剂 常规应用快速强利尿剂，其作用为：迅速减少血流量，降低肺动静脉压和左心室充盈压，缓解肺水肿。对已有血容量不足者，因利尿剂会造成血容量的进一步下降并影响心输出量，故一般不宜使用。心源性休克时也不宜使用。常用呋塞米 40～80mg，或依他酸钠 50～100mg，静脉注射。

6. 血管扩张剂　用于治疗肺水肿的血管扩张剂多为受体阻滞剂，可阻断儿茶酚胺、组胺、5-羟色胺等血管活性物质对血管的收缩作用，解除肺部及外周小动静脉痉挛，降低周围循环阻力，减轻心脏前后负荷，增加心输出量，使肺循环内血液转向体循环，降低肺毛细血管压，减轻肺水肿。此外，增加冠状血管灌注量，降低心肌耗氧量，改善左心室功能，增加心输出量，减轻肺淤血。常用药物：①硝酸甘油 0.3～0.6mg，舌下含服；或静脉点滴 10mg 加入 250～500mL 液体，从 10μg/min 开始，逐渐增加到 50μg/min。②酚妥拉明先 10～20mg，静脉推注，后 20～30mg 加入液体 250～500mL 以 0.1～0.3μg/min 的速度静脉滴注维持，也可用酚苄明 0.5～1.0mg/kg 稀释于 5%葡萄糖液 500mL 中，静脉缓滴，两者都需先补足血容量。③哌唑嗪 5～10mg 长期滴注。近年来，使用硝普钠治疗肺水肿，该药对小动脉和小静脉有同等强度的平衡扩张作用，而且毒性小、作用快而强，用后几乎立即起效。用法为 50mg 加入 500mL 液体，由 15μg/min 开始，根据疗效与血压变化情况，每隔 3～5 分钟增加速率 1 次，最后以 20～60μg/min（平均 40μg/min）的速度滴注。

7. 轮替缚扎肢体　用气囊袖带轮替缚扎于四肢（在肩及腹股沟以下），每 15～20 分钟轮流将一肢的袖带松开，袖带内压力大约充气至舒张压以下 10mmHg 为度。此方法可减少静脉回心血量，降低心脏前负荷。休克患者不宜用此法。静脉放血 300～500mL，亦可达到同样效果，尤适用于高血压、主动脉瓣关闭不全患者，或由于输血输液过量诱发的肺水肿，贫血患者忌用。

8. 肾上腺皮质激素　对肺水肿的治疗价值存在分歧。主要作用机制是改善心肌代谢，减轻肺毛细血管通透性，纠正肾上腺皮质功能不全。可用氢化可的松 100～200mg，溶于 10%葡萄糖液 100～200mL 中静脉滴注，每日 1～2 次；或地塞米松 5～10mg，静脉注射，每日 1～2 次。

9. 胆碱能阻滞剂　东莨菪碱和山莨菪碱能对抗儿茶酚胺引起的血管痉挛，亦能对抗乙酰胆碱分泌亢进造成的血管扩张，解除支气管痉挛，同时兴奋呼吸中枢。东莨菪碱常用剂量为每次 0.3～1.5mg，静脉注射，儿童每次 0. 006mg/kg，静脉注射，必要时剂量加大，每隔 5～30 分钟重复给药，视病情而定，原则上先给足量，见效后给予维持量。山莨菪碱每次 10～40mg，静脉注射，儿童每次 0.2mg/kg 静脉注射，必要时加大剂量，15～30 分钟重复 1 次。

10. 强心药　可选用洋地黄类、非洋地黄类正性肌力药物。

11. 氨茶碱　对大多数肺水肿有益，它可松弛支气管平滑肌痉挛，轻度扩张小血管和支气管，轻度利尿；但它又有呼吸兴奋作用，可引起反射性呼吸困难，加快心率。用法：0.25g 溶入 20mL 葡萄糖液中，5～10 分钟内缓慢静脉注射。快速给药可发生血管扩张、室性心律失常、晕厥。

12. 非洋地黄类强心剂　对不能应用洋地黄类强心苷的患者，下列药物可供选用：多巴酚丁胺（每分钟 5～10μg/kg）、多巴胺（每分钟 3～5μg/kg）、对羟苯心安（每分钟 15μg/kg）、氨联吡啶酮（每分钟 6～10μg/kg）、二联吡啶酮（每分钟 0.25～1μg/kg）等静脉滴注。上述药物除对羟苯心安仅有增强心肌收缩力的作用外，其他药物均同时有扩张周围血管、降低心脏负荷的有利效应。另外，胰高血糖素目前应用较多，此药能激活心肌的腺苷酸环化酶系统，增强心肌收缩力，扩张周围血管，增加心输出量和尿量。首剂 3～5mg 加入 5%葡萄糖液内静脉注射，如无不良反应，以后可 2.5～10.0mg/h 静脉滴注。糖尿病患者禁用。

13. 能量合剂　应用 ATP、辅酶 A、细胞色素 c、肌苷及辅酶 Q10 等可增加能量，促进代谢，改善心功能，起到辅助治疗作用。心肌机械性收缩需要心肌线粒体的氧化磷酸化作用来供应能量，镁具有这种兴奋心肌线粒体的氧化磷酸化作用的功能，并对心肌细胞膜上的 Na^+/K^+-ATP 酶具有激活作用。还有资料报道，低镁状态下心肌摄入洋地黄量增加，所以血镁过低时易诱发洋地黄中毒。因此，无禁忌情况下，在能量合剂中加入适量钾、镁，对改善心肌能量代谢，防止激动差异传导或折返激动等而引起的心律失常，防止洋地黄中毒均有益处。

14. 维生素 C　大量维生素 C 可使组织内环磷酸腺苷含量增高，增强心肌收缩力；参与胶原蛋白和组织细胞间质的合成，使血管壁的通透性及脆性降低，有利于减少肺毛细血管壁的渗出和泡沫样痰的形成；有解毒和抗感染作用。可用于急性肺水肿的抢救。一般用量为 3～5g 加入葡萄糖液内，静脉注射或静脉滴注。

15. 颈交感神经节封闭 用0.25%～0.5%普鲁卡因阻断星状神经节，从而保护神经系统，阻断病理反射过程和对神经系统的强烈刺激，因而可改善肺毛细血管的通透性。

16. 机械辅助循环 对各种药物治疗无效的顽固性肺水肿患者，或伴有低血压及休克者，可考虑实施机械辅助循环。应用主动脉内囊反搏术效果较好，如仍无效，可植入左心室辅助泵，若并发右心衰，则采用双室辅助装置，以改善泵功能。

17. 去除病因及对症处理 如有心律失常、高血压、心肌梗死、中毒、弥散性血管内凝血等应及时针对病因，采取相应措施。对并发感染、电解质紊乱者，亦不能忽视其治疗。

【监护】

（一）一般监护

（1）绝对卧床休息，取舒适的坐位或半坐位，两腿下垂。

（2）发作期间禁食，症状缓解后给予流质或半流质饮食。

（3）病室内保持温暖、安静，空气流通，但要避免使患者受凉而并发呼吸道感染。

（4）做好口腔护理，可用复方硼酸液或氯已定液漱口，每日3～4次，以防继发肺部感染。

（5）急性肺水肿患者多恐惧、紧张，应安慰患者，使患者情绪稳定，配合治疗。

（二）病情观察

（1）密切观察呼吸、脉搏、血压、心率、心律、神志的变化；安慰患者不要紧张、恐惧，以消除顾虑；如无血压下降、神志不清或呼吸减慢等情况，患者烦躁应用吗啡或哌替啶时，应观察是否有呼吸抑制、神志不清、休克及呕吐等。发现上述情况需立即通知医师。注意药物治疗效果及反应。

（2）按医嘱准确及时应用强心药和支气管解痉药。静脉注射毒毛花苷K或毛花苷丙、氨茶碱时，需将一次剂量加入25%～50%葡萄糖液20～40mL内，缓慢推注，一次不得少于5分钟。应用利尿药如呋塞米时，应观察利尿效果，记录尿量，注意药物反应，如腹泻、药疹、瘙痒、视物模糊、眩晕、肌肉痉挛、多型性红斑等，发现上述情况及时通知医师。

（3）加压、去泡沫给氧，使肺泡内压力增高，从而阻止或减少肺泡内毛细血管渗出液的产生，同时降低肺泡内泡沫的表面张力，使泡沫破碎消失，从而改善肺部气体交换，迅速减轻缺氧症状。

（4）在采用上述处理方法的同时，可四肢加扎止血带，以减少静脉回心血量。每5～10分钟轮流放松一个肢体上的止血带。无贫血和休克的患者，可行静脉放血治疗，但应密切观察血压变化，以防止休克。

（5）严格控制输液速度及用量，在补液过程中，要勤加巡视，严密观察有无输液、输血反应，并应保证输液通道通畅。

（6）在静脉滴注血管扩张剂时，应定时测量血压、心率，适时调整滴速，同时观察其他不良反应如恶心、呕吐、厌食、嗜睡等。

第四节 急性肺栓塞

肺栓塞（pulmonary embolism）是静脉或右侧心腔内栓子脱落后流入肺动脉的总称，为心肺血管病中常见的急症之一。肺栓塞可引起三种反应，即急性肺源性心脏病、肺梗死或只表现呼吸困难加重。有些人在长期的生活中可能曾患肺栓塞，但因为栓子微小，肺能处理这些小的纤维蛋白团块或静脉内血凝块，而使其迅速溶解，故可不出现任何临床症状。例如，妇女妊娠时少量的滋养叶细胞栓子常随血流流至肺部，经肺处理后并不出现任何临床症状。但也并非肺都能处理这些微小栓子，若处理不了便会引起患者呼吸困难，大块栓塞还可引起急性肺源性心脏病或肺栓塞而死亡。

肺栓塞在国外发病率很高，美国每年约70万人患有症状的肺栓塞，为心肌梗死发病的一半，是脑血管疾病患者数的3倍。在美国每年至少有20万人死于肺栓塞，死于肺栓塞的患者占死亡人数的10%～

15%，在临床死亡原因中，肺栓塞居第 3 位。据北京协和医院病理资料，肺栓塞的尸检检出率为 3%，日本在 1972 年报道肺栓塞的死检率为 1.5%。因此东方人肺栓塞的发病率可能较低，但目前发病率也有进行性增多的趋势。

【病因和发病机制】

（一）血栓来源

肺栓塞常由下肢深部静脉系统血栓迁徙所致，也可源于盆腔静脉、肾静脉、肝静脉，以及锁骨下静脉或上腔静脉长期留置导管处的血栓。有时非血栓物质如脂肪颗粒、羊水、空气、瘤细胞团等亦可引起。据国内报道，有 30%左右的栓子来自右心室，特别是心脏病患者合并心肌梗死、心房颤动、心功能不全时，易发生附壁血栓引起的肺栓塞和肺梗死（肺栓塞后肺组织缺血、坏死）。

（二）基础疾病

肺栓塞常发生在有基础疾病的患者。我国有学者报告以心脏病最多（40%），恶性肿瘤（包括白血病）次之（35%），其他基础疾病和病因有血栓性静脉炎、感染性疾病、妊娠、骨折、肝硬化、烧伤、肾移植、人工气腹、体外循环及镰状细胞贫血等。

（三）诱发因素

血液淤滞、静脉损伤、高凝状态是促进深静脉血栓的三要素。

1. 血液淤滞　长期卧床、肥胖、心功能不全、静脉曲张和妊娠等情况易发生血液淤滞。

2. 静脉损伤　外科手术、创伤及烧伤后常易引起静脉损伤。尤其于盆腔和腹部的恶性肿瘤切除等大手术及下肢较大的矫形手术后更易引起下肢静脉血栓形成和肺栓塞。

3. 高凝状态　某些凝血和纤溶系统异常，易引起静脉血栓和肺栓塞，如抗凝血酶III、蛋白 C 和蛋白 S 及纤溶系统中缺乏某些成分等。

【病理生理】

1. 呼吸生理的变化　肺栓塞后引起生理无效腔增大，通气受限，肺泡表面活性物质减少，通气/血流比值失调。故常出现低氧血症。

2. 血流动力学改变　肺栓塞后，即引起肺血管床减少，使肺毛细血管血流阻力增加。阻力增加明显时，可引起肺动脉高压、急性右心衰，心输出量骤然降低，心率加快，血压下降等。患者平均肺动脉压一般为 25～30mmHg。

3. 神经体液介质的变化　新鲜血栓在肺血管内移动时，引起其表面覆盖的血小板脱颗粒，释放各种血管活性物质，如腺嘌呤、肾上腺素、组胺、5-羟色胺、缓激肽、前列腺素及纤维蛋白降解产物等。它们可以刺激肺的各种神经受体和气道的受体，引起呼吸困难、咳嗽、心率加快、血管通透性增加等。

【诊断】

（一）临床表现

1. 呼吸困难及气促　为肺血栓栓塞症最常见的症状。常于活动后出现或加重，静息时可缓解或减轻。患者有时诉大便后、上楼梯时出现胸部憋闷感，很容易与“劳力性心绞痛”相混淆，尤须注意鉴别。特别要重视仅表现轻度呼吸困难的患者。

2. 胸痛　可见于大多数肺血栓栓塞症患者，包括胸膜炎性胸痛和心绞痛样胸痛。胸膜炎性胸痛较多见；其特点为深呼吸或咳嗽时疼痛明显加重，它提示应注意有无肺梗死存在。心绞痛样胸痛仅见于少数患者，为胸骨后较剧烈的挤压痛，患者难以忍受，向肩部和胸部放射，酷似心绞痛发作。

3. 咯血　见于约 1/3 的患者，是提示肺梗死的症状，多发生于肺梗死后 24 小时之内，常为小量咯血，大咯血少见。

4. 烦躁不安、惊恐甚至濒死感　见于约半数患者，发生机制不明，可能与胸痛或低氧血症有关。

5. 咳嗽　见于约 1/3 的患者，多为干咳，或有少量白痰。

6. 晕厥 可为肺血栓栓塞症的唯一或首发症状，其主要原因是大块肺血栓栓塞阻塞50%以上的肺血管，使心输出量明显减少，引起脑供血不足。

7. 腹痛 肺血栓栓塞症患者有时诉腹痛，可能与膈肌受刺激或肠出血有关。偶见诉腰痛者。

各病例可出现以上症状的不同组合。临床上有时出现所谓“肺梗死三联征”，即同时出现呼吸困难、胸痛及咯血，但仅见于不足30%的患者。

8. 体征

（1）一般体征：大约半数患者有不同程度的发热、呼吸急促，急慢性肺栓塞常伴有心力衰竭而出现发绀，这是右向左分流和周围循环不良所致，此时动脉血氧分压（PaO_2）降低。

（2）心脏体征：急性肺栓塞时常见肺动脉压升高所致的肺动脉第二音亢进，时有窦性心动过速或出现期前收缩。慢性栓塞亦可由于肺动脉压升高而导致肺动脉第二音亢进。

（3）肺部体征：慢性肺动脉栓塞在肺部可听到干、湿啰音，少数患者可有胸膜摩擦音及胸腔积液。

（4）腹部体征：慢性肺栓塞，由于常并发右心衰而肝脾大。

（5）四肢体征：慢性肺栓塞可见由于右心衰而致的四肢水肿或下肢静脉曲张。

肺栓塞临床表现极不一致，微小的肺栓塞可以无任何体征。慢性肺栓塞患者除有慢性右心衰外，多数患者并无明显心肺疾病体征。急性肺栓塞者，初期无症状及体征，一旦大的静脉血栓栓塞时，可引起窦性心动过速、室性心动过速、心室纤颤而突然死亡。

（二）实验室及其他检查

1. 实验室检查 血白细胞、血清乳酸脱氢酶、血清纤维蛋白降解产物可轻度升高。血气分析常提示急性呼吸性碱中毒和过度通气。

2. 胸部X线检查 典型表现为肺中下部的圆形或楔形的浸润阴影，楔形影的底部朝向胸膜，可有少量胸腔积液。

3. 心电图 出现各种心律失常及右束支传导阻滞，电轴右偏，明显顺时针转位。肺型P波，$S_Ⅰ$、$Q_Ⅰ$型改变，T波倒置。

4. 放射性核素检查 用放射性核素铟-113或^{99m}Tc行肺灌注扫描，显示被阻塞的肺动脉供血区缺损有诊断意义。

5. 肺血管造影检查 是肺栓塞最特异性的确诊方法，可探测到小毛直径3mm的栓子。如出现充盈缺损和对比剂的流动中断，可作为栓塞的依据，其中以充盈缺损更为可靠。

6. 动脉血气分析及肺功能

（1）血气分析：肺栓塞后常有低氧血症。PaO_2平均为62mmHg，仅有9%肺栓塞患者显示PaO_2大于80mmHg。原有心肺疾病的肺栓塞患者PaO_2更低。但是PaO_2无特异性，如果无低氧血症也不能排除肺栓塞。

（2）肺泡氧分压与动脉血氧分压差：即P（A-a）O_2梯度的测定较PaO_2更有意义，因肺栓塞后，常有过度通气，因此$PaCO_2$降低，而肺泡气的氧分压（PaO_2）增高，P（A-a）O_2梯度应明显增高，P（A-a）O_2梯度和$PaCO_2$正常可作为除外肺栓塞的依据。

（3）生理无效腔增大：即无效腔气/潮气量比值（V_D/V_T）在栓塞时增高。当患者无限制性或阻塞性通气障碍时，$V_D/V_T>40\%$，提示肺栓塞可能。$V_D/V_T<40\%$，又无临床肺栓塞的表现，可排除肺栓塞。

7. 数字减影血管造影（DSA） 是一项新的以电子计算机为辅助的X线成像技术。静脉法DSA有周围静脉法（穿刺肘窝或股静脉注入造影剂）及中心法（通过短导管自腔静脉入口或右心房内注入造影剂）。不需高浓度的造影剂，以减少造影剂不良反应。由于DSA空间分辨率低，段以下肺动脉分支的显影远不如肺血管造影（CPA）的显影。而且DSA在肺栓塞的诊断中仍有假阳性及假阴性，特别是周围静脉法的准确性受到一定限制，因此个别病例还要做CPA。

主要根据有肺栓塞发生的基础病变，突然出现呼吸困难、剧烈胸痛、发绀和休克及急性右心功能不全的表现，结合肺动脉高压体征和心电图、胸部 X 线检查有右心室扩大的体征，本病的诊断便可成立。

【鉴别诊断】

肺栓塞的临床表现不典型，容易漏诊，因此对临床已发现的可疑患者必须做进一步的鉴别诊断。

1. 冠状动脉供血不足　约 19%的肺栓塞可发生心绞痛，原因有：

（1）巨大栓塞时，心输出量明显下降，造成冠状动脉供血不足，心肌缺血。

（2）右心室的压力升高，冠状动脉中可形成反常栓塞（或矛盾栓塞）。所以诊断冠状动脉供血不足时，如发现患者有肺栓塞的易发因素，需考虑肺栓塞的可能性。

2. 细菌性肺炎　可有与肺梗死相似的症状和体征，如呼吸困难、胸膜痛、咳嗽、咯血、心动过速、发热、发绀、低血压，X 线表现也可相似，但肺炎有寒战、脓痰、菌血症等。

3. 胸膜炎　约 1/3 的肺栓塞患者可发生胸腔积液，易被诊断为结核性胸膜炎。但是并发胸腔积液的肺栓塞患者缺少结核病的全身中毒症状，胸腔积液常为血性、量少，消失也快。

4. 其他　急性心肌梗死、降主动脉瘤破裂、夹层动脉瘤、急性左心衰、食管破裂、气胸、纵隔气肿等也可表现为剧烈的前胸痛，亦应与肺栓塞仔细鉴别。

【监护】

（一）生命体征监护

1. 体温　只有约 2%的患者体温可高于 38.9℃，而大多数患者只在发病初期有低热表现，如合并肺内感染时可有高热。

2. 呼吸　呼吸困难是肺栓塞的常见症状，也是反映病情轻重的敏感指标。呼吸频率受肺栓塞的栓塞程度和范围的影响，可以作为疗效的监测指标。

3. 脉搏　当肺栓塞病情加重累及心脏功能时，可出现脉搏频率、节律的改变。因此，可以此作为判断血流动力学、心脏功能状态的重点监测指标。

4. 血压　是血流动力学直接的监测指标。可用无创监测和有创监测两种方法。肺栓塞早期患者可出现一过性血压升高，但如果是大面积肺栓塞，患者可出现休克症状，甚至危及生命。

（二）临床监护

发生肺栓塞时，患者可出现颈静脉充盈、肺部啰音、胸膜摩擦音、肝颈静脉反流征、下肢水肿和下肢静脉曲张等体征。以上体征可与原发病相关，因此，临床上要密切注意原发病的进展。

（三）血流动力学监护

1. 基本监测　血压、脉搏和尿量是最基本的血流动力学监测手段。其中血压和脉搏是临床上用于监测心脏功能的指标，而尿量是监测肾脏血液灌注的指标。对于肺栓塞患者除监测血压和心率外，还需记录 24 小时尿量，以及时发现肾血流灌注的改变。

2. 进一步监测　结合病情常需要给患者肺动脉内置入漂浮导管，以测得右心房压力、右心室压力、肺动脉压、平均肺动脉压、肺动脉楔压及心输出量等指标，并对各种血流动力学指标进行分析，以便为临床治疗提供依据。

（四）动脉血气监测

肺栓塞患者，由于在气体交换过程中，V/Q 值的改变，使氧合指标发生改变，因此，应及时抽取动脉血监测 PaO_2、SaO_2 及酸碱平衡指标的改变。临床上约有 85%患者 PaO_2＜80mmHg 并常伴 $PaCO_2$ 降低，但也有肺栓塞患者血气正常，但并不能因此排除肺栓塞。

1. 动脉血氧分压（PaO_2）监测　PaO_2 是监测动脉血气氧合状态的指标，受肺通气量、血流量、V/Q 值、心输出量混合静脉血氧分压、组织耗氧量和吸入氧浓度等多种因素影响。因此，监测时要考虑影响因素，进行综合分析。

2. 动脉血氧饱和度（SaO_2）监测 是血红蛋白与氧结合的程度和机体的氧合状态监测指标。目前有两种监测方法，一是动脉血气分析检查的结果，较为准确。另一种是经皮脉搏氧饱和度测定的结果，此法易受很多因素影响，如末梢循环状态、局部色素沉着等因素。因此，在监测时要排除影响因素干扰。

3. 混合静脉血氧分压（P_VO_2）、血氧含量（C_VO_2）、血氧饱和度（S_VO_2）监测 P_VO_2、C_VO_2、S_VO_2 在一定程度上反映组织供氧情况的指标。但易受动脉血氧含量、氧利用量和心输出量的影响。

（五）辅助检查监测

1. 心电图检查 对肺栓塞患者要定时行心电图检查，常见的心电图改变有T波倒置，ST段下降。另外，心电图还可出现 $S_ⅠQ_ⅢT_Ⅲ$ 型，需要与冠心病和心肌梗死相区别。

2. 肺动脉造影 检查费用高，且属于有创检查，患者不容易接受，也不宜反复检查。一般临床上只用于鉴别诊断困难的病例。

3. CTPA、螺旋CT、电子束CT（EBCT） 是诊断肺栓塞的简单、安全的方法，可直接清楚显示肺段以上肺动脉栓子，还可行肺动脉三维重建。

4. 肺通气灌注扫描 主要作为肺栓塞的确诊性检查手段，但也需与其他疾病相鉴别，如肺炎、肺结核、肺肿瘤及肺气肿均可出现与肺栓塞相同的缺损改变。

5. 胸部X线片检查 典型的肺栓塞可见到区域性肺气管纹理的稀疏、纤细，肺透过度增加，未受累部分可呈现纹理相应增多。在治疗过程中，监测胸部X线的变化可利于全面评价心肺的情况变化。

（六）治疗期间的监护

肺栓塞的主要治疗是溶栓和抗凝。用药期间应观察出血症状和体征，如皮下穿刺点出血、牙龈出血、痰中带血，严重时可出现脑出血。当发现患者有头痛、头晕、恶心、呕吐、神志改变等脑出血症状时，为避免出血并发症，应尽量减少有创监测项目。动、静脉穿刺要选用小号针头，穿刺后要充分压迫止血，放松压迫后要观察是否继续出现皮下渗血。

【处理】

（一）一般治疗

1. 休息 发生肺栓塞后，应立即卧床休息，采取仰卧位，使静脉回流不受障碍。如血栓来自下肢，应抬高下肢，减少活动。

2. 吸氧 一般给予持续鼻导管吸氧。如果缺氧明显，且伴有低碳酸血症者，则用面罩给氧，必要时用人工呼吸机或高频通气。

3. 止痛 剧烈胸痛可皮下注射吗啡5～10mg（昏迷、休克、呼吸衰竭者禁用），也可用哌替啶50～100mg肌内注射或罂粟碱30～60mg肌内注射。

4. 抗休克 严重低血压是肺血流大部被阻断或急性右心衰的表现，一般提示预后不良。用多巴胺20～40mg和（或）间羟胺20～40mg加入100～200mL 5%葡萄糖液中静脉滴注，根据血压调整升压药物的浓度和滴注速度，使收缩压保持在12kPa左右。

5. 治疗心力衰竭 可用毒毛花苷K 0. 25mg或毛花苷丙0.4～0.8mg加入50%葡萄糖液20～40mL内缓慢静脉注射。

6. 缓解支气管平滑肌和肺血管痉挛 皮下或静脉注射阿托品0.5～1.0mg，以减低迷走神经张力，防止肺动脉和冠状动脉反射性痉挛。必要时可每1～4小时注射1次。阿托品还可缓解支气管平滑肌痉挛，并减少支气管黏膜腺体分泌。对支气管平滑肌痉挛明显者给予氨茶碱0.25g加入50%葡萄糖40mL内缓慢静脉注射，必要时可加用地塞米松10～20mg静脉注射。

7. 防治继发感染 肺栓塞可经含菌栓子或支气管引入感染，故宜选用有效抗生素。可选用青霉素、氨苄西林或头孢类、阿米卡星等抗菌药物。

8. 心脏复苏　对于心脏停搏者，应立即复苏，体外心脏按压能使近心脏区肺动脉栓子碎裂而有被推入末梢部位的可能。

（二）抗凝治疗

应用抑制血液凝固的药物，可防止血栓扩大及新血栓形成。但有出血倾向、中枢神经手术后、有消化道溃疡及大量出血史、未经控制的严重高血压、严重肝肾衰竭者等为抗凝治疗的禁忌证。

1. 肝素　是由动物的肺、肝、肠黏膜的肥大细胞中提取的自备黏多糖，为一种强有力的抗凝剂，可防止血栓的增长和进一步发生，是抢救肺栓塞的首选药物。肝素开始用量 5000U 加入 5%～10%葡萄糖液 100mL 中，从心导管或静脉滴注，20～30 滴/分；或皮下注射 5000U，每 4 小时 1 次。肝素使用时应测定凝血时间，以监测肝素剂量是否适宜。1～2 周后停用肝素。以后如需要继续抗凝治疗，可改用口服抗凝剂，如双香豆素或华法林、阿司匹林、双嘧达莫等，连续 6 周以上。

肝素可能会引起血小板减少症（heparin-induced thrombocytopenia，HIT），若血小板持续降低达 30%以上，或血小板计数＜100 000/mm^3，应停用肝素。

2. 低分子肝素（LMWH）　不需监测 APTT 和调整剂量，但对过度肥胖者或孕妇应监测血浆抗Ⅹa 因子活性，并据以调整用量。

达肝素钠：200anti-ⅩaU/（kg・d）皮下注射。单次剂量不超过 18 000U。

依诺肝素钠：1mg/kg 皮下注射 12 小时 1 次；或 1.5mg/（kg・d）皮下注射，单次总量不超过 180mg。

低分子肝素钙：86anti-ⅩaU/（kg・d）皮下注射。

肝素或低分子肝素至少需应用 5 天，对大面积肺栓塞或髂、股静脉血栓，肝素约需用至 10 天。

华法林：可以在肝素开始应用后的第 1～3 天加用，初始剂量为 3.0～5.0mg。由于肝素需至少重叠 4～5 天，当连续两天测定的国际标准化比率（INR）达到 2.5（2.0～3.0）时或 PT 延长至 1.5～2.5 倍时，即可停止使用肝素，单独口服华法林治疗。疗程至少 3～6 个月。对于栓子来源不明的首发病例，需至少给予 6 个月的抗凝。对癌症、抗心脂抗体综合征、抗凝血酶缺乏、复发性静脉血栓栓塞、易栓症等，需抗凝治疗 12 个月或以上，甚至终身抗凝。妊娠期间禁用华法林，可用肝素或低分子量肝素治疗。

（三）溶栓治疗

链激酶与尿激酶能渗透到血栓内部激活纤溶酶原，使其转变为纤溶酶，因而可使血栓加速溶解。目前溶栓治疗主要应用在大块型肺动脉栓塞患者或肺栓塞阻塞肺血管床 50%以上，或伴有低血压患者。禁忌证为大手术、分娩、大创伤后不满 10 日、急性内出血、严重高血压、凝血因子缺乏或有出血倾向者，2 个月内有过脑出血或颅内手术史者。用药时机：起病 6～9 小时内用药可直接溶解血栓，也有人指出开始治疗的时间可推迟到 48 小时以内，但最迟不能超过 5 日。具体用药方法：链激酶具有抗原性和致热原性，故给药前应先做皮试。如皮试阴性，先给予异丙嗪 25mg 肌内注射，半小时后静脉注射 25 万 U，30 分钟内注射完，继以每小时 10～15 万 U 持续静脉滴入 24～72 小时，与少量地塞米松（2.5～5.0mg）同时静脉滴注，可防止链激酶引起寒战、发热等不良反应。尿激酶首次 10 分钟内注入 20 万 U，继以每小时 20 万 U 持续静脉滴注入 24～72 小时，链激酶和尿激酶均无选择地激活全身纤溶系统，导致全身纤溶状态和出血倾向。目前应用日益广泛的人组织型纤溶酶原激活剂（t-PA）为一种新型的溶栓剂，对纤维蛋白有较高的亲和力，能选择性地与血栓表面的纤维蛋白结合，所形成的复合物对纤溶酶原有很高的亲和力，在局部可有效地激活纤溶酶原转变成纤溶酶，使血栓溶解而不产生全身纤溶状态。此类药物的用法是，以基因重组术组织型纤溶酶原激活剂（rt-PA）50mg 静脉滴注 2 小时，必要时再追加 40mg 静脉滴注 4 小时，用药后肺栓塞的血栓可在 2～6 小时内溶解，其有效率为 94%。也可用生物活性组织型纤溶酶原激活剂（mt-PA）治疗。也可以 t-PA 和链激酶合用，t-PA 90～120mg 溶于 150mL 生理盐水内静脉滴注 4～6 小时，接着用链激酶 60 万 U 溶于 50mL 生理盐水内静脉滴注 30 分钟，每日 1 次，共 5 日。除以上溶栓药物外，还可根据情况选用纤维蛋白溶酶、去纤维蛋白制剂——安克洛酶等。通常溶栓治疗仅进行 24～72 小时，治疗结束后要等 2～4 小时使纤维蛋白溶酶作用消失后继续再用肝素治疗7～14日，但应注意诱发出血等不良反应。

（四）手术治疗

对溶栓治疗有禁忌，抗凝后仍有反复发作或预计有致命性抗栓塞者，待危险期稳定后可进行必要的造影，然后采取静脉导管吸取栓子或手术取栓子。为了阻断原发病走向肺部的通路，可结扎下腔静脉或经皮下腔静脉安装Greenfield过滤器或Hunter-Session阻塞气囊。

（五）非血栓性肺栓塞的治疗

1. 肺空气栓塞 立即采用头低足高位，使空气栓子由低位浮向高位的肢体，从而解除肺栓塞。同时及时采取肝素抗凝、有效的氧疗及抗休克治疗等。

2. 肺脂肪栓塞 及时处理原发病，以切断脂肪栓子的来源为主。同时采用正压面罩给氧，以60%氧浓度、0.49kPa（5cmH_2O）压力给氧，可改善肺泡水肿，纠正低氧。亦可用高频通气机给氧，起到持续气道加压作用。

3. 羊水栓塞 本病一旦确诊，应及时采用有效的氧疗，酌情补充血容量，应用硝苯地平 10mg，每日3次，氨茶碱250mg稀释后缓慢静脉注射以降低肺动脉压，减轻心脏负荷，改善心肺功能，同时采用皮质激素抗过敏及肝素抗凝血治疗。待病情平稳后，及时结束产程。肺栓塞的部位和原有肺功能情况决定预后。肺栓塞的自然病死率不完全清楚。大约不到10%的栓塞在急性期致死，其中75%在症状出现后1小时内死亡，其余25%在以后的48小时内死亡。大多数肺栓塞可在血凝块碎破、脱落和蛋白溶解作用下被消除，或在原位机化收缩后血流动力学改善，2～8周可恢复至原来水平。肺栓塞极少导致慢性肺部疾病，发生永久性肺动脉高压亦为罕见。当频繁反复发生栓塞而吸收不充分时可发展成慢性肺动脉高压，主要见于慢性病患者。

【预防】

积极防治静脉血栓形成或血栓性静脉炎。如口服阿司匹林肠溶片25～50mg，1次/日，或双嘧达莫25～50mg，3次/日，有一定预防作用。长期卧床患者应经常翻身、活动肢体，以助静脉血回流通畅。手术后患者早期下床活动，腹带或肢体绷带勿过紧或压迫过久，以免妨碍膈肌运动及下肢静脉回流。保持大便通畅，避免突然用力使腹压升高、栓子脱落。

第六章　原发性支气管肺癌

原发性支气管肺癌（primary bronchogenic carcinoma）简称肺癌（lung cancer）。肿瘤细胞起源于支气管黏膜或腺体，是最常见的肺部原发性恶性肿瘤。

目前在多数发达国家中，肺癌居男性恶性肿瘤的首位，在女性居第二位（仅次于乳腺癌）。近年来本病的发病率和死亡率仍在逐渐上升。本病多数在 40 岁以上发病，发病年龄高峰在 60～79 岁，男女之比为 2.13∶1。我国 1990～1992 年的抽样调查资料显示，肺癌的死亡率由 20 世纪 70 年代的 9.94/10 万升高为 21.96/10 万，增加了 120.93%；女性由 4.59/10 万升高为 8.74/10 万，增加了 90.41%。在我国城市人口中，肺癌的死亡率已由第四位跃居为各种恶性肿瘤的首位，农村中上升最快的也是肺癌。有专家预言：如果不能有效地控制吸烟和空气污染，到 2025 年我国每年的肺癌人数将超过 100 万，成为世界第一肺癌大国。

【病因和发病机制】

肺癌病因十分复杂，迄今尚未完全阐明，一般认为与下列因素有关：

1. 吸烟　肺癌的发病与吸烟，特别是吸纸烟的关系密切，因为纸烟中含有多种致癌物质，其中以苯并芘的致癌性最强。长期大量吸烟者，其支气管上皮细胞的纤毛脱落，上皮细胞增生，鳞状上皮化生，核异形等病理改变严重；原位癌的发现比不吸烟者多。国内外大量资料指出：肺癌多发生于长期吸烟的人群。吸烟男性肺癌的死亡率为不吸烟男性的 10 倍以上，据调查纸烟的消耗量与肺癌死亡率相关。戒烟后肺癌发生率随戒烟年限延长而逐渐下降。被动吸烟致肺癌的可能性日益受到重视。

2. 大气污染　工业废气内含有许多致癌物质，如煤和石油的燃烧，内燃机的废气中均含有苯并芘，是城市的主要污染源。大气中苯并芘浓度高的城市，肺癌发病率也高。据调查，城市居民肺癌发病率为农村居民的 2 倍。

3. 职业性致癌因素　如砷、铬、石棉、镍及放射性粉尘等均有致癌作用，长期接触这些物质，可诱发肺癌。

4. 电离辐射　大剂量电离辐射可引起肺癌。除氡和氡子体所产生的 α 射线提高了矿工患肺癌的危险性外，英国有报告称，接受放射线治疗的强直性骨髓炎患者和日本原子弹伤害幸存者中，肺癌的患病率明显提高。

5. 饮食与营养　近年来有关摄取食物中维生素 A 含量少或血清维生素 A 含量低的人患肺癌的危险性增高的问题有不少报道。经动物实验证明，维生素 A 及其衍生物 β 胡萝卜素能够抑制化学致癌物诱发的肿瘤。美国纽约和芝加哥开展的前瞻性人群观察的结果也说明食物中天然维生素 A、β 胡萝卜素的摄入量与十几年后癌的发生呈负相关，其中最突出的是肺癌。虽然维生素 A 缺乏者应该加以纠正来降低患肺癌的危险性，但对高危人群来说维生素 A 尚不足以改变已有前期病变的预后。

6. 其他　美国癌症学会将结核列为肺癌发病因素之一。有结核病史，尤其是结核瘢痕者，男性患肺癌的危险是正常人群的 5 倍，女性患肺癌的危险是正常人群的 10 倍。有结核病史肺癌的主要组织学类型是腺癌。

近年研究表明，肺癌的发生与某些癌基因的活化及抗癌基因的丢失密切相关。

此外，病毒的感染、真菌毒素（黄曲霉菌）、机体免疫功能的低落、内分泌失调及家族遗传等因素对肺癌的发生可能也起一定的作用。

【病理和分类】

（一）按解剖学部位分类

1. 中央型肺癌　生长在叶、段以上的支气管，位于肺门附近，约占 3/4，以鳞状上皮细胞癌和小细胞未分化癌较为常见。

2. 周围型肺癌 生长在叶、段以下的支气管，位于肺的边缘部位，约占 1/4，以腺癌较常见。

（二）按组织学分类

目前国内外对肺癌的组织分类颇不一致，但大多按细胞分化程度和形成特征分为：鳞状上皮细胞癌、小细胞未分化癌、大细胞未分化癌、腺癌和其他 5 类。

1. 鳞状上皮细胞癌（简称鳞癌） 包括梭形细胞癌，为最常见的肺癌类型，占原发性肺癌的 40%～50%。多见于老年男性，与吸烟关系非常密切。由于支气管黏膜柱状上皮细胞受慢性刺激和损伤，纤毛丧失，基底细胞鳞状化生、不典型增生和发育不全，最后突变成癌。以中央型肺癌多见，并有向管腔内生长的倾向，常早期引起支气管狭窄，导致肺不张或阻塞性肺炎。癌组织易变性、坏死，形成空洞或癌性肺脓肿。典型的鳞癌细胞呈鳞状上皮形排列，细胞大，多呈多边形，胞质丰富，有角化倾向，核畸形、染色深，细胞间桥易见。生长缓慢，转移晚。手术切除机会多，5 年生存率高；但放射和化学药物治疗不如小细胞未分化癌敏感。

2. 小细胞未分化癌（简称小细胞癌） 包括燕麦细胞型、中间细胞型、复合燕麦细胞型。为肺癌中恶性程度最高的一种，占原发性肺癌的 10%～15%。发病率次于鳞癌和腺癌。患者年龄较轻，多在 40～50 岁，多有吸烟史。燕麦细胞型和中间细胞型可能起源于神经外胚层的 Kulchitsky 细胞或嗜银细胞，该细胞内含有神经分泌型颗粒，具有内分泌和化学感受器功能，能分泌 5-羟色胺、儿茶酚胺、组胺等胺类物质，可引起副癌综合征。本型肺癌好发于肺门附近的大支气管，倾向于黏膜下层生长。常侵犯管外肺实质，易与肺门、纵隔淋巴结融合成团块。癌细胞类圆形或梭形，胞质少，类似淋巴细胞。癌细胞生长快，侵袭力强，远处转移早；手术时发现 60%～100%有淋巴结转移，常转移至脑、肝、骨、肾上腺等脏器。本型肺癌对放射和化学药物治疗特别敏感。

3. 大细胞未分化癌（简称大细胞癌） 可发生在肺门附近或肺边缘的支气管。此型肺癌恶性度较高，但转移较小细胞癌晚，手术切除机会相对较大。

4. 腺癌 女性多见，占肺癌的 1/4，与吸烟关系相对较小，多倾向于管外生长，在肺边缘部分形成直径 2～4cm 的肿块，也可循肺泡壁蔓延。此型患者症状的出现相对较晚，约有 25%的患者在就诊时尚无症状。腺癌血管丰富故局部浸润和血行转移均较鳞癌早，易转移至肝、脑和骨，更易累及胸膜引起胸腔积液。此型肺癌对化疗、放疗敏感性均较差。

细支气管肺泡癌（肺泡癌）是腺癌的一个亚型，发病年龄较轻。男女发病率相近，占肺癌的 2%～5%。有人认为肺泡癌的发生与肺部慢性炎症有关。

5. 其他 细支气管-肺泡细胞癌、类癌、支气管腺体癌等。

【临床分期】

（一）TNM 分期

TNM 分期为 1989 年国际抗癌联盟制订，目前较常用。

T：原发肿瘤

Tx：痰中找到癌细胞，但支气管镜检查和 X 线检查均为阴性；或再治患者，原发灶大小无法测量。

Tis：原位癌。

T1：癌肿最大直径在 3cm 或以内，周围为肺组织或脏层胸膜内。在支气管镜下未见向叶支气管近端侵犯。

T2：癌肿最大直径在 3cm 以上或任何大小侵犯主支气管，但距隆突 2cm 以上；侵犯脏层胸膜；或任何大小的癌肿向肺门扩展伴有关联的肺不张或阻塞性肺炎，其范围不超过全肺。

T3：癌肿任何大小并伴向邻近器官直接侵犯如胸壁，包括肺上沟肿瘤、膈肌或纵隔、胸膜壁层、心包，或在支气管镜下与隆突相距不到 2cm 但未侵犯隆突；或与癌肿相关的肺不张或阻塞性肺炎范围达全肺。

T4：任何大小的肿瘤已侵犯纵隔、心脏、大血管、气管、食管、椎体、隆突；或伴有胸腔积液。

N：区域淋巴结

Nx：无法估计区域性淋巴结的转移情况。

N0：未发现有区域性淋巴结的转移。

N1：有支气管周围和（或）同侧肺门淋巴结转移包括原发癌肿的直接侵犯。

N2：有同侧纵隔淋巴结转移及（或）隆突下淋巴结受侵。

N3：对侧纵隔、对侧肺门、同侧或对侧前斜角肌或锁骨上淋巴结转移。

M：远处转移

Mx：无法估计是否有远处转移。

M0：未发现远处转移。

M1：有远处转移，可注明转移器官名称。

（二）肺癌的 5 临床分期

隐性癌 TxN0M0。

0 期：TisN0M0。

Ⅰ期：T1～2N0M0。

Ⅱ期：T1～2N1M0。

ⅢA 期：T1～3N2M0，T3N0～1M0。

ⅢB 期：任何 TN3M0，　T4N0～2M0。

Ⅳ期：含 M1 的任何组合。

【肺癌临床分期】

美国联合癌症分类委员会（AJCC）和国际抗癌联盟（UICC）制订的 TNM 分期如表 6-1、表 6-2。

表 6-1　肺癌的 TNM 分期

原发肿瘤（T）
Tx：原发肿瘤不能评价，痰、支气管冲洗液找到癌细胞，但影像学或支气管镜没有可视肿瘤
T0：没有原发肿瘤的证据
Tis：原位癌
T1：癌肿最大径≤3cm；周围为肺或脏层胸膜所包绕，镜下肿瘤没有累及叶支气管以上*（即没有累及主支气管）
T2：肿瘤大小或范围符合以下任何一点：
肿瘤最大径＞3cm
累及主支气管，但距隆突≥2cm
累及脏层胸膜
扩展到肺门的肺不张或阻塞性肺炎，但不累及全肺
T3：任何大小的肿瘤已直接侵犯下述结构之一者，胸壁（上沟癌）、膈肌、纵隔、胸膜、心包，肿瘤位于距隆突 2cm 以内的主支气管但尚未累及隆突；全肺的肺不张或阻塞性炎症
T4：任何大小的肿瘤已直接侵犯下述结构之一者，纵隔、心脏、大血管、气管、椎体、隆突；恶性胸腔积液或恶性心包积液#；原发肿瘤同一叶内出现单个或多个卫星结节
区域淋巴结（N）
Nx：区域淋巴结不能评价
N0：没有区域淋巴结转移
N1：转移至同侧支气管周围淋巴结和（或）同侧肺门淋巴结，和原发肿瘤直接侵及肺内淋巴结
N2：转移至同侧纵隔和（或）隆突下淋巴结
N3：转移至对侧纵隔、对侧肺门淋巴结、同侧或对侧斜角肌或锁骨上淋巴结
远处转移（M）
Mx：远处转移不能评价
M0：无远处转移
M1：有远处转移**

*任何大小的不常见的局限支气管壁的表浅肿瘤，即使累及主支气管，也定义为 T_1。

＃大部分肺癌患者的胸腔积液是由肿瘤所引起的，但如果胸腔积液的多次细胞学检查未能找到癌细胞，胸腔积液又是非血性和非渗出性的，临床判断该胸腔积液与肿瘤无关，这种类型的胸腔积液不影响分类。

**同侧非原发肿瘤所在叶的其他肺叶出现转移性结节定义为 M1，在原发肿瘤所在的叶内出现癌性卫星结节定义为 T4，在其他叶出现的癌性结节包括粟粒病灶定义为 M1，心包积液的定义原则等同于胸腔积液。

表 6-2 TNM 与临床分期的关系

隐性癌	Tx，N2，M0
0 期	Tis，原位癌
Ⅰa 期	T1，N0，M0
Ⅰb 期	T2，N0，M0
Ⅱa 期	T1，N1，M0
Ⅱb 期	T2，N1，M0 T3，N0，M0
Ⅲa 期	T1，N2，M0 T2，N2，M0 T3，N1，M0 T3，N2，M0
Ⅲb 期	T4，任何 N，M0 任何 T，N3，M0
Ⅳ期	任何 T，任何 N，M1

【诊断】

（一）临床表现

1. 咳嗽 为常见的早期症状。以刺激性干咳或持续性高调的金属音为特征。由于肿瘤浸润对支气管黏膜的刺激或引起支气管狭窄、阻塞所致。肺泡癌常有大量黏液泡沫样痰，阻塞性肺炎时有黏液脓痰。

2. 咯血 以中央型肺癌多见，呈持续或间断的痰中带血，常不易引起患者重视而延误诊断。大咯血少见。

3. 胸闷、气急 弥散性肺泡癌气急呈进行性加重。肿瘤阻塞支气管引起肺不张或阻塞性肺炎，并发胸腔积液、心包积液等时，都可出现胸闷、气急。

4. 发热 继发感染时常有发热。肿瘤组织坏死可引起癌性发热，抗生素治疗常无效。

5. 喘鸣 由于肿瘤引起支气管狭窄，约有 2%的患者可出现固定性、局限性喘鸣，不因咳嗽而变化。

6. 消瘦与恶病质 消瘦为肺癌常见症状，晚期患者常有恶病质表现。

7. 肿瘤局部扩展引起的症状

（1）胸痛：肿瘤直接侵犯胸膜、肋骨、胸壁及肋间神经可引起不同程度的疼痛，约占肺癌的 30%，早期胸痛轻微，而不引起患者的重视，若肿瘤位于胸膜附近，则产生不规则的钝痛或隐痛，深呼吸和咳嗽时胸痛加重，如出现胸腔积液时，胸痛不随着胸腔积液的出现而变化，胸痛往往呈持续性、进行性加重。当肋骨、脊柱受侵犯时，胸痛固定，有压痛点，而与呼吸、咳嗽无关。癌肿压迫肋间神经，可产生放射性疼痛，胸痛可累及其分布区域。

（2）呼吸困难：肺癌引起的呼吸困难，可由于①管腔外的压迫：肿瘤本身或肿瘤转移造成肺门及纵隔淋巴结肿大等压迫大气管，常出现吸气性呼吸困难；②管腔内阻塞：主要由于肿瘤阻塞气道所引起，阻塞大气道，则可出现吸气性呼吸困难；③其他：如肿瘤转移到胸膜或心包膜，产生大量胸腔积液或心包积液，膈肌麻痹造成矛盾运动等均可引起呼吸困难。

（3）咽下困难：癌肿直接侵犯或压迫食管，或转移的肿大纵隔淋巴结压迫食管均可引起咽下困难，癌肿侵犯食管尚可引起食管-气管瘘，导致肺部继发感染。

（4）声音嘶哑：少数患者以声音嘶哑为首发症状而就诊，是癌肿直接压迫或转移至纵隔淋巴结压迫喉返神经（多见于左侧）造成左侧声带麻痹，而出现声音嘶哑。常见于左肺中央型癌肿。

（5）上腔静脉阻塞综合征：癌肿侵犯纵隔压迫上腔静脉时，引起上腔静脉回流受阻。表现头面、颈部和上肢水肿，胸壁静脉曲张，颈静脉怒张。

（6）Horner 综合征：位于肺尖部的肺癌称肺上沟瘤；常压迫颈交感神经，引起同侧上睑下垂、瞳孔缩小、眼球内陷、额部与胸部无汗或少汗。

8. 癌肿远处转移引起的症状

（1）肺癌转移至脑、中枢神经系统：因病变部位的不同，可出现相应的症状，可发生头痛、呕吐、眩晕、复视、共济失调、颅神经麻痹、一侧肢体无力甚至瘫痪等神经系统症状，严重时可出现颅内高压的症状。个别患者无呼吸道症状，而以神经系统症状就诊，要高度重视，以免漏诊和误诊。

（2）转移至骨骼：有局部疼痛和压痛，甚至出现病理性骨折，限制患者活动。

（3）肝脏是常见的转移部位：转移至肝时，可有厌食、肝区疼痛、肝大、黄疸和腹水等。

（4）转移至淋巴结：锁骨上淋巴结是肺癌转移的常见部位，多位于前斜角肌区，固定而坚硬，逐渐增大、增多，可以融合，多无痛感。淋巴结的转移可以在呼吸道症状出现之后，也可无任何呼吸道症状，患者发现肿大淋巴结而来就诊。有时通过仔细的体格检查可发现皮下结节，其可为临床获取病理资料、确定诊断提供可靠的依据。

9. 癌肿作用于其他系统引起的肺外表现 某些肺癌患者可出现一些不是由肺癌直接作用或转移所引起的少见症状和体征，可发生在肺癌发现之前或之后，包括内分泌、神经肌肉、结缔组织、血液系统和血管的异常改变，又称副癌综合征。有下列几种表现：

（1）肥大性肺性骨关节病：常见于肺癌，也见于胸膜局限性间皮瘤和肺转移瘤（胸腺、子宫、前列腺的转移）。多侵犯上下肢长骨远端，发生杵状指（趾）和肥大性骨关节病。前者具有发生快、指端疼痛、甲床周围环绕红晕的特点。两者常同时存在，多见于鳞癌。切除肺癌后，症状可减轻或消失，肿瘤复发又可出现。

（2）分泌促性腺激素：引起男性乳房发育，常伴有肥大骨关节病。

（3）分泌促肾上腺皮质激素样物：可引起 Cushing 综合征，表现为肌力减弱、水肿、高血压、尿糖增高等。

（4）分泌抗利尿激素：引起稀释性低钠血症，表现为食欲缺乏、恶心、呕吐、乏力、嗜睡、定向障碍等水中毒症状，称抗利尿激素分泌不当综合征（SIADH）。

（5）神经肌肉综合征：包括小脑皮质变性、脊髓小脑变性、周围神经病变、重症肌无力和肌病等。发生原因不明确。这些症状与肿瘤的部位和有无转移无关。它可以发生于肿瘤出现前数年，也可作为一症状与肿瘤同时发生；在手术切除后尚可发生，或原有的症状无改变。它可发生于各型肺癌，但多见于小细胞未分化癌。

（6）高钙血症：肺癌可因转移而致骨骼破坏，或由异生性甲状旁腺激素引起。高血钙可与呕吐、恶心、嗜睡、烦渴、多尿和精神错乱等症状同时发生，多见于鳞癌。肺癌手术切除后，血钙可恢复正常，肿瘤复发又可引起血钙增高。

此外，在燕麦细胞癌和腺癌中还可见到 5-羟色胺分泌过多所造成的类癌综合征，表现为哮鸣样支气管痉挛、阵发性心动过速、水样腹泻、皮肤潮红等。还可有黑色棘皮症及皮肤炎、掌跖皮肤过度角化症、硬皮症及栓塞性心内膜炎、血小板减少性紫癜、毛细血管病性渗血性贫血等肺外表现。

（二）实验室及其他检查

1. 胸部 X 线检查 本检查是发现支气管肺癌的最基本的方法。通过透视、正侧位胸片，发现块影或可疑病灶，配合体层 X 线片，便可明确病灶部位。

（1）中央型肺癌的 X 线特征：肿瘤发生于总支气管、叶和段支气管。

1）直接 X 线征象：多为一侧肺门类圆形阴影，边缘毛糙，可有分叶或切迹等表现，肿块与肺不张、阻塞性肺炎并存时，可呈现反“S”形 X 线征象，支气管造影可见支气管壁不规则增厚、狭窄、中断或腔内肿物。

2）间接 X 线征象：由于肿块在气管内生长，可使支气管完全或部分阻塞，形成局限性肺气肿、肺不张、阻塞性肺炎和继发性肺脓肿等征象。

（2）周围型肺癌的 X 线特征：肿瘤发生于段以下支气管。早期常呈现局限性小斑片状阴影，也可呈结节状、球形（直径≤2cm）、网状阴影。肿块周边可有毛刺、切迹和分叶，常有胸膜被牵拽，也称胸膜皱缩征。动态观察可见肿块逐渐增大，引流的肺门淋巴结肿大、胸腔积液、肋骨被侵犯等。如发生癌性空洞，多呈偏心性，内壁不规则，凹凸不平，应与肺脓肿和肺结核空洞相鉴别。

（3）细支气管-肺泡癌的 X 线特征：可表现为肺部孤立结节阴影、肺炎型或双肺弥散性小结节型，后者颇似血行播散型肺结核，部分病灶发展缓慢，可经历数年无变化，易于被误诊为浸润型或粟粒型肺结核、肺炎和间质性肺炎。

2. 电子计算机体层扫描（CT） 优点在于能发现普通 X 线检查不能显示的解剖结构，特别对位于心脏后、脊柱旁沟和在肺尖、近膈面及肋骨头部位的病灶极有帮助。CT 还可以辨认有无肺门和纵隔淋巴结肿大。如纵隔淋巴结直径＞20mm，肿瘤侵入纵隔脂肪间隙或包绕大血管，则基本不能手术。CT 还能显示肿瘤有无直接侵犯邻近器官，CT 对＞3mm 的病灶多能发现，对转移癌的发现率比普通断层高。

3. 磁共振成像（MRI） 在肺癌的诊断价值基本与 CT 相似，在某些方面优于 CT。但有些方面又不如 CT。如 MRI 在明确肿瘤与大血管之间关系方面明显优于 CT，在发现小病灶（＜5mm）方面又远不如薄层 CT。在钙化灶显示方面也很困难，且 MRI 易受呼吸伪影干扰，一些维持生命的设施如氧气瓶、呼吸机等不能带入磁场。故病情危重或严重呼吸困难者，一般不宜选用 MRI 检查。有心脏起搏器者为绝对禁忌证。MRI 只适用于如下几种情况：临床上确诊为肺癌，需进一步了解肿瘤部位、范围，特别是了解肺癌与心脏大血管、支气管胸壁的关系，评估手术切除可能性者、疑为肺癌而胸片及 CT 均为阴性者；了解肺癌放疗后肿瘤复发与肺纤维化的情况。

4. 痰脱落细胞检查 此项检查是最简便有效的早期诊断方法，且可确定组织细胞类型，患者无痛苦，价廉，是目前大力推广的检查方法之一。但其阳性率取决于送检标本的质量和送检次数，一般以 4～6 次为宜，阳性率可达 70%～80%。中央型肺癌痰检阳性率高于周围性肺癌。为提高痰液癌细胞检出的阳性率，必须用力咳嗽，获取由气管深处咳出的痰液，标本必须新鲜，若配合免疫组织化学细胞检查可提高阳性率。

5. 纤维支气管检查 是目前诊断肺癌最重要的手段之一。对明确肿瘤的部位、大小，气管的阻塞、隆突情况及获取组织提供病理学诊断均具有重要意义。阳性率可达 80%～90%，其优点是：①可视范围大，直接窥视气管、隆突、主支气管、叶支气管、段及亚段支气管的情况，不但为确定诊断，而且对于下一步的治疗，如手术的可能性、切除的范围、纵隔淋巴结的转移情况也可有一个客观、准确的评价；②可进行活检钳取组织，经刷检、针吸活检获得细胞，以便病理学诊断；③对病变部位进行摄影，可做治疗前后的对比，留做诊断、教学、科研资料；④操作方便、安全，患者痛苦小；⑤可行镜下的治疗，如止血、激光及局部放疗等；⑥对周围性病变未能窥视者可采取 X 线定位下的活检；⑦对于早期肺癌如癌前病变等可采用肺成像荧光内镜分辨出支气管黏膜腔内的原位癌和癌前病变，以便进行病变部位活检，使原位癌的检出率提高。

6. 活组织检查 病理组织检查是肺癌确诊及分型最重要的依据。

（1）淋巴结活检：锁骨上、颈部、腋窝淋巴结活检或穿刺针吸做细胞学检查，可确定细胞类型，有助于选择治疗方案。

（2）经皮穿刺肺活检：对周围型肺癌阳性率高，可达 70%～80%，成功率达 90%，可在 X 线、CT、B 超引导下进行。可有气胸、咯血等并发症。心肺功能不全、出血性疾病和肺血管瘤者属禁忌。

（3）纤维支气管镜肺活检：对于远端气道内不能直接窥视的病变，可在荧光屏透视指导下做纤维支气管镜肺活检，阳性率为 25%～65%。

（4）胸膜活检：对疑有胸膜肿瘤或肺癌胸膜转移者，除检查胸腔积液癌细胞外，胸膜活检有较重要的价值。

7. 核素闪烁显像

（1）骨 γ 闪烁显像：可以了解有无骨转移，其敏感性、特异性和准确性分别为 91%、88%和 89%。若采用核素标记促生长素抑制素类似物显像则更有助于小细胞癌的分期诊断。同位素标记的抗癌胚抗原（CEA）抗体静脉注射后的显像，可提高胸腔内淋巴结转移的检出率。

（2）正电子发射断层显像（positron emission tomography，PET）：通过跟踪正电子核素标记的化合物在体内的转移与转变，显示代谢物质在体内的生理变化，能无创性地从体外显示人体内部组织与器官的功能，并做出定量分析。如采用 ^{18}F 脱氧葡萄糖为示踪元素，对肺癌进行定位及随诊，其诊断敏感性和特异性分别为 93. 6%和 80.0%。

8. 基因诊断　近几年发展起来的基因诊断方法具有要求标本量少、敏感性高、特异性强的特点。*p53* 抑瘤基因与 *K-Ras* 瘤基因是肺癌中特别受到重视的基因。

9. 其他检查　如癌胚抗原、神经元特异性烯醇化酶，对肺癌的诊断缺乏特异性，对判断转移或复发均无肯定应用价值。

肺癌的预后决定于能否做到“三早”，即早期发现、早期诊断、早期治疗。待临床出现典型症状，则多已有外侵及转移，丧失了根治机会，临床上对 40 岁以上，特别是男性，长期吸烟或有职业性致癌物质接触史者，出现下列情况应高度怀疑肺癌的可能性：原因不明的刺激性干咳，治疗无效，或有慢性呼吸道疾病，咳嗽性质突然改变；原因不明的持续性胸痛及腰背痛；无慢性呼吸道疾病，出现持续性痰中带血；同一部位反复出现肺炎；原因不明的肺脓肿；原因不明的四肢关节痛，杵状指、声音嘶哑、上腔静脉阻塞综合征等；X 线检查有局限性肺气肿、肺不张，孤立性圆形病灶和单侧肺门阴影增大；原有肺结核已稳定，它处出现新病灶，或结核灶恶化而抗结核治疗无效者。对以上可疑者应选择做痰检、支气管镜检、胸腔积液和活组织检查等，以力求早期明确诊断。

【鉴别诊断】

1. 肺炎　多见于青壮年，急性起病，寒战、高热，咳铁锈色痰，白细胞增高，抗感染治疗有效。但对老年患者的迁延难愈或反复在同一部位发生的肺炎，应提高警惕。

2. 肺结核　多见于青壮年，常有持续性发热及全身中毒症状。肺结核患者可有反复咯血，病程长，痰液可检出结核菌，X 线检查有结核灶的特征，抗结核治疗有效。

3. 肺脓肿　须与癌性肺脓肿鉴别，肺脓肿起病急，全身中毒症状重，常有寒战、高热、咳嗽及咳大量脓痰，白细胞及中性粒细胞增高。X 线显示空洞壁较薄，内有液平。肺癌一般先有慢性咳嗽，反复咳血痰，X 线显示空洞壁增厚，内壁不平，偏离中心。如两者鉴别有困难时，可做支气管镜检查。

4. 结核性胸膜炎　须与癌性胸腔积液鉴别。癌性胸腔积液增长迅速，常为血性，抗结核治疗无效，可找到癌细胞。抽液后 X 线检查可发现肺部或胸膜肿块。结核性胸膜炎胸腔积液多为淡黄色，偶呈血性，抗结核治疗迅速奏效。

【处理】

肺癌的治疗手段有多种，主要根据患者的机体状况，肿瘤的病理类型和临床分期采用相应的综合治疗措施，以期延长患者的生存时间、提高患者的生活质量。治疗的主要方式：非小细胞癌首选手术治疗，辅以化疗和放疗；小细胞癌多选用化疗加放疗加手术。

（一）手术治疗

肺癌的治疗方法主要有外科手术治疗、放射治疗、化学药物治疗、中医中药治疗及免疫治疗等。尽管 80%的肺癌患者在明确诊断时已失去手术机会，但手术治疗仍然是肺癌最重要和最有效的治疗手段。凡确诊或拟诊肺癌的患者，应及时争取手术。

1. 手术适应证

（1）临床分期为Ⅰ、Ⅱ及ⅢA 的非小细胞癌。T 级不大于 3，肿瘤仅侵及膈、心包、胸膜、胸壁及接近隆突；淋巴结上限为N2，仅同侧纵隔内有淋巴结转移；M0 尚无远处转移。

（2）小细胞癌只限于Ⅰ期及Ⅱ期。如术中发现 N2 病变，也可争取做根治性切除。

（3）对尚未定性的小结节影，即使观察 10 年以上，如影像学诊断偏向于肺癌，也应积极手术探查，术中做冷冻切片定性再决定手术方式。

（4）对晚期病例、T4、N3 甚至有少量恶性胸腔积液，中、大量心包积液的病例，为解除梗阻性肺炎、癌性高热和呼吸困难、低心输出量、低氧血症，也应考虑做姑息性切除，肺内孤立的转移性或复发性病灶应积极手术。

（5）对肺癌并发孤立脑转移的病例，应先做脑转移灶手术，再考虑原发肺癌切除。

（6）肺癌合并心律失常或冠心病的病例，可同期或分期做射频消融，安置临时心脏起搏器，做冠脉搭桥或做冠脉球囊扩张及安放支架，然后做肺癌切除。

（7）肿瘤已侵犯上腔静脉，引起上腔静脉压迫综合征，为解放上腔静脉，争取切除肿瘤，有条件时做静脉搭桥或部分切除肿瘤，缓解症状。

2. 手术禁忌证

（1）T4 肿瘤已侵犯心脏、大血管、气管、食管、隆突或有大量恶性胸腔积液，N3 对侧已有淋巴结转移，锁骨上、腋下已有淋巴结转移。

（2）M1 肝、肾上腺及骨骼已有转移。

（3）以下肺通气功能指标为手术禁忌：①最大通气量＜预计值的 50%；②第 1 秒末用力呼气量（FEV_1）＜1L。血气分析：PaO_2＜70mmHg，$PaCO_2$＞43mmHg。当 PEV_1≥2.5L 时才可考虑全肺切除，PEV_1 在 1.0～2. 4L 的病例，即使做肺叶切除也应慎重。

（4）3 个月内有心绞痛发作或心肌梗死，心力衰竭及 3 个月内有脑血管意外均禁忌肺切除术。

3. 肺切除术的范围　决定于病变的部位和大小。对周围型肺癌，一般施行肺叶切除术；对中央型肺癌，一般施行肺叶或一侧全肺切除术。有的病例，癌变位于一个肺叶内，但已侵及局部主支气管或中间支气管，为了保留正常的邻近肺叶，避免做一侧全肺切除术，可以切除病变的肺叶及一段受累的支气管，再吻合支气管上下切端，临床上称为支气管袖状肺叶切除术。如果相伴的肺动脉局部受侵，也可同时做部分切除，端端吻合，称为支气管袖状肺动脉袖状肺叶切除术。

（二）放疗

放疗适用于手术切除性处于可能和不可能之间的病例，为局限性病变或发生较大支气管受压征象，亦应进行放疗，可以缩小肿块，从而缓解肺不张或阻塞性肺炎数周至数月，推迟临床症状的进展，提高生活质量。放疗常采用深部 X 线、钴-60 直线加速器，未分化癌及鳞癌对放疗较敏感，腺癌对其敏感性较差。

（三）化疗

化疗适用于小细胞未分化癌，其次是鳞癌，不宜用于腺癌及大细胞未分化癌，这两种类型对化疗都不敏感。常用的药物有长春新碱、环磷酰胺、阿霉素、顺铂、卡铂、依托泊苷等。需要注意的是，目前化学药物对肺癌疗效仍然较低，症状缓解期较短，不良反应较多。临床应用时，要掌握药物的性能和剂量，并密切观察不良反应。出现骨髓造血功能抑制、严重胃肠道反应等情况时要及时调整药物剂量或暂缓给药。

（四）中医中药治疗

按患者临床症状、脉象、舌苔等表现，应用辨证论治法则治疗肺癌，一部分患者的症状可得到改善，寿命延长。

（五）免疫治疗

近年来，通过实验研究和临床观察，发现人体的免疫功能状态与癌肿的生长发展有一定关系，从而促使免疫治疗的应用。免疫治疗的具体措施有：

1. 特异性免疫疗法　用经过处理的自体肿瘤细胞或加用佐剂后，作皮下接种进行治疗。此外，尚可应用各种白介素、肿瘤坏死因子、肿瘤核糖核酸等生物制品。

2. 非特异性免疫疗法　用卡介苗、短小棒状杆菌、转移因子、干扰素、胸腺素等生物制品，或左旋咪唑等药物以激发和增强人体免疫功能。

【预防】

吸烟能耗肺、损血、伤神、折寿，为了预防肺癌、延年益寿，应大力加强和宣传戒烟活动。加强环境卫生和劳动保护，防止吸入粉尘及有害气体。积极防治肺部良性肿瘤和支气管囊肿，防止发生恶变。加强卫生知识宣传，使肺癌的早期症状人人皆知，尤其是老年人痰中带血，是肺癌的警惕信号，组织老年人普查是抗癌“三早”的主要措施。平时注意避免过劳，多食营养物品和新鲜水果。患肺癌后更应即刻戒烟，减少有害物质刺激，避免上呼吸道感染，少吃刺激性食物及生痰伤肺食物如辣椒、生葱蒜、肥肉、虾蟹等物，多食含维生素 C 及维生素 A 的食物及清肺润肺食物如胡萝卜、葡萄、百合、银耳、白果、核桃仁、芦笋、罗汉果、枇杷、梨等。

第七章　急性呼吸衰竭与急性呼吸窘迫综合征

第一节　急性呼吸衰竭

急性呼吸衰竭是指患者肺脏原有呼吸功能正常，由于各种病变的影响，如迅速发生、进展的呼吸道阻塞性病变、肺组织病变、肺血管疾病、胸廓胸膜病变、神经中枢及神经肌肉疾病等，在短时间内发生严重的气体交换障碍，出现缺氧或并发二氧化碳潴留，导致机体发生生理功能的严重紊乱。

【病因】

引起急性呼吸衰竭的病因大致可以归纳为以下几大类：

1. 呼吸道疾病　上呼吸道异物阻塞、喉头水肿、气道阻力和呼吸肌阻力突然增大，最后发展为呼吸衰竭，引起缺氧和二氧化碳潴留。

2. 胸廓疾病　胸部外伤、手术损伤、自发性气胸和急剧增加的胸腔积液，影响胸廓运动和肺脏扩张，导致通气量减少和（或）吸入气体分布不均，损害通气和（或）换气功能。

3. 中枢神经系统疾病　急性脑炎、颅脑外伤、脑血管意外（脑出血、脑梗死、脑血栓）、脑肿瘤等，直接或间接抑制呼吸中枢，造成通气功能下降，产生缺氧和二氧化碳潴留，甚至呼吸骤停。

4. 周围神经传导系统及呼吸肌疾病　脊髓灰质炎、多发性神经炎、重症肌无力、有机磷农药中毒及颈椎外伤等，均可损伤传导系统功能，引起通气不足或导致呼吸肌运动障碍。

5. 肺血管疾病　急性肺栓塞、血栓阻塞肺血管及闭塞性血管炎，使V/Q比例失调，损伤换气功能。

6. 溺水、电击。

7. 药源性呼吸衰竭　为药源性肺损伤的一种严重形式，可造成急性非心源性肺水肿、支气管痉挛、中枢性低通气、神经肌肉阻滞，常见的药物有水杨酸盐与非类固醇抗炎药、纳洛酮、β 受体阻滞剂、造影剂、镇静剂、氨基糖苷类抗生素等。

8. 吸入有毒气体。

【诊断】

（一）临床表现

正常肺脏，但有突发原因如溺水、电击、外伤、药物中毒或物理化学刺激及急性呼吸窘迫综合征等病史。急性呼吸衰竭主要表现为缺氧，部分有二氧化碳潴留，对机体威胁程度前者比后者重要。临床表现与缺氧发生速度、持续时间和严重程度等密切相关，而心、脑、肺对缺氧极为敏感。临床上缺氧和二氧化碳潴留的表现许多是相似的，两者常同时存在。

1. 缺氧

（1）中枢神经系统：大脑耗氧量较大，为30mL/（min·kg），停止供氧达6分钟即可发生脑组织不可逆损伤。缺氧表现：轻度，烦躁；中度，谵妄；重度，昏迷。

（2）心血管系统：缺氧可诱发各类心律失常。

（3）呼吸系统：缺氧使PaO_2下降，通过刺激外周化学感受器（主动脉体、颈动脉体）和对呼吸中枢的直接作用，使呼吸加深加快来加强代偿。在脑部疾病、心力衰竭、尿毒症、代谢性酸中毒等疾病中，患者呼吸加强加快和减慢减弱交替出现即潮式呼吸（陈-施呼吸，Cheyne-Stokes respiration）及间歇停顿（比奥，Biot）呼吸。

（4）血液系统：慢性缺氧可刺激造血，而急性缺氧常无此代偿，反可造成凝血机制障碍、造血系统衰竭、弥散性血管内凝血。

（5）消化系统：呼吸衰竭引起缺氧及脑反射性的微血管痉挛，加重胃肠道组织缺血、缺氧，常发生应激性溃疡出血及肝细胞功能损害。

（6）肾脏：缺氧使肾血管收缩，血流量减少，易发生肾功能不全，致尿素氮、肌酐增高，代谢性酸中毒等。

（7）细胞代谢及电解质：可导致代谢性酸中毒、高钾血症和细胞内酸中毒。

2. 二氧化碳潴留

（1）中枢神经系统：急性二氧化碳潴留可使脑血管扩张，血流量增加，颅内压升高，因而出现头痛、扑翼样震颤、嗜睡、昏迷等表现。

（2）酸碱失衡和电解质紊乱：血中二氧化碳潴留产生呼吸性酸中毒，导致细胞外液 H^+与细胞内 K^+互换，使血清 K^+升高，细胞内 H^+、Na^+增加。过量补充碱性药物和应用呼吸兴奋剂或机械辅助呼吸及激素、利尿剂，可引起血 K^+和 Cl^-减低，此时易发生呼吸性酸中毒+代谢性酸中毒。

（3）心血管系统：当缺氧并发二氧化碳潴留时，可出现肺动脉收缩，肺动脉高压，右心室肥厚、扩大，心率快，心力衰竭，血压上升，脉洪大，外周血管扩张，皮肤潮红、温暖、出汗等。

（4）呼吸系统：吸入＜15%二氧化碳时，二氧化碳每升高 1mmHg，则每分钟通气量可升高 2L。中枢对二氧化碳刺激常呈抑制状态，而呼吸兴奋性主要靠缺氧维持。

（二）实验室及其他检查

急性呼吸衰竭时必须争分夺秒地进行有效抢救，因此实验室检查应掌握少而精的原则，抓住重点。

（1）尽早进行动脉血气分析，以明确呼吸衰竭的程度、类型、代偿情况，酸碱平衡障碍程度、类型。

（2）电解质测定，注意血 K^+水平。

（3）肝肾功能的测定。

（4）中心静脉压测定并保留测压系统，定时监测。

（5）必要时留置导尿管，准确记录尿量。

（6）ECG 检查。

（7）床旁 X 线胸片。急性呼吸衰竭时，胸片如果显示为弥漫性肺浸润，主要见于急性呼吸窘迫综合征、间质性肺炎、纤维化。如果表现为局限性肺浸润阴影，见于重症肺炎、肺不张。如果 X 线胸片上肺野清晰，可能见于肺栓塞或慢性阻塞性肺疾病、哮喘急性恶化。

（三）诊断

诊断标准如下：

（1）肺脏本是健康的，由于突发原因，如溺水、电击、外伤、药物中毒或物理化学刺激及成人型呼吸窘迫综合征等，使呼吸功能突然衰竭，引起缺氧、呼吸急促和发绀。

（2）静息时动脉血氧分压（PaO_2）小于 60mmHg，伴或不伴有动脉血二氧化碳分压（$PaCO_2$）高于 50mmHg。

判定：具备第（1）项即可诊断，兼有第（2）项即可确诊。

【处理】

急性呼吸衰竭的治疗以改善通气、纠正缺氧、防止重要脏器功能的损害为主。

1. 改善通气　急性呼吸衰竭大多突然发生，故应及时采取抢救措施，防止和缓解严重缺氧、二氧化碳潴留和酸中毒，注意保护心、脑、肾等重要系统和脏器的功能。纠正缺氧的主要方法是改善通气，迅速清理口腔分泌物，保持呼吸道通畅，并立即开始人工呼吸，可行口对口人工呼吸、胸外按压人工呼吸、经面罩或气管插管接简易人工呼吸器，必要时做气管插管行机械通气，通气的模式可以采用容量控制、同步间歇指令通气（SIMV）。实行辅助机械通气治疗时应注意：①近年来出现许多新的通气模式，如压力支持（PSV）、反比通气（IRV）等，抢救时可根据当时当地的具体条件加以选择；②抢救急性呼吸衰竭，尤其是 $PaCO_2$ 不很高的患者重点在于改善缺氧，因此，通气量不宜太大，通常 V_T 为 4～7mL/kg，呼吸频率为 20 次/分左右；③如果来不及插管，或插管失败，可用口鼻面罩连接简易通气机，行人工气囊或双水平气道正压通气（BiPAP），以改善缺氧。

2. 高浓度给氧 对于急性呼吸衰竭的患者，必须及时使用高浓度或纯氧以缓解缺氧。纠正缺氧是保护重要器官和抢救能否成功的关键。但要注意吸氧浓度和持续时间，以避免长时期高浓度给氧引起氧中毒。氧中毒会导致急性肺损伤和急性呼吸窘迫综合征，其发生机制可能与吸入高浓度氧后超氧阴离子的生成增多有关。

3. 高压氧治疗 在急性呼吸衰竭中应用机会较少，而在一氧化碳中毒中应用较多，在肺部厌氧菌感染引起的低氧血症中偶有应用。

4. 体外膜肺氧合（ECMO，即膜肺） 以膜式氧合器在体外进行气体交换，替代严重损害的肺，为组织提供氧。但由于操作较复杂、花费较大，目前尚不能广泛开展。

5. 纠正酸碱失衡和电解质紊乱 急性呼吸衰竭发生的酸碱失衡主要是呼吸性酸中毒、缺氧或肾功能不全造成的代谢性酸中毒。前者的处理主要是改善通气，后者的处理主要是给氧和改善肾功能。代谢性酸中毒严重，pH<7.2 时，可以酌量补充 $NaHCO_3$。电解质紊乱主要引起高血钾，因此应当密切监测血 K^+的变化。

6. 控制感染 如有感染（主要是呼吸道感染）证据，可以根据以往的经验合理地选用抗生素，同时通过纤维支气管镜保护刷取痰送检，以进一步明确致病菌和药物敏感程度，重新调整抗生素。但应注意呼吸道分泌物及痰液的充分引流。

7. 营养支持 开始时保证 83.7～146.4kJ（20～35kcal）/（kg・d）的热量，需给予必要的氨基酸、蛋白质，之后酌情通过胃管鼻饲（混合奶、果汁、脂肪乳剂）。如果患者能进食，可给予流质、半流质饮食。

8. 治疗原发病、基础病 应积极治疗原发病和基础病。

9. 避免和治疗并发症 包括机械通气时容易出现的气压伤、肝肾功能损害及消化道出血等。

第二节　急性呼吸窘迫综合征

急性呼吸窘迫综合征（acute respiratory distress syndrome，ARDS）是指原心肺功能正常，由于肺外或肺内的严重疾病引起肺毛细血管炎症性损伤，通透性增加，继发急性高通透性肺水肿和进行缺氧性呼吸衰竭。

【病因和发病机制】

诱发 ARDS 的致病因素包括肺部疾病，如误吸、重症肺部感染（包括流行性感冒病毒、卡氏肺孢菌病等）、肺外伤、栓塞（脂肪、羊水）和毒害气体吸入（光气、烟雾）等。肺外疾病，如创伤、败血症、各种原因的休克、体外循环、大量输库存血、急性胰腺炎、弥散性血管内凝血、长期高浓度氧（>70%）吸入等。ARDS 的发病机制目前未完全明了，一般认为与下列环节有关：

（一）肺水肿的产生

各种致病因素使肺血流灌注不足，直接损害肺泡、毛细血管上皮，引起肺泡毛细血管膜的通透性增加。血液循环中的粒细胞、血小板及组织巨噬细胞释放的各种炎症介质将加重上述损害。液体及蛋白质等漏出血管外，导致肺水肿形成，影响 V/Q 比例，导致低氧血症。

（二）肺微小血管栓塞

休克时毛细血管血流缓慢，血液黏滞度增加，易引起微循环血小板、白细胞和红细胞聚集，加上酸中毒等因素可导致弥散性血管内凝血及肺微小血管血栓形成。在严重感染、创伤情况下亦可见到类似变化。肺微血栓形成后阻塞微循环，使毛细血管内皮细胞及肺泡上皮细胞受损，导致 ARDS 形成。

创伤时可造成肺血管脂肪栓塞，脂肪被肺产生的脂酶溶解，分解产物脂肪酸可损害毛细血管内皮，减少肺泡表面活性物质，导致 ARDS。

（三）肺表面活性物质减少

肺表面活性物质衬附在肺泡表面，具有降低肺泡表面张力、保持肺泡顺应性、稳定肺泡内压、防止肺毛细血管内液体渗入肺泡内的功能。它由Ⅱ型肺泡上皮细胞的线粒体合成及分泌，主要成分为二棕榈酮亚磷脂，18～24 小时更新一次。ARDS 发病时，由于上述肺小血管痉挛及肺微小血管栓塞所致的肺血流减少，影响Ⅱ型肺泡上皮细胞代谢，磷脂合成发生障碍；或由于水肿液、脂肪酸、氧中毒等因素直接破坏作用，使肺表面活性物质减少，表面张力增高，肺泡缩小、陷闭，形成肺不张，同时肺毛细血管内液体渗入肺间质及肺泡。

尽管 ARDS 的原发疾病不尽相同，但造成的肺部损害是相似的，其基本病理改变是广泛肺泡上皮和微血管的损伤，导致肺泡-毛细血管通透性增高性肺水肿。近年来，对 ARDS 发病机制的研究已深入细胞水平和分子水平。发现一些在生理条件下具有代谢、内分泌、免疫防御等功能的肺内细胞，在 ARDS 时发生质和量的异常变化，而成为急性炎症反应的效应细胞。中性粒细胞一般被认为在 ARDS 肺病炎症的机制中起重要作用，是促进炎症反应、引起毛细血管通透性增加的主要细胞成分。根据最新研究，在 ARDS 的发病过程中，始发因素为补体激活，其中包括 $C_{5,\ 6\sim9}$，特别是 C_{5a}，使多形核白细胞聚集。多形核白细胞的聚集，可导致中性粒细胞内部细胞膜上的还原辅酶Ⅱ氧化酶活性增强，引起呼吸爆发，释放大量氧自由基和其他介质［如酶类、血栓素 A_2（TXA_2）、白三烯类（LTS）、前列腺素类（PGS）等］，多形核白细胞黏附于血管内皮细胞；同时通过 C_{3a} 使血小板聚集，并引起凝血及纤溶现象，血中纤维蛋白降解产物特别是 D 单体可增加肺毛细血管通透性及纤维连结蛋白的损害。因此，实验中已见到中性粒细胞聚集活性、血小板聚集率（PAR）上升，总补体溶血活性下降（CH_{50}），C_{3a}、C_{5a}、$C_{5,\ 6\sim9}$ 上升，TXA_2、前列环素（PGI_2）上升，中性粒细胞内弹性蛋白酶及 α_1 抗胰蛋白酶（α_1AT）下降，血管紧张素转换酶（ACE）上升，脂质过氧化物（LPO）及过氧化物歧化酶（SOD）上升，肺泡灌洗液（BALF）蛋白增加，以及 LPO 分解产物在呼气中出现如乙烷、乙烯及血浆中共轭二烯，血浆中纤维连结蛋白的下降和乳酸脱氢酶（LDH）同工酶的变化，但有些测定临床应用尚有困难。有人认为，ARDS 的发生率与血中 TXA_2 水平和 TXA_2/PGI_2 比值关系密切。此外，中性粒细胞中的蛋白酶还可通过酶作用而激活补体、纤维蛋白酶和 Hagemen 因子，加重炎症的过程。另外，血小板激活因子（PAF）、纤维介素（Fn）、前凝血质和纤溶酶原激活物均与 ARDS 的发生有关。总之，ARDS 的发病机制是错综复杂的，要全面阐明尚需进一步研究。简而言之，大量炎症细胞在肺内聚集，尤其是多形核白细胞和血小板聚集是重要的致病因素，通过补体等激活，释放氧代谢产物、蛋白溶解酶类、花生四烯酸代谢产物等可导致急性肺损伤。肺泡巨噬细胞主要发挥启动和调节炎症反应的作用，内皮细胞和嗜酸性粒细胞参与 ARDS 病变过程，淋巴毒素、肿瘤坏死因子、白细胞介素 1 对炎症反应有多方面的调节作用，通过多途径的毒性作用，造成广泛的微栓塞，使肺内血液分流明显增加而导致呼吸功能恶化，出现不可逆的低氧血症。

【病理】

ARDS 的主要病理改变是肺广泛性充血水肿和肺泡内透明膜形成。病理过程可分为三个阶段：渗出期、增生期和纤维化期，三个阶段常重叠存在。ARDS 肺组织的大体表现为肺呈暗红或暗紫红的肝样变，可见水肿、出血，重量明显增加，切面有液体渗出，故有“湿肺”之称。显微镜下可见肺微血管充血、出血，微血栓形成，肺间质和肺泡内有富含蛋白质的水肿液及炎症细胞浸润。约经 72 小时后，由凝结的血浆蛋白、细胞碎片、纤维素及残余的肺表面活性物质混合形成透明膜，伴灶性或大片肺泡萎陷。可见Ⅰ型肺泡上皮受损坏死。经 1～3 周后，逐渐过渡到增生期和纤维化期。可见Ⅱ型肺泡上皮、成纤维细胞增生和胶原沉积。部分肺泡的透明膜经吸收消散而修复，亦可有部分形成纤维化。ARDS 患者容易合并肺部继发感染，可形成肺小脓肿等炎症改变。

【诊断】

（一）临床表现

ARDS 多于原发病起病后 5 天内发生，约半数发生于 24 小时内，除原发病的相应症状和体征外，最早出现的症状是呼吸加快，并呈进行性加重的呼吸困难、发绀，常伴有烦躁、焦虑、出汗等。其呼吸困难的特点是呼吸深快、费力，患者常感到胸廓紧束、严重憋气，即呼吸窘迫，不能用通常的吸氧疗法改善，亦不能用其他原发心肺疾病（如气胸、肺气肿、肺不张、肺炎、心力衰竭）解释。早期体征可无异常，或仅在双肺闻及少量细湿啰音；后期多可闻及水泡音，可有管状呼吸音。

（二）实验室及其他检查

1. 血液气体分析 呼吸空气时，PaO_2＜60mmHg，P（A-a）O_2＞30mmHg，早期 $PaCO_2$≤35mmHg，晚期 $PaCO_2$＞50mmHg。吸纯氧后，PaO_2＜350mmHg，P（A-a）O_2＞100mmHg。

2. X 线检查 早期可无异常，或有肺纹理增多及肺纹理边缘模糊。随着病情发展可见沿肺纹理分布的散在点片状阴影及大片融合阴影，其间可见支气管充气征。

3. P（A-a）O_2 显著增大，吸纯氧 15 分钟后仍＞200mmHg 有诊断意义。

4. 肺毛细血管楔压 不增高，一般＜12mmHg。临床上也无左心疾病的症状和体征，可与急性左心衰所致的肺水肿鉴别。

5. 功能残气量 减少，呼吸器官总顺应性减低，＜50mL/cmH_2O，其中多数为 20～30mL/cmH_2O（正常值为 80～100mL/cmH_2O）。

（三）诊断和鉴别诊断

1. 诊断

（1）ARDS 的高危因素

1）直接肺损伤因素：严重肺感染、胃内容物吸入、肺挫伤、吸入有毒气体、淹溺、氧中毒等。

2）间接肺损伤因素：脓毒症（sepsis）、严重的非胸部创伤、重症胰腺炎、大量输血、体外循环、弥散性血管内凝血等。

（2）ARDS 的诊断标准：①有发病的高危因素；②急性起病，呼吸频数和（或）呼吸窘迫；③低氧血症：急性肺损伤时 PaO_2/FiO_2≤300mmHg，ARDS 时 PaO_2/FiO_2≤200mmHg ；④胸部 X 线检查两肺浸润阴影；⑤肺毛细血管楔压（PCWP）≤18mmHg 或临床上能除外心源性肺水肿。

凡符合以上 5 项可诊断为 ARDS。

1995 年全国危重急救医学学术会议（庐山）提出我国 ARDS 分期诊断标准：

1）有诱发 ARDS 的原发病因。

2）先兆期 ARDS 的诊断应具备下述 5 项中的 3 项：①呼吸频率 20～25 次/分。②60mmHg＜（FiO_2 0.21）PaO_2≤70mmHg。③PaO_2/FiO_2≥300mmHg。④（FiO_2 0.21）P（A-a）O_2 25～50mmHg。⑤胸片正常。

（3）早期 ARDS 的诊断应具备以下 6 项中的 3 项：①呼吸频率＞28 次/分。②50mmHg＜（FiO_2 0.21）PaO_2≤60mmHg。③PaO_2＜35mmHg。④200mmHg＜PaO_2/FiO_2≤300mmHg。⑤100mmHg＜（FiO_2 1.0）P（A-a）O_2＜200mmHg。⑥胸片示肺泡无实变或实变≤1/2 肺野。

注意：①当今国内应用可测数据机械通气尚未普及，故应用机械通气时方能测定的肺顺应性及 PEEP 值，不予采用。需用右心导管才能准确测定的分流量（Q_s/Q_t），也不予采用。而 P（A-a）O_2，虽是计算值，但因 ARDS 主要表现为换气功能障碍，故是确定换气功能障碍的重要指标之一，并且能较准确地换算，故予采用。②结合 APACHE Ⅲ危重评分系统，可以较精确地评定病情严重程度及预测预后。

2. 鉴别诊断 主要与急性肺水肿鉴别。急性肺水肿时，患者咳嗽，咳粉红色泡沫样痰，双肺底可听到湿啰音，吸氧、强心剂、利尿剂治疗效果好。ARDS 时临床表现为进行性呼吸困难，咳稀血水样痰，急性呼吸窘迫，高流量吸氧，氧分压持续下降。

【处理】

ARDS 是一种急性呼吸系统危重症，对它的成功治疗必须遵循呼吸病学与危重症医学紧密结合的原则，并在严密监护下进行。治疗目标：改善肺氧合功能，纠正缺氧，保护器官功能，防治并发症和治疗基础病。治疗措施：积极治疗原发病，氧疗，机械通气（应用呼气末正压）及调节机体液体平衡等。

（一）加强监护

应对 ARDS 患者进行特别监护。动态监测生命体征的变化，包括呼吸、血压、脉搏、体温及神志的改变等。

（二）积极治疗

原发疾病是 ARDS 发生和发展最重要的病因，必须及时治疗。

（1）积极控制感染。严重感染是引起 ARDS 的首位高危因素，又是影响 ARDS 的首要原因。因此，在危重患者抢救过程中，应严格无菌操作，撤除不必要的血管内导管和尿管，预防皮肤溃疡，寻找并处理外科感染，以减少医院内感染。对 ARDS 并发感染征象的患者，应加强对感染部位的寻找，并应结合血、尿、痰细菌培养和临床情况，选择强有力的抗生素治疗。

（2）积极抢救休克。

（3）静脉输液避免过多过快，晶体液与胶体液以 1∶1 为宜，参考中心静脉压、血压、肺动脉楔压、脉压与尿量，随时调整输入液体量。

（4）尽量少用库存血。

（5）及时进行骨折复位、固位。

（6）危重患者抢救应吸氧，但应避免长时间高浓度的氧吸入，一般吸氧浓度在 40%～50%，维持 PaO_2 60mmHg。

（三）氧疗

氧疗是有效纠正缺氧的重要措施。需要高浓度给氧，才能使 PaO_2＞60mmHg 或 SaO_2＞90%。一般多用面罩给氧，部分患者可在机械通气的同时给氧。

（四）机械通气

尽管 ARDS 机械通气的指征尚无统一的标准，但多数学者认为一旦诊断为 ARDS，应尽早进行机械通气。急性肺损伤阶段的早期轻症患者可试用无创正压通气，无效或病情加重时尽快行气管插管或切开行有创机械通气。机械通气的目的是提供充分的通气和氧合，以支持器官功能。由于 ARDS 时大量肺泡不均匀性萎陷，重力依赖区肺泡萎陷明显，而非重力依赖区肺泡仍保持开放状态。非重力依赖区开放的肺泡顺应性好，但占肺脏比例小，当较大潮气量机械通气时，气体容易进入这些顺应性好的肺泡，使肺泡过度充气，造成肺泡上皮和血管内皮损伤，加重肺水肿。而萎陷的肺泡在通气过程中仍维持萎陷状态，在局部扩张的肺泡和萎陷的肺泡之间产生剪切力，引起严重肺损伤。因此，复张萎陷的肺泡并使其维持在开放状态，可增加肺容积，改善氧合，并避免肺泡随呼吸反复开放、闭合所造成的剪切力损伤，是 ARDS 治疗的重要环节。

1. 呼气末正压通气（PEEP）　对 ARDS 患者是一种支持疗法，单纯使用间歇正压机械呼吸效果不大，采用呼气末正压呼吸治疗可提高动脉氧分压，疗效较好。PEEP 系在呼气末增加气道和肺泡压力，扩张小气管和肺泡，阻止肺泡关闭，使萎陷的肺泡复张，减少肺内分流；同时 PEEP 可使肺泡内液体变为扁平，有利于气体交换，以上作用可提高氧合效果，纠正低氧血症。经用 PEEP 治疗后，当临床病情稳定，FiO_2 为 40%，PaO_2≥70mmHg 时，可试行逐步撤离 PEEP。先设定 PEEP 值 5cmH_2O，10 分钟后复测动脉血气，如 PaO_2 值稳定不变或较原值降低＜20%，即可根据病情逐步予以撤离；如 PaO_2

值明显降低，则需恢复原 PEEP 值进行治疗。使用 PEEP 时应注意有无充血性心力衰竭、低血压、尿量减少、气胸、纵隔气肿等并发症发生，加强护理，密切监测呼吸和循环情况。

2. 反比通气（IRV） 即机械通气吸（Ⅰ）与呼（E）的时间比≥1∶1。延长正压吸气时间，有利气体进入阻塞所致时间常数较长的肺泡并使之复张，恢复换气，并使快速充气的肺泡发生通气再分布，使气体进入通气较慢的肺泡，改善气体分布、通气与血流之比，增加弥散面积，缩短呼气时间，使肺泡容积保持在小气道闭合的肺泡容积之上，具有类似 PEEP 的作用；IRV 可降低气道峰压和 PEEP，升高气道平均压（MAP），并使 PaO_2/FiO_2 随 MAP 的增加而增加。同样，延长吸气末的停顿时间有利血红蛋白的氧合。所以当 ARDS 患者在 PEEP 疗效差时，可加试 IRV。要注意 MAP 过高仍有发生气压伤和影响循环功能、减少心输出量的不良反应，故 MAP 以不超过 14cmH_2O 为宜。应用 IRV 时，患者感觉不适难受，可加用镇静或麻醉剂。

3. 吸入一氧化氮（NO） 有研究应用吸入 10～20ppm 浓度的 NO 或含同浓度 NO 的机械通气治疗 ARDS。NO 进入通气较好的肺组织，扩张该区的肺血管，使低 V_A/Q_A 肺区的血流向扩张的肺血管，改善 V_A/Q_A，降低分流，增加氧分压和氧含量，以利降低吸氧浓度。NO 能降低肺动脉压和肺血管阻力，不影响体循环血管扩张和心输出量，具有抑制血小板的黏附与聚集作用。

4. 膜式氧合器 在 ARDS 经人工气道机械通气，氧疗效果差，呼吸功能在短期内又无法纠正的场合下，有人应用体外膜肺氧合维持生命，采用静脉→体外膜肺氧合→静脉的模式，经双侧大隐静脉根部用扩张管扩张后分别插入导管深达下腔静脉。现发展了血管内氧合器/排除 CO_2 装置（IVOX），以具有氧合和 CO_2 排除功能的中空纤维膜经导管从股静脉插至下腔静脉，用一负压吸引使氧通过 IVOX，能改善气体交换。配合机械通气可降低机械通气治疗的一些参数，减少机械通气并发症。

（五）改善微循环

ARDS 患者多有肺小静脉痉挛、组织灌注不良、组织缺氧等微循环障碍，故应使用血管扩张剂及改善微循环的药物。

1. 肾上腺皮质激素 应用原则：早期、大量、早撤。具体方法：地塞米松每日 20～40mg 静脉滴注，2～3 天为一疗程或氢化可的松每日 300～500mg 静脉滴注，疗程同前。

2. α-受体阻断剂 酚妥拉明 20～80mg 加入 10%葡萄糖液 500mL 内，静脉滴注，滴速为 0.5～1.0mg/min；亦可小剂量静脉推注，每次 1mg，每 15～20 分钟重复 1 次。用药过程中应注意监测血压的变化以收缩压不低于 12kPa 为宜。

3. 胆碱能神经阻滞剂 东莨菪碱每次 40mg，必要时加大剂量静脉注射或静脉滴注，5～10 分钟后酌情重复使用。主要适用于微循环痉挛阶段，患者处于休克状态，四肢潮冷。

4. 肝素和低分子右旋糖酐 ARDS 患者，尤其合并感染病者，弥散性血管内凝血发生率高，如 3P 试验阳性，或血小板减少至 70×10^9/L 以下，凝血时间少于 5 分钟应立即使用肝素。第 1 次用 50mg 静脉滴注，以后每 6 小时用半量，直到血小板、凝血时间、3P 试验恢复正常，再维持 2～3 天。右旋糖酐有防止红细胞凝集的功能，与肝素并用有预防弥散性血管内凝血的作用。

5. 双嘧达莫 是较温和的防止血小板聚集和黏附的药物，可抗血栓形成。可用 50mg 溶于溶液中静脉滴入，每 6 小时 1 次。与肝素合用可引起出血倾向。

6. 前列腺素 E_1（PGE_1） 可扩张肺血管，降低肺静脉及其阻力，抑制白细胞及血小板聚集，抑制氧自由基，防止溶酶体释放等。

7. 己酮可可碱（PTX） 为甲基黄嘌呤衍生物，可抑制多形核白细胞和单核细胞的激活和介质、氧自由基、蛋白酶的释放，对抗 IL-1 及 TNF 增加多形核白细胞的黏附性，增加红细胞变形性，降低血液黏滞度，抑制血小板聚集，减轻肺损伤，改善肺灌注和氧运输。

（六）消除肺间质水肿

1. 控制输液量，限制入水量 每日输液量不超过 1500～2000mL，保持液体轻度负平衡。早期以晶体为主，晚期可用胶体液，如白蛋白每日 100～200g。

2. 应用利尿剂　可提高动脉血氧分压，减轻肺间质水肿，尤其适用于输液适量诱发 ARDS 及肺水肿而尿少者。一般用呋塞米 40～60mg，每日 2～4 次，静脉注射，以不减少心输出量为度。

（七）并发症的治疗

ARDS 的发生发展过程中，可发生器官衰竭，最常见的并发症是肾、胃肠、中枢神经、肝等器官衰竭及凝血。

1. 控制感染　ARDS 患者的免疫功能低下，气道防卫功能降低，在气管插管、气管切开、频繁吸痰等因素易诱发肺部感染。可做痰、支气管肺泡分泌物、血、尿培养，寻找致病微生物。及时应用抗生素或相应治疗。

2. 氧中毒　避免持久吸入 50%以上氧浓度的氧气。

3. 胃出血　由于应用激素及严重缺氧而引起消化道应激性溃疡，导致胃、十二指肠大出血，急诊临床多应用西咪替丁 1.0～1.2g 静脉点滴，或口服氢氧化铝凝胶，去甲肾上腺素+冰盐水口服等。

4. 纠正酸碱平衡紊乱　ARDS 早期可由于通气过度发生呼吸性碱中毒；继而可由于输入含枸橼酸的血、肾小球滤过率减少和肾排碱功能减退及低 K^+、低 Cl^- 等并发代谢性碱中毒；如有严重缺氧、创伤和休克可出现代谢性酸中毒；后期可由于呼吸衰竭导致高碳酸血症，出现呼吸性酸中毒和高乳酸血症的代谢性酸中毒。以上情况必须及时合理纠正，并注意血气监护。

5. 强心剂的应用　在无明显心功能不全时，不必常规应用洋地黄药物。由于感染、休克可给心肌造成损害，大量输液也能加重心脏负担，故小剂量、短期应用对治疗 ARDS 有效。

6. 心律失常　因缺氧、酸碱失衡、水电解质平衡紊乱等因素导致心律失常，应针对发生原因及时纠正。

7. 弥散性血管内凝血　血小板计数如逐日降低，要警惕弥散性血管内凝血发生并做相应的抗凝治疗。

【预后】

ARDS 的死亡率在 50%左右，与严重程度有关。常死于基础疾病、多器官功能衰竭和顽固性低氧血症。部分能完全恢复，部分留下肺纤维化，但多不影响生活质量。

【预防】

①对休克、严重创伤、感染等易发生 ARDS 的患者，在病程中应随时警惕本病的发生。对某些重症疾病，尤其意识不清的患者，应加强护理，防止误吸、休克等，以预防 ARDS 发生。②在上述疾病进程中，呼吸频率有增加趋势（＞20 次/分），应认为有发生 ARDS 的可能，宜严密观察病情变化；如呼吸频率进行性加快，虽未达 28 次/分，或虽 PaO_2＞60mmHg，PaO_2/FiO_2＞300mmHg，但有进行性下降，应列为高度可疑病例，早期进行有关治疗，防止进展为治疗困难的典型 ARDS。

第八章　严重急性呼吸综合征

严重急性呼吸综合征（severe acute respiratory syndrome，SARS），又称传染性非典型肺炎（简称非典），是由 SARS 冠状病毒所致，以飞沫和直接接触为主要传播途径的呼吸系统传染病。临床症状以发热、咳嗽、乏力、全身不适为主，也可有腹泻、呼吸困难，白细胞计数不高或下降，淋巴细胞可减少，肺部可出现斑片影或间质改变，且变化较快；严重者可出现呼吸衰竭或多器官功能障碍等。该病自 2002 年底在广东省首次发现，并迅速传播蔓延，累及 32 个国家和地区，对人类健康和经济发展造成了一定的威胁。自该病发现至今，世界范围的医务工作者与科研人员团结协作、努力拼搏，目前虽未认识 SARS 的全部，但在病原学、流行病学、临床诊治等方面取得了可喜的进展，为下一步完全控制本病奠定了基础。

【病原学】

在本病发生的初期，由于尚未发现致病菌，将其命名为原因未明的非典。2003 年 3 月 17 日，WHO 国际研究网络，中国、德国、加拿大、美国等 10 个国家的 13 个实验室加入，研究人员对引起非典的常见致病菌（如细菌、病毒、立克次体、衣原体）进行检测。3 月 18 日，德国科学家通过电镜技术发现超级肺炎病毒，同时中国香港中文大学发现同样病毒；3 月 19 日，日本等国家实验室发现流行性感冒病毒 A、B 及副流行性感冒病毒、腺病毒、呼吸道合胞病毒、圆病毒、肺炎衣原体、支原体等；3 月 20 日，荷兰鹿特丹实验室在 SARS 患者血清中检测到超级肺炎病毒；3 月 23 日，美国科学家发现 SARS 冠状病毒，以后中国、加拿大、法国巴黎也相继在 SARS 患者血清及体内发现这种病毒；最后确认冠状病毒的一个变种是引起非典的病原体。这种冠状病毒为单股正链线状 RNA 病毒，含 29 736 个核苷酸。对 SARS 冠状病毒体外培养成功，利用猴子感染病毒，并出现相应症状，建立了冠状病毒动物模型。综合各种实验与研究：在 SARS 患者身上发现冠状病毒，宿主细胞培养出该病毒，该病毒具有滤过性，动物模型出现人体发病症状，再次分离出冠状病毒并检测到对这种病毒的特异性免疫反应，以上结果符合病毒学界确认病原菌的“Koch”假说的六条标准，证实 SARS 冠状病毒是引起本次非典的致病病因。

SARS 病毒是一种新发现的冠状病毒，WHO 报道其存在于患者粪便和尿液的表面，室温下可稳定存活 1～2 天；于腹泻患者的粪便中存活可多至 4 天，而在无腹泻患者的粪便中存活至多 6 小时；在细胞培养基表面，在 4℃和–80℃的条件下，21 天后浓度无明显减少；室温下，2 天后病毒浓度降低一个数量级，表明该种病毒比其他已知的人冠状病毒存活率要高。SARS 病毒基因组的大小是 29 725kb，有 11 个开放阅读框（opening reading frames）。整个基因组由一个编码 RNA 依赖性 RNA 聚合酶的稳定区域（由 2 个 ORFs 构成）、代表病毒结构基因的 4 个编码序列（coding sequences）的可变区域和 5 个公认的非特异性蛋白的可变区域构成。根据 SARS 相关的冠状病毒的序列对比分析，证实有 31 个氨基酸置换，估计有 0. 1%的突变率。S 蛋白中被证实有 3 个氨基酸置换，与物理、化学改变有关。M 蛋白有 2 个氨基酸改变，与病毒包膜形成有关。N 蛋白与 E 蛋白未发现有氨基酸改变，可能与病毒自身生存有关。

【流行病学】

（一）传染源

目前已知非典患者是本病的主要传染源。感染非典病毒后，经过 1～12 天（一般为 4～5 天）潜伏期，出现发热、咳嗽（多为干咳）、少痰，本病在咳嗽症状明显期间传染性较强。少数患者传染性特强，具有超传播性（super-spreader），即 1 例患者能把非典病毒传染给 10 例以上非本病者。有的病例排毒量大、排毒时间长，特别是咳嗽明显、行气管插管术时喷出飞沫量多者，可能是最危险的传播者。

现有资料表明，非典潜伏期尚未发现具有传染性；因病原学诊断问题还未发现隐性感染者。据专家推测，本病很有可能为动物源性传染病，其传染源可能包含几种家养或野生动物。现已证实，野生的果子狸（灵猫科）含有SARS冠状病毒。

（二）传播途径

以近距离飞沫传播为主，也存在通过接触呼吸道分泌物传播的途径。可由被污染的手、玩具等经口鼻黏膜、眼结膜而传播。密切接触是指治疗或护理、探视患者，与患者共同生活，直接接触患者的呼吸道分泌物或体液。

医院内传播模式主要有：医务人员通过直接医疗、护理患者被感染，其中以口腔检查、气管插管等操作时容易感染；通过探视、护理患者被感染；因与非典患者合住同一病房被感染。医院内传播与病房环境、医疗经过、患者病情、暴露时间、医护或探访人员个人防护等因素关系密切。病房环境通风不良、患者病情危重、经过吸痰或气管插管抢救、医护或探访人员个人防护不当使感染危险性增加。

（三）易感人群

人群普遍易感。医护人员在治疗、护理非典病例时，由于工作关系不得不近距离接触，成为本病的高危人群；患者的密切接触者也是本病的高危人群。

【发病机制与病理改变】

（一）发病机制

SARS的发病机制还不清楚，所得到的一些线索主要来自SARS死亡病例的尸体解剖资料、超微结构研究、核酸水平的SARS冠状病毒检测和SARS患者的临床资料。认识的许多方面仍属推测，而且不可避免地还会受到治疗措施的影响。

SARS冠状病毒由呼吸道进入人体，在呼吸道黏膜上皮内复制，进一步引起病毒血症。被病毒侵染的细胞包括气管-支气管上皮细胞、肺泡上皮细胞、血管内皮细胞、巨噬细胞、肠道上皮细胞、肾脏远曲小管上皮细胞和淋巴细胞。肺泡上皮细胞和肺血管内皮细胞受累可损伤呼吸膜血气屏障的完整性，同时伴有炎症性充血，引起浆液和纤维蛋白原的大量渗出，渗出的纤维蛋白原凝集成纤维素，进而与坏死的肺泡上皮碎屑共同形成透明膜。机体对SARS冠状病毒感染的反应可表现为肺间质内有巨噬细胞和淋巴细胞渗出，激活的巨噬细胞和淋巴细胞可释放细胞因子和自由基，进一步增加肺泡毛细血管的通透性和诱发成纤维细胞增生。受损的肺泡上皮细胞脱落到肺泡腔内可形成脱屑性肺泡炎，且肺泡腔内含有多量的巨噬细胞，增生脱落的肺泡上皮细胞和巨噬细胞可形成巨细胞。就巨细胞表型来说，主要为肺泡上皮细胞源（AEI/AE3阳性），少数为巨噬细胞源（CD68阳性）。巨细胞的形成可能与SARS冠状病毒侵染有关。因为体外实验证明，SARS冠状病毒感染可使Vero细胞融合形成合体细胞。肺脏的以上改变符合弥漫性肺泡损伤（diffuse alveolar damage，DAD）的渗出期变化。病变严重或恢复不良的患者随后出现DAD的增生期和纤维化期的变化，增生的细胞包括肌纤维母细胞和成纤维细胞，并产生Ⅰ型和Ⅲ型胶原纤维。肠道上皮细胞和肾脏远曲小管上皮细胞被SARS冠状病毒侵染，一方面可解释部分临床患者的消化道症状，另一方面也可能在疾病的传播途径方面有一定意义。

由于DAD和弥漫性肺实变致血氧饱和度下降，以及血管内皮细胞损伤等因素所引起的弥散性血管内凝血，常常造成多器官功能衰竭而导致患者死亡。

SARS患者末梢血淋巴细胞减少，特别是CD4。细胞数减少，而且有证据表明SARS冠状病毒直接感染淋巴细胞，可能与SARS冠状病毒的细胞毒性作用及诱导细胞凋亡作用有关。虽然SARS患者的体液免疫反应似乎正常，但从SARS患者恢复期血清有明显治疗作用的角度看，SARS冠状病毒感染也会不同程度地影响患者的体液免疫反应。SARS冠状病毒影响细胞免疫和体液免疫反应在SARS发生发展过程中起一定作用，至少意味着细胞免疫和体液免疫损伤的患者预后较差。

（二）病理改变

有关 SARS 活检和尸检的材料有限，故对其病理改变的认识还很有限。基于目前的尸检和少量支气管活检材料，SARS 主要累及肺和免疫器官如脾和淋巴结，其他脏器如心、肝、肾、肾上腺、脑等也可出现不同程度的损害。

【诊断】

（一）病史及临床表现

大部分患者均为成人，平均年龄 38 岁左右，有流行病学史，往往有密切接触史或有明确的传染过程。临床潜伏期为 2～14 天。前驱症状不明显，起病急骤、发热、寒战，伴全身和呼吸系统症状。抗菌药物治疗无明显效果。

1. 发热 为多数患者的首发而常见的症状，少数门诊患者可有体温正常。高热常为持续性，体温多在 38℃以上，最高可达 40℃，部分表现为低热（<38℃），少数患者发热为其仅有的症状。部分患者有密切接触史，白细胞数减少，胸部 X 线片示肺内片状阴影，但不发热，大多为体质弱、病情重和并发基础疾病者。

2. 全身症状 多为流行性感冒样症状。常见症状为全身肌肉疼痛，关节酸痛，疲乏、乏力，多汗，头痛、眩晕；不常见症状为咳痰、咽痛、鼻炎、恶心、呕吐和腹泻。严重患者可出现神志模糊、烦躁。

3. 呼吸道症状 一般无上呼吸道其他症状，可有咳嗽，多为干咳、少痰，偶有血丝痰，可有胸闷、胸痛，严重时出现呼吸加速、气促或呼吸窘迫，部分出现呼吸功能不全（低氧血症），少数重症患者可迅速进展为急性呼吸衰竭。干咳、憋气虽多见，但在半数患者中不为主要症状。早期咳嗽等呼吸系统症状不甚明显，与发热间隔时间中位数为 5 天（3～7 天），和胸部 X 线片病变同步出现。

4. 体征 主要为肺部体征，多与胸部 X 线片病变表现不平行。大部分患者体温升高、气促、呼吸音粗、呼吸频率快、双肺底可闻及吸气期湿啰音。肺实变时叩诊为浊音，触觉语颤增强。未见皮疹和淋巴结肿大和紫癜。

（二）实验室及其他检查

1. 血常规 多数患者早期白细胞总数不高或降低，中性粒细胞数增多，晚期并发细菌性感染时，白细胞总数升高，部分血小板数减少。重症患者白细胞总数减少，CD4 明显减低，淋巴细胞数减少。

2. 血生化及电解质 多数有谷丙转氨酶异常，谷丙转氨酶、乳酸脱氢酶（LDH）、肌酸激酶（CK）升高。少数血清白蛋白降低。肾功能及血清电解质大致正常。也有低钙、低钾、低镁、低磷血症的报道。

3. 血气分析 部分出现低氧血症和呼吸性碱中毒改变，重者出现Ⅰ型呼吸衰竭。

4. 细菌培养 继发细菌感染时，痰及血培养可阳性。

5. 病原学和血清学检查 采集患者咽拭子及双份血清送疾病控制机构进行相关病原学、血清学检查，SARS 血清学快速诊断主要使用酶联免疫吸附法（ELISA），采用间接法测定 IgM、IgG 抗体。因抗体出现在感染后 10 天至 2 周，快速诊断试剂已经开展使用，但尚不能作为早期确诊依据。卫生部医药生物技术研究中心研制的“SARS 相关冠状病毒核酸扩增荧光检测试剂”，3 小时即可出报告。

6. 胸部 X 线或 CT 检查 主要表现为一侧或双侧肺部呈片状、斑片状浸润或呈网状改变，部分患者呈大片状阴影。双侧阴影吸收消散较慢。肺部阴影与症状、体征不一致。对胸片检查不明确者，必须及时行 CT 检查。

（三）卫生部发布的 SARS 临床诊断标准（2003 年 5 月 3 日第三次修订，试行）

1. 流行病学史

（1）与发病者有密切接触史，或属被传染的群体发病者之一，或有明确传染他人的证据。

（2）发病前 2 周内曾到过或居住于报道有 SARS 患者并出现继发感染疫情的区域。

2. 症状与体征 起病急，以发热为首发症状，体温一般>38℃，偶有畏寒；可伴有头痛、关节酸痛、肌肉酸痛、乏力、腹泻；常无上呼吸道卡他症状；可有咳嗽，多为干咳、少痰，偶有血丝痰；可有胸闷，严重者出现呼吸加速、气促或明显呼吸窘迫。肺部体征不明显，部分患者可闻少许湿啰音，或有肺实变体征。

注意：有少数患者不以发热为首发症状，尤其是有近期手术史或有基础疾病的患者。

3. 实验室检查 外周血白细胞计数一般不升高，或降低；常有淋巴细胞计数减少。

4. 胸部 X 线检查 肺部有不同程度的片状、斑片状浸润性阴影或呈网状改变，部分患者进展迅速，呈大片状阴影；常为多叶或双侧改变，阴影吸收消散较慢；肺部阴影与症状体征可不一致。若检查结果为阴性，1～2 天后应予复查。

5. 抗菌药物治疗 无明显效果。

疑似诊断标准：符合上述 1.（1）+2+3 条或 1.（2）+2+4 条或 2+3+4 条。

临床诊断标准：符合上述 1.（1）+2+4 条及以上，或 1.（2）+2+4+5 条，或 1.（2）+2+3+4 条。

医学观察诊断标准：符合上述 1.（2）+2+3 条。

（四）重症 SARS 诊断标准

符合下列标准中的 1 条即可诊断为重症 SARS：

（1）呼吸困难，呼吸频率>30 次/分。

（2）低氧血症，在吸氧 3～5L/min 条件下，PaO_2<70mmHg 或脉搏容积血氧饱和度（SpO_2）<93%；或已可诊为急性肺损伤或急性呼吸窘迫综合征。

（3）多叶病变且病变范围超过 1/3 或 X 线胸片显示 48 小时内病灶进展>50%。

（4）休克或多器官功能障碍综合征。

（5）具有严重基础性疾病或并发其他感染或年龄>50 岁。

注意：①密切接触是指护理或探视 SARS 病例、与病例曾居住在一起（包括住院）或直接接触过病例的呼吸道分泌物和体液。②SARS 流行区是指有原发 SARS 病例，并造成传播的地区，不包括已明确为输入性病例，并由该输入性病例造成一定传播的地区。③患者可伴有头痛、关节酸痛、全身酸痛、乏力、胸痛、腹泻。④排除疾病：在诊断治疗过程中，要注意排除原发细菌性或真菌性肺炎、肺结核、肺部肿瘤、非感染性肺间质性疾病、肺水肿、肺不张、肺栓塞、肺嗜酸性粒细胞浸润症、肺血管炎等临床表现类似的肺部疾病。

（五）鉴别诊断

本病的诊断目前主要为临床诊断，在相当程度上属于排除性诊断。在做出 SARS 诊断前，需要排除能够引起类似临床表现的其他疾病。SARS 的鉴别诊断原则是影像表现密切结合病史、临床表现和实验室检查。对于与一般肺炎的鉴别，要重视疾病的临床、实验室检查和影像学特点。在与免疫功能损害患者肺炎的鉴别上，如卡氏肺囊虫肺炎和巨细胞病毒性肺炎等，要重视相关的病史及影像学表现。

1. 其他病毒感染 普通感冒、流行性感冒及一般病毒性肺炎是需要与 SARS 进行鉴别的重点疾病。由于许多能够导致小气管病变的病原体，如流行性感冒病毒（甲型、乙型）、副流行性感冒病毒（1、2、3 型）、腺病毒、巨细胞病毒、呼吸道合胞病毒（RSV）等均可引起呼吸道疾病，而目前 SARS 在实验室诊断方面还缺乏有效的特异性指标，因此，实验室检查中增加一些排除实验以协助临床进行鉴别诊断非常重要。目前可开展上述病原体等检测，作为 SARS 的排除诊断实验。但在分析结果时，须考虑到 SARS 患者并发上述病原体感染的可能。

2. 细菌性肺炎、军团菌性肺炎、支原体肺炎、衣原体肺炎、真菌性肺炎、艾滋病和其他免疫抑制（器官移植术后等）患者 并发肺部感染也常需要与 SARS 进行鉴别。对于有与 SARS 类似的临床症候群的病例，若规范地进行抗菌治疗后无明显效果，有助于排除细菌或支原体、衣原体肺部感染。

3. 非感染性间质性肺疾病 多种肺间质和肺泡病变在 X 线和 CT 上均可以出现磨玻璃影和肺实变

影像，需要同 SARS 鉴别。SARS 的动态变化快，多数病例病变初期的小片状影像迅速发展为单侧肺或两肺的多发、弥漫性病变。这在其他肺炎比较少见。

4. 其他 需要鉴别的疾病还包括肺结核、流行性出血热、肺部肿瘤、肺水肿、肺不张、肺栓塞、肺血管炎、肺嗜酸性粒细胞浸润症等。有无急性感染的临床表现是鉴别诊断的关键。此外，SARS 表现为局限于一个肺叶或肺段的实变影像较为少见，一般无明显的肺不张，病变早期无空洞影像，胸腔积液及纵隔、肺门淋巴结肿大等均少见，可做鉴别。

【处理】

目前，对于冠状病毒尚无有效的抗病毒药物，临床治疗以对症处理及支持疗法为主。临床治疗显示有效的药物主要是激素和利巴韦林，尽管缺乏对照研究，但它们仍是目前治疗 SARS 的主要药物之一。

（一）推荐的处理方案

1. 一般治疗 包括卧床休息，避免用力、劳累和剧烈咳嗽。

2. 对症治疗 为本病重要治疗手段。①发热超过 38. 5℃，全身酸痛明显者，可使用解热镇痛药。高热者给予冰敷、乙醇擦浴等物理降温措施。②咳嗽、咳痰者给予镇咳、祛痰药。③有心、肝、肾等器官功能损害者，应做相应的处理。④气促明显、轻度低氧血症者应及早给予持续鼻导管吸氧。⑤腹泻者注意补液及纠正水、电解质平衡紊乱。⑥白细胞数减少明显者应做相应处理。

3. 预防和治疗继发细菌感染 根据临床情况可使用大环内酯类、氟喹诺酮类及其他抗生素。

4. 抗病毒治疗 ①利巴韦林负荷量为2g 静脉注射，然后 1g/次，6 小时/次，连用 4 天；之后 0.5g/次，8 小时/次，连用 6 天。根据病情也可采用口服治疗。②干扰素 300 万 U，连用 5～10 天。③IL-2 为 20 万～50 万 U 肌内注射，每日 1 次，连用 10～15 天。④抗 RNA 病毒药物膦甲酸钠 1.5g，静脉滴注，每日 2 次，连用 7～10 天。强调早期应用。

5. 糖皮质激素的应用 应用指征：①有严重中毒症状、高热不退。②重症病例。应规律使用，具体剂量根据病情调整。儿童慎用。

6. 免疫治疗 ①重症病例可用康复非典患者的血清进行治疗。②用免疫增强药物如胸腺肽和免疫球蛋白治疗。

7. 中药辅助治疗 中医学将非典辨病为温病。治则为卫、气、营、血和三焦辨证论治。

8. 密切观察病情变化 多数病例在发病后 14 天内都可能属于进展期。应定期复查胸片（早期复查间隔时间不超过 3 天）及心、肝、肾功能等，每天检测 SaO_2。

（二）重症患者的监护

（1）加强监护。

（2）使用无创正压通气，模式可用持续气道正压通气（CPAP）的方法，常用的压力水平为 4～10cmH_2O；或用压力支持通气（PSV）+呼吸末正压通气（PEEP），PEEP 一般为 4～10cmH_2O，PSV 一般为 10～20cmH_2O；应持续应用（包括睡眠时间），暂停时间不超过 30 分钟，直到病情缓解。

（3）对使用无创通气治疗后氧合改善不满意，PaO_2＜60mmHg，或不能耐受无创正压通气治疗者，应该及时考虑进行有创的正压通气治疗。PEEP 一般为 10～15cmH_2O，并采用容许性高碳酸血症策略。

（4）出现休克或多器官功能障碍综合征，应及时做相应的处理。

第九章　胸膜重症疾病

第一节　胸 腔 积 液

胸膜的脏层和壁层之间存有一个潜在性腔隙，称为胸膜腔。正常情况下，胸膜腔两层胸膜内含浆液，为每千克体重 0.1～0.2mL，通常无色、透明、起润滑胸膜作用，它的渗出和再吸收处于平衡状态。任何因素造成其渗出增加和（或）再吸收减少，即出现胸膜腔内液体积聚，形成胸腔积液。

【病因】

1. 胸膜毛细血管内静水压增高　如充血性心力衰竭、缩窄性心包炎、血容量增加、上腔静脉或奇静脉受阻，产生胸腔漏出液。

2. 胸膜毛细血管通透性增加　如胸膜炎症（结核病、肺炎），结缔组织病（系统性红斑狼疮、类风湿关节炎），胸膜肿瘤（恶性肿瘤转移、间皮瘤），肺梗死、膈下炎症（膈下脓肿、肝脓肿、急性胰腺炎）等，产生胸腔渗出液。

3. 胸膜毛细血管内胶体渗透压降低　如低蛋白血症、肝硬化、肾病综合征、急性肾小球肾炎、黏液性水肿等，产生胸腔漏出液。

4. 壁层胸膜淋巴引流障碍　癌症淋巴管阻塞、发育性淋巴管引流异常等，产生胸腔渗出液。

5. 损伤所致胸腔内出血　主动脉瘤破裂、食管破裂、胸导管破裂等，产生血胸、脓胸、乳糜胸。

【诊断】

（一）临床表现

1. 症状　呼吸困难是最常见的症状，可伴有胸痛和咳嗽。呼吸困难与胸廓顺应性下降、患侧膈肌受压、纵隔移位、肺容量下降刺激神经反射有关。病因不同，其症状有所差别。结核性胸膜炎多见于青年人，常有发热、干咳、胸痛，随着胸腔积液量的增加胸痛可缓解，但可出现胸闷、气促。恶性胸腔积液多见于中年以上患者，一般无发热，胸部隐痛，伴有消瘦和呼吸道或原发部位肿瘤的症状。炎性积液多为渗出性，常伴有咳嗽、咳痰、胸痛及发热。心力衰竭所致胸腔积液多为漏出液，有心功能不全的其他表现。肝脓肿所伴右侧胸腔积液可为反应性胸膜炎，亦可为脓胸，多有发热和肝区疼痛。症状也与积液量有关，积液量少于 0.3～0.5L 时症状多不明显，大量积液时心悸及呼吸困难更加明显。

2. 体征　与积液量有关。少量积液时可无明显体征，或可触及胸膜摩擦感及闻及胸膜摩擦音。中至大量积液时，患侧胸廓饱满，触觉语颤减弱，局部叩诊浊音，呼吸音减低或消失，可伴有气管、纵隔向健侧移位。肺外疾病如胰腺炎和类风湿关节炎等引起的胸腔积液多有原发病的体征。

（二）实验室及其他检查

1. 影像学检查　X 线片：积液量在 0.3～0.5L 时，可见肋膈角变钝；中等量积液在胸部可见密度均匀阴影，其上缘呈外高内低的弧形，平卧时由于积液平铺胸腔，患侧整个肺野透亮度比对侧低；大量积液时，患侧全为致密阴影，仅肺尖透亮，纵隔移向健侧；液气胸时可见气液平面；肺底与膈肌间的积液有时误诊为膈肌升高，患侧卧位时，可见胸腔积液流向侧壁；有胸膜粘连时，胸腔积液被包裹局限，液体不随体位改变而移动，阴影边缘多光滑、饱满。叶间积液，后前位片上有时易被误诊为肺炎，侧位胸片呈梭状的叶间阴影有助于明确诊断。大多数结核性胸膜炎患者胸部 X 线经检查肺实质内无明显病变。部分患者肺内病灶可被液体掩盖而显示不清，抽液后可发现肺内肿瘤或其他病变。

B 超可探查胸腔积液的多少，为胸腔穿刺准确定位，并可鉴别胸腔积液、胸膜增厚、液气胸等。CT 检查可从横断面上显示纵隔、气管旁淋巴结、肺内肿块及膜膜间皮瘤及胸内转移性肿瘤等情况，易检出 X 线片上难以显示的少量积液。

2. 实验室检查 胸腔积液化验对明确积液性质及病因诊断至关重要。

（1）胸腔积液检查：胸腔积液患者应进行胸腔穿刺抽液，做胸腔积液常规、病原体、生化、脱落细胞及胆固醇、三酰甘油、癌胚抗原、乳酸脱氢酶（LDH）等检查。①渗出液：可由炎症或肿瘤引起。外观呈草黄色、半透明，比重＞1.018，黏蛋白试验阳性，蛋白定量在25～30g/L以上，胸腔积液蛋白含量/血清蛋白含量＞0.5，细胞数＞100×10^6/L，脓胸时白细胞可达（10～15）$\times10^9$/L。中性粒细胞增多提示急性炎症；淋巴细胞为主时多为结核性；而红细胞在5×10^9/L以上时，呈淡红色，可由结核或肿瘤引起。胸腔积液LDH/血清LDH＜0.6。②漏出液：由心力衰竭、低蛋白血症引起。胸腔积液呈淡黄色，透明，比重＜1.018，黏蛋白试验阴性，蛋白定量低于25～30g/L，胸腔积液蛋白含量/血清蛋白含量＜0.5，细胞数＜100×10^6/L，以淋巴细胞和间皮细胞为主，胸腔积液LDH/血清LDH＜0.6。

恶性胸腔积液多为血性甚或血胸，亦有黄色积液，且特别黏稠，易凝固。其为胸膜间皮细胞分泌透明质酸所致。继发性胸腔积液早期为黄色，以后转为血性，亦可早期即为血性胸腔积液。细胞学检查时，间皮细胞＞5%者可考虑为间皮瘤。癌细胞在血性胸腔积液中的检出率高达85%，在非血性胸腔积液中则为37. 5%。癌细胞检出率高低与肿瘤的类型也有一定关系。

（2）胸膜活检：经皮胸膜活检对鉴别有无肿瘤及判定胸膜肉芽肿病变有一定帮助。拟诊结核病时，活检标本除做病理检查外，尚可作结核菌培养。脓胸或有出血倾向者不宜作胸膜活检。必要时可经胸腔镜进行活检。

【鉴别诊断】

根据上述临床表现及X线和胸腔积液检查可明确诊断。有时胸腔积液原因不明，应先鉴别渗出液或漏出液。通常漏出液应寻找全身因素，渗出液多为胸膜本身病变所致；最常见的是结核性胸膜炎，青壮年多见，结核菌素试验阳性，胸腔积液中以淋巴细胞为主。但中年以上患者有胸腔积液，尤其是大量血性渗出液，抽液后又迅速生长者仍考虑肿瘤的可能。

结核性与恶性胸腔积液常需认真鉴别，两者在临床上均较常见，但治疗与预后迥然不同。恶性肿瘤侵犯胸膜引起胸腔积液称为恶性胸腔积液，胸腔积液多呈血性，大量、增长迅速、pH＞7.4，癌胚抗原超过10～15μg/L，LDH＞500U/L，常由肺癌、乳腺癌转移至胸膜所致。结核性胸膜多有发热，pH多低于7.3，腺苷脱氨酶活性明显高于其他原因所致胸腔积液，癌胚抗原及铁蛋白通常并不增高。若临床难以鉴别时，可予抗结核治疗，监测病情及随访化疗效果。老年结核性胸膜炎患者可无发热，结核菌素试验亦常阴性，应予注意。若试验阴性且抗结核化疗无效，仍应考虑由肿瘤所致，结合胸腔积液脱落细胞检查、胸膜活检、胸部影像（CT、MRI）、纤维支气管镜及胸腔镜等，有助于进一步鉴别。CT扫描诊断胸腔积液的准确性，在于能正确鉴别支气管肺癌的胸膜侵犯或广泛转移，对恶性胸腔积液的病因诊断、肺癌分期与方案选择至关重要。MRI在胸腔积液诊断方面，尤其在恶性胸腔积液的诊断上，可补充CT扫描的不足，其特征性显然优于CT。胸膜针刺活检具有简单、易行、损伤性较小的优点，阳性诊断率为40%～75%。胸腔镜检查对恶性胸腔积液的病因诊断率最高，可达70%～100%，为拟定治疗方案提供依据。

【处理】

胸腔积液为胸部或全身疾病的一部分，病因治疗尤为重要。漏出液常在纠正病因后吸收，其治疗参阅有关章节。

（一）结核性胸膜炎

1. 一般治疗 包括休息、营养支持和对症治疗。

2. 抽液治疗 由于结核性胸膜炎的胸腔积液蛋白含量高，容易引起胸膜粘连，原则上应尽快抽尽胸腔内积液。抽液还可解除肺及心脏、血管受压，改善呼吸，使肺功能免受损伤。抽液后可减轻毒性症状，体温下降，有助于使被压迫的肺迅速复张。大量胸腔积液者每周抽液2～3次，直至胸腔积液完全消失。首次抽液不要超过700mL，以后每次抽液量不应超过1000mL，过快过多抽液可使胸腔压力骤降，发生复张后肺水肿或循环衰竭。表现为剧咳、气促，咳大量泡沫样痰，双肺满布湿啰音。PaO_2下降，X 线显示肺水肿征。应立即吸氧，酌情应用糖皮质激素及利尿药，控制液体入量，严密监测病情与酸碱平衡，有时需气管插管机械通气。若抽液时发生头晕、冷汗、心悸、面色苍白、脉细等表现应考虑“胸膜反应”，立即停止抽液。使患者平卧，必要时皮下注射 0.1%肾上腺素 0.5mL，密切观察病情，注意血压变化，防止休克。一般情况下，抽胸腔积液后没必要胸腔内注入抗结核药物，但可注入链激酶等防止胸膜粘连。

3. 抗结核治疗 现多采用短程疗法治疗。初治首选异烟肼、利福平（或利福定）、链霉素和吡嗪酰胺四药。强化期 8 周，每日用药，异烟肼每日 300mg，1 次顿服；链霉素每日 1g，分 2 次肌内注射；利福平每日 450mg，1 次顿服或吡嗪酰胺每日 1.5g。后 28 周巩固治疗，每周 2 次用药，异烟肼每日 600mg，1 次顿服；利福平（或利福定）600mg 每日 1 次顿服或用吡嗪酰胺每日 2g 口服。也有人仍认为标准化疗效果较好，具体方案为：异烟肼每日 300mg，1 次顿服。链霉素每日 1g，分 2 次肌内注射。如无不良反应，8～12 周后将链霉素改为对氨水杨酸，口服每日 4 次，每次 2g，或乙胺丁醇每日 1～2 次，每次 500mg，疗程为 1 年。短程或长期疗法应因地、因人制宜选择使用。经抗结核治疗后，短期内结核毒性症状消失，胸腔积液吸收，仍不能过早停药，以免发生远期肺和其他脏器转移。有胸腔积液吸收并经足量、联合、规则、全程抗结核药物治疗后，每年作 X 线检查 1 次，随访 4～5 年。

4. 糖皮质激素 可降低炎症反应、减轻结核性胸腔积液的中毒症状。可加快胸腔积液吸收（缩短积液吸收时间），减少胸膜增厚、粘连的机会。但糖皮质激素具有免疫抑制功能，可导致结核播散，必须谨慎应用。在有效抗结核治疗前提下，主要用于有严重结核毒性症状经抽液、抗结核治疗未有效缓解的中等量以上胸腔积液患者。采用中小剂量（15～30mg/d 泼尼松），疗程一般不超过 4～6 周，要求症状得到控制后尽早减量、停药。

（二）类肺炎性胸腔积液和脓胸

类肺炎性胸腔积液一般积液量少，经有效的抗生素治疗后可吸收，积液多者应胸腔穿刺抽液，胸腔积液 pH＜7.2 时应肋间插管闭式引流。

脓胸的治疗原则是控制感染、引流胸腔积液及促使肺复张，恢复肺功能。抗菌药物要足量，体温恢复正常后再持续用药 2 周以上，防止脓胸复发，急性期联合抗厌氧菌的药物，全身及胸腔内给药。引流是脓胸最基本的治疗方法，应反复抽脓或闭式引流。可用 2%碳酸氢钠溶液或生理盐水反复冲洗胸腔，然后注入适量抗生素及链激酶，使脓液变稀，便于引流。少数脓胸可采用肋间插管闭式引流。对有支气管胸膜瘘者不宜冲洗胸腔，以免引起细菌播散。慢性脓胸应改进原有的脓腔引流，也可考虑外科胸膜剥脱术等治疗。此外，一般支持治疗亦相当重要，应给予高能量、高蛋白及富含维生素的食物，纠正水、电解质平衡紊乱及维持酸碱平衡，必要时可予少量多次输血。

（三）恶性胸腔积液

恶性胸腔积液系最常见的胸腔积液之一。其中肺癌、乳腺癌、淋巴瘤、卵巢癌的转移是恶性胸腔积液最常见的病因。

1. 全身性抗肿瘤化学治疗 恶性胸腔积液病变局限于胸腔局部（除原发胸膜恶性肿瘤外），因此，对于全身性抗肿瘤化疗较为敏感的恶性肿瘤，如小细胞癌、恶性淋巴瘤、乳腺癌等经全身性化疗约 1/3 患者胸腔积液消失。

2. 胸腔局部治疗 胸腔内注入抗癌药物，通过硬化刺激作用造成胸膜粘连增厚而限制胸腔积液增长。若单纯胸腔抽液只能暂时缓解症状，胸腔闭式引流患者易于耐受，但引流时间过久可导致胸腔感染。所以胸腔内注射药物已为临床广泛应用。常用化疗方案有：

（1）丝裂霉素（MMC）8～10mg+氟尿嘧啶 1000mg+消卡芥 60mg。

（2）环磷酰胺（CTX）800mg+氨氯顺铂 60mg。

（3）鬼臼乙叉苷（VP-16）100mg，长春新碱 1～2mg，丝裂霉素 10～20mg，氟尿嘧啶 750～1000mg

等单一药物胸腔内注射。一般胸腔内注药的剂量为全身化疗剂量的 80%左右。注药前应先将上述药物用生理盐水稀释至 30～50mL 后再注入胸腔。注入后 2 小时让患者不断变换体位。使药物与胸腔内病灶广泛接触。一般每 5～7 天注药 1 次。连续 3～4 次无效者作无效论。胸腔内局部化疗对恶性胸腔积液的缓解率达 50%～70%。

3. 胸腔注入硬化剂 对胸腔积液连续大量产生者可采用胸腔注入硬化剂，目的是刺激局部引起胸膜无菌性炎症，造成脏壁层胸膜粘连，防止胸腔积液聚积。

（1）四环素：是目前最常用的硬化剂。可使胸腔积液的 pH 显著降低，胸膜间皮细胞破坏、胸膜纤维化粘连。用法：0.5～1.0g/50～100mL 生理盐水，在胸腔插管胸腔积液完全引流后注入胸腔，其有效率达 80%。注药时疼痛较著者，可用 1%普鲁卡因 10mL 或利多卡因 100mg 稀释后注射，以减轻疼痛。

（2）米帕林：100～200mg/20～40mL 生理盐水，胸腔内注入，每日 1 次，连续 2～5 天（或单次剂量 1500mg），总量达 400～2000mg。

（3）滑石粉：10g/250mL 生理盐水 1 次注入胸腔，或以滑石粉 2～5g 直接从胸腔镜喷于胸膜表面。缺点是疼痛较剧，有时需在全麻下进行。

4. 胸腔内注入细菌或病毒性生物缓解调变剂（BMR） 此为近年来探索使用于治疗恶性胸腔积液较为成功的方法。其共同作用为：使胸膜产生化学性炎症，由于纤维性粘连，使胸腔闭锁；以中性粒细胞为中心，其他如巨噬细胞、自然杀伤细胞等效应细胞的诱导，产生抗肿瘤作用。目前常用制剂有：

（1）短小棒状杆菌疫苗（CP）：是一种厌氧的革兰氏阳性杆菌，其细菌壁的类脂质有显著的免疫刺激作用。对恶性胸腔积液的有效率为 70%～100%。用法：7～14mg 短小棒状杆菌疫苗溶于 20mL 生理盐水中，每周 1 次，胸腔内注入。待胸腔积液减少或包裹时也可改为肌内注射（以 0. 5～2.0mL 注射用水溶解）。

（2）OK-432（一种免疫赋活剂）：此系溶血性链球菌制备的一种免疫制剂。常用剂量为 5～10KE，溶于 40～100mL 生理盐水中，胸腔内注入。有报告，OK-432 与其他抗癌药物（如阿糖胞苷、丝裂霉素）使用，其疗效显著，比单用抗癌药物为佳。

（3）沙培林：是一种经青霉素处理的 β-溶血性链球菌低毒株冷冻干燥剂。类似 OK-432。常用剂量为 5～10KE，溶于 10～20mL 生理盐水中，宜从小剂量开始逐渐递增。沙培林对恶性胸腔积液的缓解率达 85%。

（4）其他：用于胸腔内注射的免疫制剂尚有干扰素、白细胞介素 3、卡介苗、细胞壁骨架及奴卡菌细胞壁骨架等。

5. 同位素 局部治疗可使胸膜间皮细胞和小血管产生硬化，并且对胸腔积液内游离的瘤细胞具有杀伤作用。常用胶体金、铒、磷-32 胸腔内注射。

总之，上述各种药物如一种无效可改用另一种，对每一种药物，注药前须先抽出胸腔积液，注药后让患者变换体位，以使药物较均匀地与胸腔各部位接触。如治疗后病变局限，则应争取其他治疗，如放疗、手术及化疗。

6. 放射治疗 对放射线敏感的肿瘤（恶性淋巴瘤、中央型肺癌）所引起的中央性胸腔积液，特别是气道被肿瘤阻塞者应采用局部姑息性放疗，据统计有效率达 80%。

7. 手术治疗 对于胸腔闭式引流及胸腔内药物注射治疗措施仍不能控制症状者，肺萎陷或剖胸探查或肺肿瘤切除时及时发现胸腔积液者，可行胸膜剥离切除术。

第二节 气　胸

气胸（pneumothorax）是由于肺泡连同脏层胸膜破裂，或胸壁及壁层胸膜被穿透，空气经裂口进入胸膜腔，肺组织被压缩而导致的呼吸功能障碍。临床上常骤然发生胸痛及呼吸困难，需要及时确诊、治疗。

【病因和发病机制】

气胸分为原发性和继发性气胸两大类：

1. 原发性气胸 指常规胸部X线检查肺部无明显病变者所发生的气胸，多见于瘦高体型的男性青壮年。气胸的发生多为脏层胸膜下肺泡先天发育缺陷或非特异性炎症瘢痕引起肺表面细小气肿泡破裂所致。常有反复发作的倾向。

2. 继发性气胸 多数是在慢性肺部疾病基础上发生的气胸，如慢性阻塞性肺疾病、支气管哮喘、肺结核等，由于病变引起细支气管炎性狭窄，形成肺泡内压升高，导致肺气肿、肺大泡破裂，而形成自发性气胸。另外，也见于肺组织坏死如肺癌、金黄色葡萄球菌性肺炎等，病灶导致脏层胸膜的破溃，形成气胸、血气胸或脓气胸。

有人月经来潮前后发生气胸，称为月经性气胸，可能是胸膜上有异位子宫内膜破裂所致。航空、潜水作业，从高压环境突然进入低压环境而无适当防护措施时也可发生气胸。

气胸的诱因常与抬举重物、剧烈运动、剧咳、打喷嚏、屏气等使气管内压力突然增高有关。机械通气时压力过高也可诱发气胸。但也有一些患者无明显诱因。

按脏层胸膜破口的状况及胸膜腔内压力将自发性气胸分为以下3种类型：

（1）单纯性（闭合性）气胸：气胸发生后破损的脏层胸膜自行封闭，在呼气及吸气过程中再无空气进入胸膜腔。胸膜腔内压力增高，抽气后压力下降且留针2～3分钟观察压力无复升。胸膜腔内气体可自行吸收，压力可恢复负压，肺部随之复张。

（2）交通性（开放性）气胸 ：脏层胸膜破口（或支气管胸膜瘘）持续存在，呼气和吸气过程空气持续自由进出胸膜腔。胸膜腔内测压常在0cmH_2O上下波动，抽气后置针2～3分钟观察压力无变化。

（3）张力性（高压性）气胸：脏层胸膜破口形成单向活瓣，呼气时活瓣关闭胸膜腔内空气不能经破口进入支气管内排出；吸气时活瓣开启，空气经胸膜破口进入胸膜腔，导致胸膜腔内空气不断累积，胸腔压力明显增高形成高压，影响肺气体交换和血液循环，应予紧急排气治疗。

胸膜腔测压示压力明显增高，呈正压，抽气后压力可轻微下降，留至观察2～3分钟胸膜压力又复升至正压。

【诊断】

（一）病史

详细询问病史，患者发病前常有用力排便、大笑、搬举重物等重要诱因。

（二）临床表现

症状的轻重取决于气胸发生的快慢、类型、肺脏压缩的程度及肺部原发病。多数患者起病甚急，常骤然发生胸痛、气急、咳嗽等症状。如气胸逐渐形成，胸腔积气不多，则临床症状可不典型。

1. 胸痛 常为急性起病时的首发最常见症状，由于胸膜受到牵引而产生尖锐刺痛或刀割样剧痛，咳嗽及深呼吸时加重，多位于患侧腋下、锁骨下及肩胛下等处，可向肩、颈及上腹部放射而类似心绞痛或急腹症。

2. 呼吸困难 紧跟在胸痛之后出现呼吸困难，轻者表现为胸闷、憋气，并逐渐加重。重者迅速出现明显的呼吸困难、发绀等，甚至发生休克，或出现呼吸衰竭、心力衰竭而死亡。

3. 咳嗽 多为刺激性干咳。

4. 休克 多见于张力性气胸，因心、肺严重受压、功能障碍所致。临床表现为严重呼吸困难、发绀、出冷汗、脉搏快而弱、血压下降（＜80/50mmHg）、尿量减少甚至无尿、四肢湿冷等，可因循环和呼吸衰竭而死亡。

体征：胸腔积气不多，体征可不明显。胸腔积气增多，则见患侧胸廓饱满，呼吸运动减弱，叩诊呈过度回响或鼓音，语颤音和呼吸音减低或消失。大量积气时，气管和心脏移向对侧。右侧气胸时肝浊音界下降，左侧气胸时心浊音界消失。

（三）实验室及其他检查

1. 实验室检查 大多数患者的动脉血气分析示低氧血症，但常规不必做血气分析。

2. X 线检查 胸部 X 线检查是诊断气胸的重要方法，可以显示肺被压缩的程度、肺内疾病及有无胸膜粘连、胸腔积液和纵隔移位等。

3. 诊断性穿刺 在病情紧急而不能做 X 线检查下，对高度怀疑气胸的部位，可用 2mL 注射器做诊断性穿刺，如刺入胸膜腔后有气体外逸至针筒内，将针芯自行推出，表示有气胸存在，但要求操作熟练，避免刺破脏层胸膜。

4. 胸腔镜检查 对于反复发作的自发性气胸或气胸久不吸收的病例，可以通过胸壁切口，用胸腔镜或纤维支气管镜窥视胸膜粘连及肺表面病变情况以协助诊断；如有胸膜粘连影响裂口愈合，可将粘连烙断。

5. 人工气箱 测定胸膜腔内压力判断气胸类型。

（1）闭合性气胸：测定胸膜腔内压力示低度正压，抽气后压力下降，留针 1～2 分钟观察压力不升。

（2）开放性气胸：胸膜腔内压力在零上下波动，抽气后压力不变。

（3）高压性气胸：胸膜腔内明显正压，抽气后压力下降，留针观察 3 分钟后压力又复上升。

【处理】

气胸治疗原则在于根据气胸不同类型及肺压缩情况适当排气，解除胸腔积气对呼吸循环造成的不良影响，使肺尽早复张，同时治疗原发病及并发症。

（一）一般治疗

一般治疗包括限制活动、止痛、镇咳、吸氧等。症状不明显、积气低于 20%的闭合性气胸，经上述治疗胸腔气体可自行吸收，每日吸收 1.0%～1.5%。对无禁忌证的患者可吸入高浓度氧，以加快积气吸收。每周复查胸片，观察气体吸收情况直至完全吸收。

（二）排气减压治疗

一般情况下闭合性气胸，肺压缩小于 20%，症状轻或无症状，经 12 小时观察无气体增加者，需限制活动，但不必完全卧床休息，也不需抽气，气体在短期内（即 2～4 周）可自行吸收，但仍须观察呼吸循环状况。如闭合性气胸肺压缩大于 20%，有明显症状或开放性气胸，尤其是高压性气胸须排气治疗。

1. 紧急简易排气法 病情严重，无专用设备条件时，可用 50～100mL 注射器，在患侧锁骨中线第 2 肋间或腋前线第 4～5 肋间穿刺排气，直至症状缓解后再行其他处理。另一急救处理可用粗注射针，在其尾部扎上橡皮指套，并在指套末端剪一小口，插入胸膜腔排气，高压气体从小口排出，迅速使胸膜腔减压至负压时，橡皮指套即行塌陷，小口关闭，外界空气不能进入。

2. 人工气胸器抽气 在高压性气胸紧急情况下，用气胸器抽气直至胸膜腔内压力减低后即予插胸管。在闭合性或开放性气胸，如肺萎陷＞20%、有明显呼吸困难者，也可用气胸器抽气。先测定胸膜腔内压力，然后逐渐抽除胸膜腔内气体，使胸膜腔内压降至 0～4cmH_2O，夹管观察压力变化后拔针。根据胸膜腔内气体情况，可反复多次抽气。抽气过程不宜太快，且随时观察患者情况，避免发生复张后肺水肿。高压性气胸和开放性气胸常需插胸管闭式引流排气。

3. 闭式引流排气 开放性或高压性气胸经反复抽气不能缓解呼吸困难，或胸膜腔内压不能下降至负压时，应做胸膜腔插管水封瓶引流。①水封瓶闭式引流：设备简单，使用方便，排气不彻底，肺复张较慢。②负压吸引水封瓶闭式引流：在水封瓶闭式引流装置排气管上安装一个压力调节瓶调节负压，必要时再连接机械吸引装置，以负压持续吸引。如有胸腔积液，可在水封瓶前加一个液体收集瓶。一般持续负压吸引超过 12 小时，肺仍不复张，应查找原因，如肺已完全复张，并持续 24～36 小时及以上，可以将引流管夹闭，停负压吸引，1～2 天后平稳，可将导管拔除。

（三）胸膜粘连术

对于反复发生气胸的患者，可根据患者的实际病情选择下列药物之一注入胸膜腔内，这类药物有：50%葡萄糖液 40～60mL，自身血液 20mL，20%灭菌滑石粉悬液或喷入滑石粉，四环素 20mg/kg，支气管炎菌苗（BB）1～2mL 溶于生理盐水 20～100mL 中，OK-432 2～5KE 溶于 40～60mL 生理盐水中，另外还有米帕林、纤维蛋白原加凝血酶、硝酸银溶液等。胸膜腔内注入以上硬化粘连剂的目的是造成无菌性胸膜炎，促使胸膜粘连，避免气胸复发。但需待气体大部分吸收，脏层及壁层胸膜接近时注药，注药后多转动体位，使药液分布均匀，这样才能取得良好效果。采用导管闭式引流者产生胸膜反应及胸膜粘连较多，故以后气胸复发者也较少。

（四）外科治疗

长期不能复张的慢性气胸或因支气管胸膜瘘持续存在，或由于胸膜粘连使胸膜破口持续开放，或气胸反复发作及局限性肺大疱，可考虑手术治疗。手术方式为肺大疱切除术、折叠缝合术、肺段切除术和胸膜固定术、烙断粘连带术、胸膜摩擦术（即用纱布摩擦壁层胸膜）等。术前应进行全面检查，包括肺功能检查。

（五）治疗原发病

对引起气胸的原发病要做出相应处理。气胸患者要积极防治继发细菌感染，可用抗菌药物。

（六）并发症的处理

纵隔气肿应尽快减压，积气量大或有器官压迫表现需及时行胸骨上窝横切口引流排气；液气胸应加强抗感染和胸腔积液引流，在气胸排气同时可穿刺排液；脓气胸在全身和局部应用有效抗生素同时，外科放置粗管脓液引流；血气胸出血量大时应予输血，必要时手术结扎血管止血；对于长期不能复张的慢性气胸，因支气管胸膜瘘持续存在或胸膜粘连带使胸膜破口持续开放者，可考虑经胸腔镜烙断粘连带或手术修补治疗。

【监护】

1. 休息与卧位　急性气胸患者应绝对卧床休息，避免用力、屏气、咳嗽等增加胸膜腔内压的活动。血压平稳者取半坐位，有利于呼吸、咳嗽排痰及胸腔引流。卧床期间，协助患者每 2 小时翻身 1 次。如有胸腔引流管，翻身时应注意防止引流管脱落。

2. 吸氧　根据患者缺氧的严重程度选择适当的吸氧方式和吸入氧流量，保证患者＞90%。对于选择保守治疗的患者，需给予高浓度吸氧，有利于促进胸膜腔内气体的吸收。

3. 心理指导　接受患者提问和表达恐惧心理，解释疼痛、呼吸困难等不适的原因，消除患者对疾病治疗的紧张、焦虑，帮助患者树立治疗的信心。经常巡视患者和及时应答患者的呼叫，患者呼吸困难时尽量在床旁陪伴，使患者有安全感。做各项检查操作前向患者解释目的和方法，取得患者的配合。必要时，按医嘱给予镇静剂，减轻焦虑。

4. 病情观察

（1）严密观察生命体征及面色、咳嗽及咳痰等情况。胸痛是否与呼吸困难同时发生，并注意疼痛是否放射至肩、背、腋侧或前臂，咳嗽及深吸气时胸痛是否加重。如咳嗽剧烈，应按医嘱给予止咳剂，以免咳嗽加重再次诱发气胸。若经测压抽气后，短时间内患者又觉胸闷、气促，提示有张力性气胸存在，应立即通知医生并准备插管引流。咳嗽、咳脓痰，伴发热，提示胸膜继发感染或支气管胸膜瘘，应留痰标本送验，并同时按医嘱进行处理。

（2）应用插管闭式负压引流者，若出现呼吸困难加剧、咳嗽，咳粉红色泡沫样痰，则提示因负压过大肺复张太快而引起肺水肿，应做好相应的紧急处理。

（3）当观察患者有胸闷、气急、发绀、脉搏细速而弱，面色苍白，头颈部、胸前部皮下有气肿或捻发感，提示为纵隔气肿，表示气胸已较严重，应迅速给予氧气吸入，并做相应的紧急处理。

（4）发现患者呼吸不规则，表现浅而慢，脉搏快而弱，神志恍惚或烦躁不安、发绀等，提示为急性呼吸衰竭，应立即进行抢救，并及时予以氧气吸入。

（5）熟练掌握负压闭式引流机的操作技术，做排气治疗时，应严格无菌操作，注意速度不宜过快，一般隔日 1 次，每次抽气不超过 1L。如严重血气胸，病情严重危及生命时，须尽快排气。抽气时患者避免过度用力和剧咳，可给予镇静、止痛、镇咳药物，以免咳嗽用力而促使自发性气胸复发。引流瓶每日更换消毒。

（6）应用闭式引流时应经常巡视病房，及时听取患者主诉，观察气体引流情况。若无气泡逆出，则令患者咳嗽。如仍无气泡逆出，可协助医师再用人工气胸箱测压，以决定是否停止引流。

（7）气胸久治不愈或疑有气管胸膜瘘时，可考虑外科治疗。

5. 胸腔闭式引流的观察与监护

（1）进行插管闭式引流前向患者做好思想解释工作，说明手术的意义和过程，消除患者思想顾虑和紧张情绪，使其积极配合治疗。

（2）器械准备：引流瓶、橡皮管等必须严格消毒，连接前要调节好压力，标记好最初液面，确保水密封。

（3）插管后如局部疼痛剧烈，呼吸困难未能减轻，应考虑插入的胶管在胸腔内扭曲或顶住脏层胸膜，可轻轻转动胶管，如无效则应进行处理。

（4）保持引流管通畅

1）引流管应放置低于胸腔水平面 60～100cm，太短影响引流，太长则易扭曲、增大无效腔，影响通气。检查水封瓶是否密闭，然后连续开放引流夹。

2）观察排气情况，水封瓶水柱波动是否正常，正常水柱波动 4～6cm，如出现气胸和张力性气胸的早期表现，先检查管道是否通畅，有无阻塞、扭曲、脱落等现象。

（5）保持患者舒适的体位，一般取卧位或半坐卧位，鼓励患者经常轻轻翻身活动，定时做深呼吸，适当咳嗽，以加强胸腔内气体排出，清除气管分泌物，促进肺尽早复张。

（6）维持引流系统的密封性，更换引流瓶时要注意用止血钳夹闭引流管再连接，检查无误后方可松开。

（7）注意观察引流液的量、性状、水柱波动范围，并准确记录。如果术后每小时引流量持续在 200mL 以上，连续 3 次应做好标记，瓶上贴记录时间的胶布条，并及时处理。正常引流量每 24 小时 500mL。

（8）一般术后积气引流比较顺利，如术后患者肺膨胀良好，又能很好地咳嗽，48 小时后，不应再有气泡逆出，如还有气泡且伴有呼吸快、心率加速等，应考虑是否有瘘发生。

（9）应注意无菌操作，防止医院内感染，注意操作前洗手，更换负压瓶内液体时要注意开瓶日期，以无菌纱布包裹瓶口。

（10）胸腔闭式引流后肺膨胀良好，水封瓶内水柱不波动，24 小时引流液少于 50mL，且呈淡黄色，夹闭引流管 24～36 小时，无胸闷气急；X 线检查胸腔内无积气、积液，应通知医生，可以拔除导管。

第三节　胸膜间皮瘤

胸膜间皮瘤为胸膜原发性肿瘤，可分为局限型与弥散型两类，前者为良性或恶性，后者为恶性。可发生于任何年龄，但以 40～60 岁为最多。男性多于女性，据国外资料报道，男女之比在 2.5∶1 左右。

【病因和病理】

流行病学调查资料证实其发病与石棉接触有关，2/3 患者有石棉接触史，有的尸检报告石棉工人中恶性胸膜间皮瘤的发生率比普通人群高 300 倍，是否有其他诱发因素，目前尚不清楚，有待进一步研究。

局限型胸膜间皮瘤，一般为结节状肿物，从脏层胸膜长出，质坚实，大多为良性，少数可为恶性。

弥散型胸膜间皮瘤起源于胸膜的间皮细胞，主要特征是呈弥散性的局部扩展，从而使胸膜广泛增厚。少数病例可包裹全肺，亦可累及壁层胸膜。胸腔常有渗液，初为浆液性，以后变为血性液体。间皮瘤常转移至局部淋巴结，但很少侵入肺实质中。镜下所见一部分细胞大而呈乳头样或腺泡状排列，另一部分则为梭形细胞。一般二者常混合存在。胸膜间皮瘤恶性者常可侵入胸壁，并转移至纵隔淋巴结及腹腔器官。

【诊断】

（一）临床表现

1. 局限型胸膜间皮瘤　多见于年轻人。早期多无明显症状，偶有胸部钝痛。随着肿瘤的增大或伴发胸腔积液时可出现咳嗽、胸痛和气短。部分患者可出现杵状指及肺性肥大性骨关节病。

2. 弥散型胸膜间皮瘤　多见于中年人。病程可快可慢，可有气短、胸闷、胸痛、咳嗽、消瘦，后期可出现恶病质。可有胸腔积液及胸膜增厚体征。

（二）实验室及其他检查

1. X 线检查　局限型胸膜间皮瘤可见胸膜上有圆形或椭圆形致密阴影，位于叶间裂者可见与叶间裂位置一致的圆形或椭圆形致密阴影。弥散型胸膜间皮瘤 X 线检查呈波浪状的胸膜增厚阴影，大量胸腔积液时为大片浓密阴影，抽液注气可见胸膜表面高低不平阴影。

2. CT 检查　能清楚地显示胸膜肿块，大片状增厚。

3. 病理检查　抽取胸腔积液作脱落细胞学检查或针刺胸膜活检病理检查可以确诊。

【鉴别诊断】

局限型胸膜间皮瘤在一般 X 线片上有时呈圆形块状阴影，易与包裹性胸腔积液、结核瘤、肺癌、胸壁肿瘤或纵隔瘤相混淆。作切线位投影摄片，可以初步判定肿瘤是否与壁层胸膜相连。必要时通过 CT 或 MRI 检查鉴别。

弥散型胸膜间皮瘤不伴胸腔积液者，应与一般胸膜增厚相鉴别，前者呈凹凸不平的结节影或驼峰样阴影，后者沿胸壁有较平整的密度增高影。弥散型胸膜间皮瘤伴大量胸腔积液者，往往为血性，增长迅速，胸痛剧烈，不发热。结核性胸膜炎常为浆液性，增长慢，胸痛不明显，抽胸腔积液及抗结核治疗后胸腔积液常迅速吸收。

弥散型胸膜间皮瘤并发血性胸腔积液与周围型肺癌并发血性胸腔积液，临床上很难鉴别，二者均有胸痛与气急，大量胸腔积液又将胸膜或肺内肿瘤掩盖，胸腔积液脱落细胞和胸膜活检是较为可靠的鉴别诊断方法。CT 或 MRI 检查有助鉴别。

【处理】

（一）手术治疗

早期弥散型胸膜间皮瘤手术治疗效果良好。根据患者年龄、一般状况、肿瘤组织形态和病期，选择不同的手术方式。手术方式从肿瘤局部切除到胸膜切除，再到胸膜、肺、淋巴结、同侧心包膜与纵隔切除。术后配合放疗、化疗。局限型胸膜间皮瘤范围局限，有包膜，虽然属良性，但有潜在恶性，且可复发转移，故应积极手术治疗。切除后复发不常见，预后较好。个别病例临床呈恶性经过，术后有复发或远处转移，预后较差。故术后患者应每年摄 X 线胸片复查。

（二）化疗

化疗单一药的有效率不高，其中蒽环类最好，其次是顺铂、丝裂霉素、环磷酰胺、氟尿嘧啶、甲氨蝶呤、长春新碱等。所以目前多采用蒽环类为主的联合化疗。其中疗效较好的是阿霉素加顺铂，阿霉素加环磷酰胺、长春新碱。不含蒽环类的方案效果较好的是丝裂霉素加顺铂，顺铂加大剂量甲氨蝶呤。

（三）放疗

放疗对间皮瘤有一定疗效。早年应用金-198做胸膜内注射，有的患者可以生存5年以上，但以后死于远处转移，由于防护困难，目前已很少应用。体外照射40Gy以上可取得良好的姑息性疗效。50～55Gy照射缓解率为67%，有的患者可以长期存活，但几乎所有患者仍死于复发转移。

（四）对症治疗

呼吸困难是主要症状。给氧与治疗性穿刺抽液可减轻呼吸困难，有时每周要抽液1～2次，一般初次抽液不宜超过1000mL，对大量胸腔积液患者可在抽净胸腔积液后，注入抗癌药物或人工胸膜粘连术（注入四环素、滑石粉悬液等）暂时抑制胸腔积液增多。胸痛系肿瘤侵及胸壁所致，局部可用放疗或适当选用止痛剂处理。

（五）中医治疗

1. 辨证施治

（1）寒凝气滞，脉络瘀阻型：症见胸痛，肢冷身寒。舌苔薄白，脉紧。治宜通阳散寒，活血止痛。方药：制川乌（另包，先煎2小时）10～20g，制附子（另包，先煎2小时）15～30g，干姜、当归、白芍各15g，川椒子3～5g，桂枝10～15g，细辛3～6g，甘草10g。

（2）痰浊闭阻，脉络瘀滞型：症见胸痛满闷，咳唾痰涎，口黏纳呆。舌苔白腻，脉滑。治宜温阳化痰涤饮，宣痹祛瘀止痛。方药：柴胡、桃仁、桔梗、乳香、没药各10g，赤芍20g，归尾、川芎、红花、牛膝、延胡索各15g，枳壳、降香各12g。

2. 单方、验方

（1）党参20g，白术、茯苓、当归、川芎、白芍、熟地、甘草、肉桂、葶苈子（包）、车前子（包）各10g，大枣10枚，黄芪40g。适用于胸膜间皮瘤所致的胸腔积液，并有消瘦贫血、头晕目眩、四肢倦怠、气短、小便不利者。

（2）白花蛇舌草、半枝莲、金银花、龙葵各20g，丹参15g，大黄（后下）10g，当归、赤芍、制乳香、制没药、牛膝、郁金香各12g，生地18g，田三七（研末冲服）、枳壳、桔梗、柴胡、桃仁、红花各9g，川芎6g，甘草3g。水煎服，每日1剂。适用于胸膜间皮瘤、胸痛不能平卧、不能饮食、大便不行、体型瘦弱的患者。

3. 食疗验方

（1）沙虫10条，爆炒后水浸去净泥沙，放鸭肚中蒸酥，可将沙虫与鸭肉同食，有强壮体格、清肺化痰作用。

（2）海蜇、猪肺、金针菜、黑木耳加精肉同煮佐肴，善能化痰止咳，宽胸下气。

（3）余甘子泡沸水代茶饮，化痰润肺，解金石毒。此法经临床观察，还能减轻化疗反应。

（4）鲎壳煅灰煮粥，止血止咳，定痛宽胸。

良性局限型胸膜间皮瘤早期手术切除，预后良好。弥散型胸膜间皮瘤因属恶性，除手术应扩大切除外，宜采用放疗、化疗、中医中药等中西医结合疗法，以杀灭残存瘤细胞，扶正祛邪，延长生存期。

【监护】

普及防癌常识，加强劳动保护，避免长期进行粉尘作业（尤其是石棉粉尘），定期作X线胸片健康检查，做到早发现、早诊断、早治疗。饮食上宜选用兼有增强免疫功能及化痰止咳功能的食品，有石棉粉尘吸入史者，可选用中医认为有解金石毒的食品，如余甘子、猕猴桃、李、梨、丝瓜、荸荠、荠菜、松子、菱等。

第十章　纵隔重症疾病

第一节　纵　隔　炎

纵隔炎（mediastinitis）分为急性化脓感染和慢性纤维性病变两种。前者有急性感染症状，后者可引起上腔静脉压迫综合征或纵隔内其他器官受压的各种症状。

一、急性纵隔炎

【病因】

急性纵隔炎虽较少见，但病情常危重。本症主要发病原因如下：①胸部开放性创伤或贯穿伤，细菌由外界进入纵隔引起化脓性感染。②纵隔内器官破裂，包括食管镜检查或经食管镜摘除异物时引起的食管损伤；食管异物、溃疡或肿瘤侵蚀造成食管穿孔，食管手术后吻合口瘘及剧烈咳嗽食管下端后壁破裂等引起的继发感染。气管插管或支气管镜检查时管壁损伤穿孔、气管术后吻合口瘘、正中胸骨切开心脏手术后，其他部位感染灶血行扩散及胸部贯穿伤等，均可导致急性纵隔炎。

【诊断】

（一）临床表现

起病有高热、寒战等毒性症状，常伴吞咽困难、胸骨后疼痛，并向颈部放射或引起耳痛。患者烦躁不安。若脓肿形成压迫气管可产生高音调性质的咳嗽、呼吸困难、心动过速和发绀。严重时出现休克，可危及生命。体查：胸骨有触痛，纵隔浊音界扩大，颈部肿胀和扪及皮下气肿。周围血象：白细胞和中性粒细胞明显增多。

（二）实验室及其他检查

X 线表现为两侧纵隔阴影增宽，以上纵隔为明显，由于炎症累及周围胸膜致使两侧轮廓较模糊。侧位胸片胸骨后密度增加，气管、主动脉弓的轮廓模糊。形成脓肿，可于纵隔的一侧或双侧见突出的弧形阴影，气管、食管受压移位。亦可出现纵隔气肿、脓肿和液平等胸腔积液、液气胸等征象。食管碘油或有机碘液造影可证实食管穿孔部位、食管支气管瘘或食管胸膜瘘。CT 可早发现纵隔脓肿及其侵犯范围。

【治疗与监护】

除针对病因作相应处理外，应及早使用针对病原菌的广谱抗生素以控制感染，纵隔脓肿必须作外科引流。

二、慢性纵隔炎

【病因】

慢性纵隔炎病因较为复杂，已知结核、组织胞浆菌、球孢子菌、新型隐球菌、放线菌感染、结节病、矽肺、外伤后纵隔出血及药物中毒等均可引起纵隔纤维化，亦可能与自身免疫有关。部分患者的病因不明。

【诊断】

（一）临床表现

本症早期通常无症状，但可逐渐出现腔静脉或其大的属支纵隔器官粘连和受压的症状，主要为上腔静脉梗阻综合征，呈静脉压增高，致静脉充盈，胸壁上侧支循环静脉扩张和头面部、颈部及上肢水肿出现头痛、头昏、呼吸困难、发绀等症状。由于侧支循环的建立，梗阻一般可逐渐减轻，症状得以缓解。病变累及其他器官则可引起各器官梗阻的相应症状。如吞咽困难、咳嗽、气促、肺动脉受压引起肺动脉压增高。累及肺静脉可导致肺淤血，出现咯血，偶压迫膈神经引起膈肌麻痹，压迫喉返神经出现声音嘶哑等。

（二）实验室及其他检查

X 线可无异常发现，但大部分患者可能有所发现，如纵隔胸膜增厚或上纵隔增宽，病变区可见钙化阴影，钡餐检查示食管狭窄，体层摄片示气管、支气管狭窄等。

血管造影有助于了解上腔静脉及其分支的梗阻情况。CT 检查亦有诊断价值。

【处理】

本症应与其他疾病引起的上腔静脉梗阻或慢性缩窄性心包炎相鉴别，在不能排除恶性肿瘤时，可作剖胸探查；胸片中纵隔阴影增宽的慢性病例，为明确诊断，也可谨慎作纵隔探查术。通常采取胸部正中切口进行探查，术中应切除有压迫血管或食管的纵隔淋巴结；对无压迫倾向的纵隔淋巴结也应摘取活检，以利明确诊断后进一步外科治疗。

纵隔纤维化病变局限时，可作切除，以解除器官压迫，亦可施行上腔静脉旁路移植术，或上腔静脉成形术，在上腔静脉狭窄处作纵切口，以大隐静脉片拓宽修补以减轻上腔静脉的回流障碍。

此外，针对前述病因作选择性药物治疗。

第二节　纵 隔 气 肿

纵隔气肿是肺、支气管和食管裂伤的一个临床表现。肺表浅部和末梢支气管裂伤，一般首先发生气胸，但如有胸膜粘连而空气不得进入胸膜腔，则可经胸壁组织间隙到达皮下，自伤部向四周蔓延，形成范围不等的皮下气肿。如气管、支气管或食管裂伤，则空气外溢首先进入纵隔，沿纵隔组织间隙，向上向下扩展，临床上表现为自颈根部向颜面及胸前蔓延的皮下气肿。皮下气肿仅造成轻度不适感，但纵隔气肿，则可能引起严重的呼吸循环障碍，特别是漏气裂口大、合并有张力性气胸时，问题尤为紧迫严重。

【诊断】

气管、支气管、肺及食管外伤破裂，均可造成纵隔及皮下气肿，多同时并有气胸。

（一）皮下气肿

皮下气肿常是肺组织及支气管损伤的一个临床表现。一般肺表浅裂伤及支气管末梢破裂，仅发生气胸。但如有胸膜粘连，气体不能进入胸腔，则可沿胸壁软组织间隙达皮下，自伤部向四周蔓延，形成范围程度不同的皮下气肿。皮下气肿仅有轻度不适感。检查时见气肿各部皮肤肿胀，扪之有捻发音。

（二）纵隔气肿

纵隔气肿常是支气管、气管、食管破裂的一个临床表现。有的可合并张力性气胸。临床上表现为气肿沿颈根及颈面部向前胸部蔓延。纵隔气肿能引起严重的呼吸循环功能障碍，特别是破裂口较大合并张力性气胸时，病情更为严重。纵隔大量积气，纵隔内大血管受压，腔静脉首先受到影响，导致循环功能紊乱。重度纵隔气肿，患者常有显著呼吸困难、发绀、脉快、血压下降等休克症状。患者还可有头昏、头痛。临床检查气肿各部皮肤肿胀，致静脉充盈，阴囊胀大如球形，触之有捻发音。如有细菌感染，可有发热、全身中毒症状及胸骨后痛。

胸部透视或摄片可见纵隔胸膜下有不规则的气带，上纵隔尤为显著，胸骨后及胸大肌等肌肉间均可见顺肌纹理放射状不规则的空气影响。

【处理】

张力性气胸引起的气胸，首先治疗气胸，作胸腔闭式引流进行急救。纵隔气肿有纵隔器官受压，呼吸循环功能障碍者，在胸骨切迹上方切开皮肤及皮下组织，打开气管前筋膜，伤口以纱布填充，即可排气减压，必要时须行气管切开术。作了气管切开，又需要切开颈部皮肤减压的伤员，为防止气管分泌物感染纵隔，可在两侧锁骨上作切口排气减压。对不断扩展的皮下气肿，可在气肿最明显部位作多数小切口排气。一般局限的轻度纵隔和皮下气肿，不需特殊处理，多自行吸收。

第三节　原发性纵隔肿瘤

原发性纵隔肿瘤（primary mediastinal tumor）中，以胸腺瘤、神经源性肿瘤和畸胎瘤较为多见；其他如囊肿、胸内甲状腺等相对少见。这些肿瘤多数为良性，但有恶变可能。

【解剖概要】

纵隔是位于左、右胸膜腔之间，胸骨之后，胸段脊柱之前的一个间隙，下为膈肌，上与颈部相通。为了便于诊断纵隔疾病，常将纵隔分为若干区，在胸部侧位片上，于胸骨角和第 4、5 胸椎间隙连一虚线，此线之上为上纵隔，其下为下纵隔。下纵隔以心包为界，分为前、中、后 3 个纵隔区。纵隔是一个重要解剖部位，其内含有心包、心脏、大动脉、大静脉、气管、支气管、食管、胸导管等重要器官，还有丰富的淋巴组织、神经组织和结缔组织。由于上纵隔病变往往延伸到前纵隔或后纵隔，故将纵隔划分为前上、后和中纵隔较为实用。

由于纵隔内组织器官较多，其胎生结构来源复杂，故可以发生各种各样的肿瘤和囊肿。虽然纵隔内肿瘤和囊肿种类繁多，但常有各自好发部位。

【常见的纵隔肿瘤】

1. 神经源性肿瘤　为纵隔最常见的原发性肿瘤，发病率居纵隔肿瘤之首。而且 90%发生于后纵隔，其中 50%位于脊柱旁沟，尤以上纵隔为多，10%位于前纵隔。儿童神经源肿瘤大部分为恶性，而成年人恶性发生率低于 10%。神经源性肿瘤多来自脊髓主干、肋间神经或交感神经链的主干，极少数来自迷走神经或膈神经。常侵蚀椎体或椎间孔而使其增大，肋骨间距增宽的肿瘤常为恶性病变。根据组织发生部位不同，可分为以下几类：一类是起源于神经鞘细胞，包括神经鞘瘤、神经纤维瘤、施万细胞瘤。多位于后纵隔，其中神经鞘瘤和神经纤维瘤是良性肿瘤，施万细胞瘤为恶性肿瘤。在后纵隔的神经纤维瘤常为多发性神经纤维瘤病。另一类起源于交感神经节细胞的，包括神经节细胞瘤、节细胞神经母细胞瘤、神经母细胞瘤，也有良、恶性之分。此外，还有起源于副神经节细胞的包括嗜铬细胞瘤、非嗜铬细胞瘤，极罕见，约占 1%，可见于后纵隔，症状可有可无，如有可出现高血压、阵发性或持续性头痛、出汗、心悸、震颤等。约 50%的纵隔嗜铬细胞瘤有高血压，儿童患者为持续性高血压，并常伴有腹膜后肿瘤，家族史明显。

2. 畸胎类肿瘤　是前纵隔最常见的肿瘤，少数位于后纵隔，发生率在纵隔肿瘤中居第二位，可分为畸胎瘤和畸胎囊肿两大类。畸胎瘤呈圆形、卵圆形，表面有不规则突起，切面颜色多种多样，肿瘤呈实体或以实体性为主，囊内含有外、中、内几个胚层的衍生物如皮脂、腺体、软骨、平滑肌、支气管和肠黏膜等。20%的患者可发生恶变。畸胎囊肿为囊性瘤，呈圆形、卵圆形或分叶状，膜完整，内有多个囊腔，部分呈实质性，囊壁常有钙化，囊内含有外胚层衍生物如毛发、皮脂和腺体。

3. 胸腺瘤　胸腺是人体免疫的重要脏器，随着年龄的增长而逐渐退化，位于前纵隔，附着心包，与纵隔的大血管有较密切的关系。外观酷似脂肪组织，重量在 20～300g。胸腺瘤发生于未退化的胸腺组织，是前纵隔的常见肿瘤，在纵隔肿瘤中占第 3 或第 4 位。任何年龄都可发生，但以中年人常见。多数为良性瘤，约 30%为恶性。病理学上分为 3 型：以上皮细胞为主的上皮细胞胸腺瘤，恶性者为上皮癌；以淋巴细胞为主的淋巴细胞胸腺瘤，恶性者为胸腺淋巴瘤；上述两种细胞均有的为混合型胸腺瘤。胸腺瘤患者常伴有重症肌无力，其发病机制尚不清楚，一般认为它是一种自身免疫性疾病，因神经肌肉接头部位乙酰胆碱受体减少而引起肌无力，常表现为眼睑下垂、吞咽困难和呼吸困难。恶性胸腺瘤患者的晚期症状可有发热、胸骨后疼痛、咳嗽、体重减轻等。个别患者锁骨上淋巴结肿大，或转移至肝、肾、脑部，但远处转移少见。胸腺瘤还可伴有多种自身免疫性疾病，如全身性红斑狼疮、慢性淋巴性甲状腺炎、恶性贫血、类风湿关节炎等。上述病变和临床综合征可随胸腺瘤摘除而消失或改善。

4. 胸内甲状腺肿 其发生一方面是由于胚胎时期留在纵隔的甲状腺组织发展而来，占少数。另一方面可能是颈部甲状腺肿或腺瘤因生长过大坠入纵隔而来。胸内甲状腺肿大多数为良性，个别可为腺癌。根据甲状腺在纵隔内的位置，可将胸内甲状腺肿分为 3 种类型：颈纵隔甲状腺肿，指甲状腺部分或大部分坠入纵隔内；纵隔内甲状腺肿，甲状腺完全坠入纵隔内，常沿气管右侧下降，不会压迫食管；异位甲状腺肿，可发生于纵隔任何部位。常见症状可因支气管受压引起咳嗽、呼吸困难。若胸骨脊柱受压可产生胸痛、背痛、胸部闷胀、甲状腺功能亢进症状、食管受压症状和上腔静脉压迫症状。如为颈部甲状腺肿坠入纵隔者，可有原颈部肿大而后逐渐消退的病史。X 线征象是上纵隔块影，其上常延入颈部，有时块影随吞咽上下移动，多数病例有气管受压征，部分病例因肿瘤位于后上纵隔而出现食管受压征。当肿瘤内组织有内分泌功能时，用放射性 ^{131}I 及 ^{99m}Tc 扫描，可出现胸内甲状腺肿扫描阳性。肿瘤组织无内分泌功能或呈囊性变时，扫描阴性。扫描阴性并不能排除胸内甲状腺肿的诊断。

5. 心包囊肿 又称间皮囊肿、体腔囊肿，迄今病因不明，为一较少见的纵隔良性囊肿，它好发于前纵隔左、右心膈角部，少数位于心基部。囊肿呈圆形或卵圆形，大小不等，可为单房或多房，或带蒂，或与心包相通。它生长缓慢，一般无症状，常在体检时发现。囊肿大时可出现咳嗽、胸痛、胸闷等症状，有时有上腹部压迫感。X 线检查可见前心膈角处出现密度均匀而淡的圆形或椭圆形阴影。CT 扫描有助于明确诊断，穿刺可抽出清澈透明液体。

6. 气管-支气管囊肿 它起源于发生呼吸系统的腹侧前肠，在胚胎发育过程中发生缺陷形成囊肿。如发生于末梢支气管则形成肺囊肿。囊肿多见于气管旁或气管隆嵴附近，右侧多见，多为良性。约半数患者可无症状，在胸部 X 线检查时偶被发现，如囊肿与气管、支气管相通合并感染时，可出现咳嗽、胸痛、咯血或发热；若囊肿压迫支气管出现肺不张、咳嗽、气短、发绀等；压迫食管时引起吞咽不利等。X 线检查在气管或支气管旁可见圆形或卵圆形、边缘光滑或呈分叶状、密度均匀的肿块阴影，常突向右侧，如位于气管隆嵴下，可突向双侧。肿块的外形可随体位和呼吸而改变，若与气管或支气管相通时，囊内可出现液平面。CT 扫描和磁共振成像检查有助于明确诊断。

7. 肠源性囊肿 是胚胎时期形成上消化道的空泡未能与正常消化道融合的结果，亦称胃肠囊肿、胃囊肿、食管囊肿或重复囊肿。1 岁以内的婴幼儿多见，并多伴有颈、胸椎脊柱裂，可发生于消化道任何部位。多见于后纵隔，接近肺根部，易向右侧生长。囊肿呈圆形或椭圆形，囊壁光滑，外层为平滑肌，内层可衬以食管、胃或肠黏膜，囊内含透明黏液样物。如囊壁含有功能的胃黏膜，可分泌胃酸，产生溃疡，可穿透食管、支气管、肺或胸腔内，囊肿可与胃肠道相连接，或伴有胸腹消化道重复畸形，个别病例可发生恶变。多无症状，囊肿大时如压迫食管、气管可出现吞咽困难、胸闷、咳嗽等。X 线可见后纵隔内边缘清晰的圆形阴影，多见于右侧，常伴椎体畸形。大的囊肿在超声断层时可显示液性暗区。

8. 恶性淋巴瘤 纵隔原发性恶性淋巴瘤并不少见，转移性者更为多见，占纵隔肿瘤的 2%～23%，多发生于前纵隔或中纵隔的淋巴结，常伴有膈上或膈下淋巴结侵犯，这些肿瘤很少只局限于纵隔。局部症状多见，可出现胸部闷胀不适，咳嗽或上腔静脉压迫征等，常伴有锁骨上和其他部位的淋巴结肿大。X 线表现：恶性淋巴瘤位于中纵隔上、中部，早期仅见上纵隔轻度增宽，由于生长快，不久气管及肺门旁淋巴结即融合成块向上扩展，呈密度均匀波浪状分叶改变，有时为双侧性，气管明显受压及移位。预后：主要取决于组织细胞的类型、患者的年龄、病变的分期等。治疗：以放疗首选，近年对某些类型淋巴瘤化疗效果亦佳。对局限性、有手术条件者宜尽量争取摘除，但术后仍需进行放疗或化疗。

9. 脂肪瘤 可发生于纵隔的任何部位，常位于前纵隔。一般认为脂肪瘤起源于前纵隔胸膜下脂肪组织或胸壁皮下组织向内生长所致，少数也可起源于退化的胸腺脂肪组织。生长缓慢，病史较长，一般无症状。脂肪肉瘤可有胸痛、咳嗽、呼吸困难等症状。X 线片上的阴影边缘不明显，说明瘤组织易被 X 线穿透。若肿瘤伸入颈部或经肋间达胸壁者大多为脂肪瘤。

【诊断】

（一）临床表现

一般而言，纵隔肿瘤阳性体征不多。其症状与肿瘤大小、部位、生长方向和速度、质地、性质等有关。良性肿瘤由于生长缓慢，向胸腔方向生长，可生长到相当大的程度尚无症状或症状很轻微。相反，恶性肿瘤侵蚀程度高，进展迅速，故肿瘤较小时已经出现症状。

常见症状有胸痛、胸闷、刺激或压迫呼吸系统、神经系统、大血管、食管的症状。此外，还可出现一些与肿瘤性质相关的特异性症状。

压迫神经系统：如压迫交感神经干时，出现 Horner 综合征；压迫喉返神经时出现声音嘶哑；压迫臂丛神经时出现上臂麻木、肩胛区疼痛及向上肢放射性疼痛。哑铃状的神经源性肿瘤有时可压迫脊髓引起截瘫。

其他症状：如咳出皮脂样物或毛发时，提示畸胎类肿瘤腐蚀穿破肺组织或支气管。部分胸内甲状腺肿患者，在既往史中曾有颈部肿块自动消失的情况，少数此种患者尚有消瘦、多汗、突眼、手颤等甲状腺功能亢进症状。部分胸腺肿瘤常可伴发重症肌无力，临床上出现典型的表情淡漠脸型、眼睑下垂和面部肌肉松弛。高血压常并发于嗜铬细胞瘤。低血糖常伴发畸胎瘤和间质瘤。霍奇金病常引起间歇性发热。神经源性肿瘤可引起关节炎等。

（二）实验室及其他检查

1. X 线透视及胸片检查 可显示纵隔肿瘤和囊肿的位置、形态、大小、密度及有无钙化，观察肿块有无波动，能否随吞咽活动，是否随体位或呼吸运动而改变形态。

2. 体层摄影检查 可显示肿块层面结构，以及其与周围脏器的关系。

3. CT 扫描和磁共振检查 CT 从平面了解肿块内有无液体、钙化、骨质，借以判断肿瘤性质，了解与纵隔重要组织器官的关系，判断切除的可能性。MRI 可以从冠状、矢状、横断面上显示肿瘤或囊肿的大小、位置及与周围组织的关系。纵隔内不同组织器官在 MRI 上的信号不同，可为手术提供参考资料。

4. B 超检查 可显示纵隔肿瘤或囊肿的部位、大小、实质性或囊性及与周围组织器官的关系，并能在其引导下穿刺活检。

5. 同位素扫描检查 对诊断甲状腺肿大极有价值。

6. 纤维支气管镜或纤维食管镜检查 有助于明确支气管受压情况、程度，肿瘤是否已侵入支气管或食管，从而估计手术切除的可能性。经纤维支气管镜定位，近气管隆嵴部用针吸肿大淋巴结，做细胞学检查，常可鉴别良、恶性。

7. 正电子发射扫描成像（PET） 是较新的核医学诊断技术，在早期对发现肿瘤和确定原发与转移、肿瘤的恶性分级和疗效预测等都有重要的价值。PET 不但能对肿瘤定位，而且对区别病灶良恶性有价值。

8. 纵隔镜检查 可明确气管旁、气管隆嵴下有无肿大的淋巴结，并可行活组织检查明确病因诊断。

9. 经皮活检 紧靠胸壁的肿块如胸腺瘤、神经源性肿瘤可在 B 超或 CT 定位下做针吸细胞学检查或穿刺组织学检查，方法简便，阳性率高。

10. 颈淋巴结活组织检查 支气管淋巴结结核和淋巴瘤常伴有周围淋巴结和颈淋巴结受累，活组织检查有助于诊断。

11. 剖胸探查 经各种检查未能明确肿瘤性质，但已除外恶性淋巴瘤者，在全身情况许可下，可作剖胸探查。

12. 生化检查 所有前纵隔的患者，特别是年轻患者，应检查血甲胎蛋白（AFP）、β-人绒毛膜促性腺激素 （β-HCG）、癌胚抗原 （CEA）等。这些指标在恶性生殖细胞肿瘤、畸胎瘤和其他恶性肿瘤中升高。

13. 诊断性放射治疗 经检查能证实、但临床高度怀疑恶性淋巴瘤者可试用放射治疗。恶性淋巴瘤对放射治疗较敏感，照射 20～30Gy，肿瘤迅速缩小。

【临床分期】

至今尚无统一的 TNM 分期，上皮来源的胸腺肿瘤，其分类是按照贝尔格（Bergh）1978 年建议分期：

Ⅰ期：完整包膜或在包膜内生长。

Ⅱ期：包膜周围生长至纵隔脂肪组织。

Ⅲ期：浸润性生长至周围组织或胸内转移或二者皆有。

1985 年 Verley 又建议分期为：

Ⅰ期：完整包膜，无浸润，完整切除。

Ⅰa 期：与周围无粘连。

Ⅰb 期：与纵隔结构有纤维粘连。

Ⅱ期：局部浸润即包膜周围生长至纵隔脂肪组织或邻近胸膜或心包。

Ⅱa 期：完整切除。

Ⅱb 期：不完全切除伴局部肿瘤残存。

Ⅲ期：大量浸润性的肿瘤。

Ⅲa 期：浸润性生长至周围组织和（或）胸内种植（胸膜、心包）。

Ⅲb 期：淋巴或血行转移。

【诊断标准】

（1）无症状或偶有胸痛、胸闷、咳嗽、气短、声音嘶哑、上肢及颜面部水肿等压迫症状。胸腺瘤常伴有重症肌无力症状。

（2）X 线检查可见纵隔肿块阴影或囊形阴影。

（3）CT 及超声检查纵隔可有占位性病变。

（4）穿刺活检可明确诊断。

【鉴别诊断】

纵隔肿瘤需与中心性肺癌、纵隔淋巴结结核、纵隔转移癌、主动脉及无名动脉瘤、椎旁性脓肿、食管平滑肌瘤、胸内硬脊膜膨出、贲门失弛引起的巨食管、膈疝、包裹性胸腔积液、纵隔内包虫病和结节病等相鉴别。

【处理】

原发性纵隔肿瘤及囊肿的治疗，除淋巴肉瘤等恶性肿瘤适用于放射治疗以外，绝大多数患者应行手术切除。无症状的良性纵隔肿瘤和囊肿，在无手术禁忌证的情况下，也以手术切除为宜。因为这些肿瘤和囊肿，总是要发展，甚至有的会发生恶变，有的囊肿还可发生感染。有的纵隔肿瘤，在术前也难以肯定其为良性或恶性，若不及时手术，有贻误治疗时机的可能。

（一）手术治疗

1. 手术时机选择 因临床诊断而定。如判断为良性肿瘤或囊肿，则手术可择期安排，甚至可在短期内随诊观察其动态变化，疑有恶性可能或瘤体较大时，则应尽早手术。

2. 麻醉 麻醉的选择也很重要，一般采用静脉复合麻醉。前纵隔的实体瘤由于瘤体的重力可以发生心脏急性受压，要谨慎使用肌肉松弛剂。为安全起见，可考虑清醒气管插管，在确保气道通畅的情况下再使用肌肉松弛剂，避免手术意外。重症肌无力者应少用或不用箭毒类肌肉松弛剂。

3. 术前准备 ①设计好手术切口；②应用抗生素；③胸腺瘤应特别注意有无重症肌无力的情况。

4. 术中注意事项 ①切口可选用胸骨正中或前胸后外侧切口；②术中取活检明确诊断；③尽量完

整切除，避免破坏左右胸膜；④注意纵隔大血管，易造成损伤；⑤后纵隔神经源性肿瘤不要强行提出以免损伤脊神经。

5. 手术方式　肿瘤根治术或姑息切除术。

6. 术后处理　多数纵隔肿瘤和囊肿患者术后恢复顺利。少数应予特别注意。如为伴有重症肌无力的胸腺瘤患者，要警惕肌无力危象和胆碱能危象的发生。一旦出现，就应果断地进行气管插管或气管切开，辅助呼吸。严重患者应在行胸腺瘤和胸腺切除的同时行气管切开术。

（二）放疗

放疗主要适应于对放疗敏感的纵隔恶性肿瘤，如胸腺瘤、恶性淋巴瘤、血管内皮瘤、Kaposi 肉瘤等，也多用于手术后或无手术指征的纵隔恶性肿瘤。

（三）化疗

化疗适应于不能手术切除者，恶性畸胎瘤、恶性胸腺瘤或神经母细胞瘤等术后、放疗后或术后复发者。

第十一章　脓　　胸

脓胸是指脓性渗出液积聚于胸膜腔内的化脓性感染。根据致病菌不同分为化脓性脓胸、结核性脓胸及特异病原性脓胸；根据病变范围分为全脓胸和局限性脓胸，后者亦称包裹性脓胸；根据病理发展过程分为急性脓胸和慢性脓胸。脓胸可发生于任何年龄，但以幼儿及年老体弱者多见。

第一节　急性脓胸

【病因和病理】

脓胸的主要致病菌为肺炎球菌、葡萄球菌、链球菌及结核杆菌，其他则有伤寒杆菌、大肠埃希菌及厌氧菌等。大多数脓胸是继发感染。细菌主要来自肺内化脓性感染、胸部创伤、胸部手术后并发感染、膈下脓肿、纵隔脓肿、肝脓肿、胸壁脓肿、败血症或脓毒血症等。急性脓胸若未得到及时和适当的治疗，往往可形成慢性脓胸。

急性脓胸的病理变化为胸膜充血、水肿、渗出，渗出液为浆液性，内含白细胞和细菌。随着病情的发展，渗出液逐渐浓稠变为脓液，纤维素也随之沉积。如病变局限，渗液吸收缓慢逐渐机化，胸膜发生粘连则形成包裹性脓胸，这种局限性的脓胸可以是单一的，也可以是多房性的，常发生于叶间、纵隔或膈上等部位。若渗液较多或渗液不多但只停留在胸腔下部时，则称为全脓胸。急性脓胸治疗不彻底，可转入慢性过程。慢性脓胸脓液中的大量纤维蛋白逐渐沉积于脏层和壁层胸膜上，并不断增厚、机化，形成较厚的纤维板，肺、膈肌及胸壁的活动因而受限，影响呼吸功能，脓腔也不能消灭。由于纤维组织收缩，使胸部下陷，纵隔被牵向患侧，膈肌抬高。久之，肺发生纤维样变，使呼吸功能障碍更加严重。

【诊断】

（一）临床表现

患者常有高热、脉快、呼吸急促、胸痛、食欲不振、全身乏力及白细胞数增高等急性化脓性炎症和呼吸功能障碍的症状。积液较多者尚有胸闷、咳嗽、咳痰，严重者可出现发绀和休克。体征：急性大量渗液可使肺和纵隔向健侧移位。患侧语颤减弱，叩诊呈浊音，听诊呼吸音减弱或消失。

（二）实验室及其他检查

1. X 线检查　患侧大部或全部呈现浓密阴影，脓气胸时可见到液平。

2. 胸腔穿刺术　直接从胸膜腔抽吸出炎性渗出液或脓液进行镜检、细菌培养及药敏试验，不仅可明确诊断，还可确定致病菌，便于选用有效抗生素。如果穿刺抽出的脓液呈灰色、稀薄且带恶臭，常是肺脓肿溃破或食管穿破引起的腐败性脓胸。这种脓液是多种细菌的混合感染，包括需氧和厌氧细菌。如果脓液稀薄、纤维素较少，则多见于链球菌感染。脓液有粪臭味，提示大肠埃希菌感染。疑有支气管胸膜瘘者，于脓腔内注入少许亚甲蓝，痰液染蓝色者可得到证实。

3. 化验检查　急性脓胸者血白细胞总数明显增高，中性粒细胞百分比增高，核左移或出现中毒颗粒。

4. 超声波检查　局限性脓胸与纵隔、肺、胸壁肿物不易鉴别时，可做超声波检查，并引导穿刺。

根据病史及临床表现，胸部 X 线检查显示患侧胸腔积液所致的密布阴影，胸膜腔穿刺抽出脓液，则可确诊。同时将脓液作涂片检查，可确定致病菌。局限性脓胸需与膈下脓肿、肝脓肿相鉴别。

【治疗】

急性脓胸的治疗原则：①根据致病菌对药物的敏感性，选用有效抗生素；②彻底排净脓液，使肺早日复张；③控制原发感染，全身支持治疗，如补充营养和维生素、注意水和电解质的平衡、矫正贫血等。

（一）全身治疗

给予高热量、高维生素、高蛋白饮食，适当补充电解质，必要时少量多次输血、血浆、白蛋白等。选用有效大剂量抗生素。

（二）排除脓液

1. 胸腔穿刺 早期脓胸应作穿刺治疗，特别是儿童肺炎后脓胸，治愈率较高，穿刺时应注意：①患者采取合适体位；②穿刺部位要准确；③准备好适当的急救药品；④穿刺中如患者出现剧咳、疼痛、心悸等，应停止穿刺；⑤注意进针深度，防止损伤肺而造成气胸和出血。

2. 胸腔闭式引流 急性脓胸如有下列情况，应施行胸腔闭式引流：①有支气管胸膜瘘或食管胸膜瘘。②肝脓肿或结核空洞破溃入胸腔。③全脓胸，抽脓后脓液复积较快者。④包囊性脓胸，脓液黏稠，穿刺不易抽出或多次抽吸不能控制者。胸腔闭式引流方法有肋间插管法和肋床插管法。

3. 开放引流 经闭式引流，纵隔胸膜固定，如脓液尚未消失，脓腔缩小至 50mL 左右，可剪短引流管，改为开放引流。

（三）脓胸清创术

对经上述引流效果不满意或多房性脓胸，可行脓胸清创术，经患侧第 6 肋间进胸，分离打开脓腔间隔，彻底吸除脓液，以及胸膜附着脓苔，用抗生素液冲洗胸腔，胸腔引流管接无菌闭式引流瓶。

第二节 慢性脓胸

急性脓胸和慢性脓胸没有截然的分界线，一般急性脓胸的病程不超过 3 个月，否则即进入慢性脓胸期。形成慢性脓胸（chronic empyema）的主要原因：①急性脓胸引流不及时，引流部位不当，引流管过细，插入深度不恰当，或过早拔除引流管，导致引流不畅；②异物存留于胸膜腔内，如弹片、布屑及死骨碎片等，多见于枪伤及爆炸伤，尤其是盲管伤；③伴有支气管胸膜瘘或食管瘘；④特发性感染，如结核、真菌及寄生虫等；⑤邻近组织有慢性感染，如肋骨骨髓炎、膈下脓肿、肝脓肿等。

【诊断】

（一）临床表现

患者长期感染，慢性消耗，常有低热、食欲减退、消瘦、贫血及低蛋白血症等慢性感染中毒症状。有时尚有气促、咳嗽、咳脓痰等症状。合并支气管胸膜瘘者，常有刺激性呛咳，咳大量脓痰。

体格检查：患侧胸廓塌陷畸形，呼吸运动受限，肋间隙明显变窄，曾作引流术者，胸壁可见瘘管。患侧叩诊呈浊音，听诊呼吸音减低或消失，气管偏向患侧。

（二）实验室及其他检查

1. X 线检查 显示胸膜增厚，肋间隙变窄，呈片状密度增高模糊阴影。膈肌升高，纵隔向患侧移位。有支气管胸膜瘘时，可见液平面。必要时做脓腔造影。

2. 胸腔穿刺及脓液细菌培养 可明确诊断。有支气管胸膜瘘者，咳出脓痰与胸腔穿刺液相似。胸腔内注入亚甲蓝，咳出痰液呈蓝色则可明确支气管胸膜瘘诊断。

【处理】

慢性脓胸的治疗原则：①改善全身情况，消除中毒症状和营养不良；②消灭致病原因和脓腔；③尽力使受压的肺复张，恢复肺的功能。

常用手术有以下几种：①改进引流；②胸膜纤维板剥除术；③胸廓成形术；④胸膜肺切除术。各有其适应证，有时又要综合应用。

（一）术前准备

（1）改善患者全身情况，增加营养，给予高热量、高蛋白和高维生素饮食，纠正贫血，鼓励患者活动，增强心肺功能。

（2）术前摄取胸部正侧位X线片，必要时脓腔造影，了解脓腔大小、形态、部位及有无支气管瘘。

（3）必要时行支气管镜检查和支气管碘油造影，了解有无支气管狭窄和其他病变存在。

（4）痰液细菌培养及药敏试验，便于术后选择抗生素。

（5）估计施行较大手术患者，术前行全面检查，如肝、肾功能及心电图等。

（二）手术方式

应当根据患者的具体情况，综合分析选择。

1. 改进脓胸引流 如未及时引流、引流位置不当、引流管过细，应纠正或在适当部位另作引流。手术时注意探查脓腔内有无异物，必要时将切下的组织送活组织检查，以便确定有无结核等特殊感染。

2. 脓胸纤维板剥除术 指开胸剥除壁层和脏层胸膜上增厚的纤维板，两层间的脓腔也一并切除，术中渗血较多，但疗效较好，适用于上法治疗4～6周无效、肺实质无病变或估计术后肺仍能复张者。

3. 胸膜内胸廓成形术 病程长、肺实质纤维化严重、肺不能复张等患者可选用，即切除增厚的壁层胸膜及肋骨，刮去脏层胸膜纤维板上的脓性肉芽，加压包扎，使胸壁软组织下陷，消灭脓腔；若脓腔过大，尚可游离带蒂的胸大肌、背间肌、前锯肌、骶棘肌等肌瓣填充；并发支气管胸膜瘘，则将肌瓣缝合固定填充于瘘口，或加行受累肺叶切除术。该法疗效肯定，但术后胸廓变形，儿童患者不宜采用。

4. 胸膜肺切除术 当慢性脓胸合并肺内严重病变，如支气管扩张或结核性空洞或纤维化实变毁损或伴有不易修补成功的支气管胸膜瘘，可将纤维板剥除术加患肺切除术一次完成。但这一手术技术要求高、难度大、出血多、创伤重，必须严格掌握适应证，否则手术死亡率高，并发症多。

第十二章　常用诊断与急救技术

第一节　心脏复苏术

一、闭胸心脏按压

闭胸心脏按压可刺激心脏收缩，恢复冠状动脉循环，以复苏心搏，提高血压，维持有效血液循环，恢复中枢神经系统及内脏的基本功能。作用机制：胸廓具有一定弹性，胸骨可因受压而下陷。按压胸骨时，对位于胸骨和脊柱之间的心脏产生直接压力，引起心室内压力、增加瓣膜关闭，促使血液流向肺动脉和主动脉；放松时，心室内压力降低，血流回流，另外，按压胸骨使胸廓缩小，胸膜腔内压增高，促使动脉血由胸腔内向周围流动；放松时，胸内压力下降，静脉血回流至心脏。如此反复，建立有效的人工循环。

【适应证】

任何原因所致的心搏呼吸骤停。

【操作方法与步骤】

（1）与人工呼吸同时进行。使患者仰卧于硬板床或地上，若患者睡在软床上，则用心脏按压板垫于其肩背下。头后仰 10°左右，解开上衣。

（2）操作者紧贴患者身体左侧，为确保按压方向垂直作用于患者胸骨，救护者应根据个人身高及患者位置高低，采用脚踏凳式、跪式等不同体位。

（3）确定按压部位的方法是：救护者靠近患者足侧手的示指和中指沿着患者肋弓下缘上移至胸骨下切迹，将另一手的示指靠在胸骨下切迹处，中指紧靠示指，靠近患者足侧的手的掌根紧靠另一手的中指放在患者胸骨上，该处为胸骨中下 1/3 交界处，即为正确的按压部位。

（4）操作时，将靠近患者头侧的手平行重叠在已置于患者胸骨按压处的另一手的手背上，手指并拢或互相握持，只以掌根部接触患者胸骨，操作者两臂位于患者胸骨正上方，双肘关节伸直，利用上身重量垂直下压，对中等体重的成人下压深度为 3～4cm，而后迅速放松，解除压力，让胸廓自行恢复。如此有节奏地反复进行，按压与放松时间大致相等，频率为 80～100 次/分。

有效的按压可扪及大动脉如颈、股动脉的搏动，动脉血压可升至 50～80mmHg，瞳孔缩小，发绀减轻；皮温回升，有尿液排出，昏迷浅或意识恢复，出现自主呼吸，心电图好转。按压时过轻、过重，下压与放松比例不当；两臂倾斜下压，类似揉面状；一轻一重，或拍打式按压等都是不正确的。

【注意事项】

1. 按压部位要准确　如部位太低，可能损伤腹部脏器或引起胃内容物反流；部位过高，可伤及大血管；若部位不在中线，则可能引起胸骨骨折。

2. 按压力度要适中　过轻达不到效果，过重易造成损伤。

3. 按压姿势要正确　注意肘关节伸直，双肩位于双手的正上方，手指不应加压于患者胸部，放松时掌根不离开胸膛。

4. 注意患者体位　为避免按压时呕吐物反流至气管，患者头部应适当放低。

5. 心脏按压必须同时配合人工呼吸　一人单独操作时，应每做 30 次闭胸心脏按压，交替行 2 次人工呼吸。两人操作时，一人做闭胸心脏按压，另一人做人工呼吸，每按压心脏 30 次，口对口或口对鼻人工呼吸 2 次。

6. 注意复苏的连续性　操作过程中，救护人员替换，可在完成一组按压、通气后的间隙中进行，不得使复苏抢救中断时间超过5～7秒。

7. 密切观察复苏效果 按压期间，密切观察病情，判断效果。闭胸心脏按压有效的指标是按压时可触及动脉搏动及肱动脉收缩压≥8kPa。

8. 婴幼儿按压法 婴幼儿按压部位是两乳头连线与胸骨正中线交界点下一横指处，按压多采用环抱法（又称后托法），双拇指重叠下压。

新生儿也可用单手法。按压效率应＞100 次/分，其比例是 5∶1。

二、心内注射术

在现代救护中，自胸外向心内注药不宜作为常规首选途径，因其有许多缺点，如用药过程中中断心肺复苏，操作不当可发生气胸、血胸、心肌或冠状动脉撕裂、心包积血等。且注入心腔内的准确性不到50%。若将肾上腺素等药物注入心肌内，还可造成顽固性室颤。必须自胸外向心内注药时，应选择合适的注射部位及方法。

【操作方法与步骤】

1. 心前区注射法 于第4肋间胸骨左缘旁开2cm处，常规消毒皮肤。右手持注射器，必要时以消毒的左手拇、示指扶持长针头头端 1～2cm 处，用力将针垂直刺入皮肤并不断深入，注意边进针边试抽回血。达一定深度（成人4～5cm，小儿超过3cm），可见大量回血，然后迅速注药。如进针较深仍无回血，可将针缓慢后退，同时持续抽吸回血，若仍无回血，可改变方向重新穿刺。

2. 剑突下注射法 于剑突与左肋弓连接处下1cm处常规消毒皮肤，将穿刺针刺入皮下，使针头与腹壁成15°～30°，向心底部直接刺入，边进针边回抽，抽到大量回血后注药。

3. 直接心内注射法 对于开胸者，则在无菌条件下，用7号注射针头避开冠状血管直接向左或右心室穿刺、注药。

【注意事项】

（1）在胸外行心内注射时，必须选择合适的心内注射针头，否则针头长度达不到心室腔可导致穿刺失败。

（2）穿刺最好选择右心室，该处心室壁较薄，血管较少，穿刺时不易损伤血管。

（3）注射部位要准确。操作时应停止人工呼吸，以防刺破肺组织形成气胸。

（4）进针后必须抽到大量回血后，方可将药液注入。切忌把药液注入心肌内，以免引起心肌坏死或心律失常。

（5）操作要迅速，尽量缩短心脏按压中断时间。

三、开胸心脏按压术

一般罕需应用开胸心脏按压法。遇有下列情况时才有进行开胸心脏按压的指征：①闭胸心脏按压3 分钟以上无效；②肋骨骨折；③胸外伤；④心脏压塞；⑤胸内手术；⑥患者异常肥胖、桶状胸或其他胸廓畸形，闭胸心脏按压无效者。

【操作方法与步骤】

（1）患者平卧或稍向右侧卧，做好气管内插管及人工控制呼吸。

（2）施术者沿左侧第 4 肋间隙，前起胸骨旁 1cm，后达腋中线肋间做一弧形切口进入胸腔，切断上、下肋软骨，撑开切口，用右手将心脏握在手中，以 70～80 次/分的速度持续而有力地按压心脏，也可将手放于心脏之后，将心脏向前压向胸骨。开胸的时间愈短愈好，从心搏骤停至开始按压，最好不超过4分钟。每次按压后应有足够的舒张，以利回心血流。按摩强度以能扪到颈、股动脉搏动为宜。以后心肌颜色逐渐由发绀转为红润，心肌张力逐渐增加。为促进心脏复跳，提高按压效果，按压的同时可由静脉或向左心室内注射肾上腺素 0. 5～1.0mg、异丙肾上腺素 1mg 等。

（3）循环恢复后，应仔细止血，待血压稳定后缝合切口，并置胸腔引流管。

【注意事项】

（1）开胸应在4分钟内完成，不强求正规消毒。

（2）挤压方法要正确，严禁用指尖挤压心脏，切不可按压心房或使心脏扭转，以免妨碍静脉血回流。挤压时左右心室血液应同时排空。

（3）挤压时用力要均匀，切忌粗暴。按压接触面要常更换位置，不要固定压迫一处，以免损伤心肌。当心脏恢复自主搏动，并估计有适当的心输出量时，可停止挤压。

（4）医生行挤压时，护理人员可按医嘱备好心内注射药物，如0.1%肾上腺素0.5～1.0mL、异丙肾上腺素0.5～1.0mL为主的心内注射用药，反复心内注射时，要注意避开心脏血管及更换注射位置。

（5）医生行挤压心脏时，护理人员须专人守护，严密观察病情，5～10分钟测量一次血压和颈动脉或股动脉脉搏，并观察呼吸、瞳孔、意识等情况，随时报告医生。

（6）医生关闭胸腔时，护理人员应准备无菌胸腔封闭引流导管与封闭瓶一套，为排出胸腔内的血液与气体之用；根据医嘱备好适量的抗生素，如青霉素等，放入胸腔内，防止感染。

四、心外除颤器的应用

利用高能量而短时限的脉冲电流通过心肌，使心肌纤维同时除极，以造成瞬间心脏停搏，消除异位兴奋灶，恢复窦性心律。电击除颤按电源可分为交流除颤和直流除颤；按除颤方式可分为同步除颤和非同步除颤；按电极安放部位可分为胸外除颤和胸内除颤。

【操作方法与步骤】

（1）在准备电击除颤同时，做好心电监护以确诊心室纤颤。

（2）有交流电源时，接上电源线和地线，并将电源开关转至“交流”位置，若无交流电源则用机内镍铬电池，将电源开关转至“直流”位置。近年来以直流电击除颤为常用。

（3）按下胸外除颤按钮和非同步按钮，准备除颤。

（4）按下充电按钮，注视电功率数的增值，为增加至所需数值时，即松开按钮，停止充电。

（5）选择电功率时，成人首次电击，可选用200W·s，若失败，可重复电击，并可提高电击能量，但最大不超过360W·s。

（6）将电击板涂好导电膏或包上浇有生理盐水的纱布。将一电极板放于左乳头下（腋前线、心尖部），另一电极板放于胸骨右缘第2肋间（心底部）。或者将一电极板放于胸骨右缘第2肋间，另一电极放在背部左肩胛下。电极板需全部与皮肤紧贴。

（7）嘱其他人离开患者床边，操作者臂伸直、固定电极板，使自己的身体离开床缘，然后双手同时按下“放电”按钮，进行除颤。

（8）放电后立即观察心电示波，了解除颤效果。如除颤未成功，可加大电功率，再次除颤同时寻找失败原因并采取相应措施。

【注意事项】

（1）除颤前应详细检查器械和设备，做好一切抢救准备。

（2）电极板放的位置要准确，并应与患者皮肤密切接触，保证导电良好。

（3）电击时，任何人不得接触患者及病床，以免触电。

（4）对于细颤型心室纤颤者，应先进行心脏按压、氧疗及药物等处理，使之变为粗颤后，再进行电击，以提高成功率。

（5）电击部位皮肤可有轻度红斑、疼痛，也可出现肌肉痛，3～5天后可自行缓解。

（6）开胸除颤时，电极直接放在心脏前后壁，除颤能量一般为5～10W·s。

第二节 呼吸复苏术

一、人工呼吸术

人工呼吸术是患者呼吸受到抑制或呼吸突然停止，心脏仍在搏动或心搏停止时应用手法或机械辅助患者呼吸，达到充分换气，使其恢复自主呼吸的一种方法，是抢救患者生命的一种急救措施。

【操作方法与步骤】

人工呼吸方法有很多，常用的有以下几种。

1. 口对口人工呼吸法 是为患者供应所需氧气的快速而有效的方法。借助术者用力呼气的力量，把气体吹入患者肺泡，使肺间歇性膨胀，以维持肺泡通气和氧合作用，减轻机体缺氧及二氧化碳潴留。方法是：

（1）患者仰卧，松开衣领、裤带。

（2）术者用仰面抬颏手法保持患者气道通畅，同时用压前额的那只手的拇、示指捏紧患者的鼻孔，防止吹气时气体从鼻孔逸出。

（3）术者深吸一口气后，双唇紧贴患者口部，然后用力吹气，使胸廓扩张。

（4）吹气毕，术者头稍抬起并侧转换气，松开捏鼻孔的手，让患者的胸廓及肺依靠其弹性自动回缩，排出肺内的二氧化碳。

（5）按以上步骤反复进行。吹气频率，成人 14～16 次/分，儿童 18～20 次/分，婴幼儿 30～40 次/分。

2. 举臂压胸法

（1）患者仰卧，头偏向一侧，肩下垫一枕头。术者立或跪在患者头前，双手握住患者的两臂近肘关节处，将上臂拉直过头，患者的胸廓被动扩大形成吸气。

（2）待 2～3 秒后，再屈其两臂，将其肘放回胸廓下半部，并压迫其前侧方两肋弓部约 2 秒，此时胸廓缩小，形成呼气。以此反复施行。以 14～16 次/分为宜，节律应均匀。

3. 双手压胸法

（1）患者仰卧（或俯卧），将头偏向一侧，术者骑跪在患者大腿两侧，两手平放在患者的胸肋部（或背部），拇指向内靠近胸骨（或脊柱），使身体慢慢向前倾，借身体重力压挤患者胸部（或背部），将肺内空气驱出。

（2）放松压力，使患者胸廓自然恢复原状，空气随之吸入。如此反复进行，以 14～16 次/分为宜。

（3）俯卧者两臂伸向头，将一前臂屈曲，使头侧枕于其上，以防口鼻着地。此法多用于弱水者。

4. 简易呼吸器法

（1）清除上呼吸道分泌物或呕吐物，使患者头向后仰，托起下颌，扣紧面罩，挤压呼吸囊，空气由气囊进入肺部。

（2）放松时，肺部气体经活瓣排出。一次挤压可有 500～1000mL 的空气入肺。每分钟 14～16 次。必要时接上氧气加压给氧。

5. 加压人工呼吸法 气管插管后，利用充满氧气或空气的呼吸囊，有节律地挤压（吸气）、放松（呼气），达到人工呼吸的目的。其操作：

（1）患者仰卧，使用咽喉镜为患者行气管插管术。

（2）气管导管的外端和呼吸囊的前端出口处分别与活瓣相连，呼吸囊的尾端侧管与氧气管相接。

（3）放开氧气，充满呼吸囊，然后用手捏之，将氧气挤入患者肺脏，每分钟捏 16～20 次。

【注意事项】

1. 口对口人工呼吸法

（1）吹气应有足够的气量，以使胸廓抬起，但一般不超过 1200mL。吹气过猛、过大可造成咽部压超过食管开放压，从而使气体吹入胃内引起胃胀气。

（2）吹气时间宜短，以约占 1 次呼吸周期的 1/3 为宜。

（3）若患者口腔及咽喉部有分泌物或堵塞物如痰液、血块、泥土等，应在操作前清除，以免影响人工呼吸效果或将分泌物吹入呼吸道深处。

（4）有义齿者应取下义齿。遇舌后坠的患者，应用舌钳将舌拉出口腔外，或用通气管吹气。

（5）如遇牙关紧闭者，可行口对鼻人工呼吸。操作方法大体同上，只是对着鼻孔吹气。吹气时应将患者口唇闭紧。为克服鼻腔阻力，吹气时用力要大，吹气时间要长。

（6）对婴幼儿，则对口鼻同时吹气更易施行。

（7）若患者尚有微弱呼吸，人工呼吸应与患者的自主呼吸同步进行，即于患者吸气时，术者用力吹气以辅助进气，患者呼气时，松开口鼻，便于排出气体。

（8）为防止交叉感染，操作时可取一块纱布单层覆盖在患者口或鼻上，有条件时用面罩及通气管则更理想。

（9）通气适当的指征是看到患者胸部起伏并于呼气听到及感到有气体逸出。

2. 举臂压胸法

（1）患者应置于空气流通的平地上或木板上，注意保暖和保证呼吸通畅。

（2）应察看患者的一般情况，如胸背部有无严重损伤等，并结合患者年龄、病情及现场条件，以确定选用何种人工呼吸法。

（3）进行操作时，姿势要正确，力量要适当，节律要均匀。给小儿和瘦弱患者进行操作时，用力不可过大、过猛，以免压伤患者。

（4）必须连续进行，不可中断。如时间过长，可医、护轮流进行。同时可按医嘱使用兴奋剂。

（5）当患者出现自动呼吸时，人工呼吸应与自动呼吸节律相一致，不可相反。待患者呼吸恢复正常后，方可停止人工呼吸，并使患者静卧，继续观察呼吸情况，防止呼吸再度停止。

（6）电击和溺水患者，呼吸心跳停止后，仍需持续进行人工呼吸，直至证明患者确已死亡。

3. 加压人工呼吸法

（1）在做气管插管时，应配合施行手法人工呼吸，不可中断。

（2）挤压呼吸囊时，压力不可过大，约捏呼吸囊的 1/3，亦不可时快时慢，以免损伤肺脏，造成呼吸中枢紊乱，影响呼吸功能恢复。

（3）发现患者有自主呼吸时，应按患者的呼吸动作加以辅助，以免影响患者的自动呼吸。

（4）氧气筒内的氧气将要用尽前，应及时更换，以免人工呼吸中断。

（5）当气管内有分泌物时，应立即通过气管导管吸出，口腔与鼻腔内部应注意保持清洁。

二、自动呼吸机的应用

呼吸机治疗是在呼吸系统解剖和生理不正常的情况下进行的，主要用于各种原因引起的急、慢性呼吸衰竭。呼吸机可有效地提高肺泡氧分压，满足机体供氧和排出二氧化碳的需要，起到治疗和预防多种疾病的目的。呼吸机对生理功能的影响有积极和消极的双重作用，合理选择通气方式和正确调整通气参数，可提高治疗效果，减少并发症的发生。呼吸机治疗期间，呼吸、循环功能的监测，对于判断机械通气的治疗效果，进行呼吸机的合理调节和预防并发症的发生具有重要的意义。

【操作方法与步骤】

自动呼吸器可以通过面罩、气管插管、气管切开等方法与患者相连接。气管插管连接囊可以缩小呼吸道无效腔，保证预期气量送入肺泡，但一般只维持 72 小时，时间太长易引起喉头水肿。呼吸频率一般成人 16 次/分，小儿例外，呼吸的比例以 1∶1.5 为宜。潮气量一般在 500～700mL。

【注意事项】

（1）使用自动呼吸器应随时观察器械的效果，随时调节，以期达到生理的气体交换，并保持呼吸道的清洁通畅，应定期测定二氧化碳分压。

（2）注意观察呼吸平稳，呼吸与呼吸器合拍则表明病情好转。如患者烦躁不安，挣扎抗拒呼吸器，则表明病情恶化，此时必须检查呼吸器通气量是否充足。有无分泌物堵塞呼吸道，肺内病变是否加重恶化。同时应注意肺部检查如两侧胸部活动一致、扩张良好，听诊时两侧呼吸音清晰，则表明病情好转。

（3）观察循环情况，如患者血压上升，脉搏减慢，心律不齐减少或消失，则为病情好转。相反，则病情恶化。如面部潮红、脉搏快、呼吸深而慢、血压偏高，则为呼吸性酸中毒表现，二氧化碳潴留，这时可以调节呼吸的比例，使呼气适当延长，潮气量加大，利于二氧化碳排出。如通气过度，则产生呼吸性碱中毒。

（4）观察患者意识，如从昏迷状态逐渐清醒，或表现出对周围事物感兴趣，则表示脑的供氧较前好转。

（5）注意不使人工呼吸中断，抢救呼吸骤停或呼吸衰竭的患者，在没有得到自动呼吸器之前，必须先做口对口人工呼吸或举臂压胸人工呼吸。

（6）注意防止出现并发症，如吸入气体压力过高，会导致肺泡破裂，成为气胸、纵隔气肿，过度换气后，可能发生痉挛、呼吸性碱中毒、低血压，还可能并发肺部感染、肺不张、腹胀、消化道出血等，应注意防止。

第三节　胸腔穿刺术

胸腔穿刺是因胸部外伤、胸部疾病造成胸腔大量积水、积气而致患者呼吸困难、循环衰竭，需及时进行胸腔穿刺，抽出过多的积液和积气，送检胸腔积液涂片、培养、细胞学和系列化学检查，以助诊断和治疗。同时可因放出胸腔积液，使受压肺扩张，达到缓解压迫症状、减轻临床表现的目的。

【适应证】

适用于各种原因所致的胸腔积液，为明确积液的性质，用于诊断性穿刺；胸腔大量积液、积气、压迫症状明显，导致呼吸、循环障碍，通过穿刺抽出积液、积气，缓解压迫症状，减轻患者痛苦；脓胸患者可通过穿刺抽脓、脓腔冲洗、注入药物行局部治疗。严重肺气肿、广泛肺水肿及心、肝、脾大和有出血倾向或全身衰竭的患者应慎重掌握。

【物品准备】

清洗盘 1 套，无菌胸腔穿刺包（内有 12 或 16 号胸腔穿刺针、注射器及针头、小药杯、药碗、玻璃接头、无菌试管 4 根、血管钳、洞巾、纱布等），无菌手套，乙醇灯，1%～2%普鲁卡因溶液及根据病情所需备用的药物，靠背椅或靠背架，天气冷时应另备绒毯。

【操作方法与步骤】

（1）穿刺前向患者解释穿刺的目的及意义，消除紧张恐惧心理，并嘱排尿。

（2）轻症患者仅骑坐于靠背椅上，面朝椅背，双手平置于椅背上，头伏于前臂。重症患者可取半卧位。

（3）穿刺部位如系气胸患者，穿刺点应选在叩诊鼓音处，常取胸前第 2 肋间锁骨中线处。如为胸腔积液，穿刺点常选叩诊音区较低的位置，一般取肩胛角线第 7～9 肋间。

（4）常规消毒，术者戴无菌手套，铺无菌洞巾，用 1%普鲁卡因局麻至胸膜壁层。

（5）用止血钳夹住连接穿刺针头的胶管，或连接三通活栓，以免空气进入胸腔。左手拇指、示指绷紧穿刺部位皮肤，右手持穿刺针，沿穿刺点垂直缓慢刺入，至阻力突然消失即进入胸腔。

（6）助手用血管钳固定穿刺针，接上注射器，放开夹住胶管的血管钳，即可抽液或抽气，或连接三通活塞抽吸，以免空气进入胸腔。抽液后需注药者，可接上吸有药液的注射器，将药液注入，记录抽液量并送检。

（7）抽液后，拔出穿刺针，局部盖以无菌纱布或棉球并用胶布固定。

【注意事项】

（1）术前应明确积液、积气程度，定准穿刺点。

（2）病变靠近纵隔、心脏、大血管或有严重肺气肿、广泛肺大疱者，胸腔穿刺要慎重。

（3）穿刺过程中，应注意观察患者反应，如有头晕、面色苍白、出汗、心悸、胸部压迫感、连续性咳嗽或晕厥等情况，应立即停止操作，并做对症处理。

（4）抽液不宜过多、过快，首次一般不超过 600mL，以后每次不超过 1000mL。诊断性抽液只需 50～100mL 即可。

（5）使用三通活塞时，事先检查其通闭方向，以便正确使用。

（6）抽液完毕，嘱患者卧床休息 2～3 小时，继续观察 4～8 小时，注意有无不良反应。

第四节　胸腔闭式引流

胸腔闭式引流是开胸术和处理胸部损伤过程中常用的基本技术。通过胸腔闭式引流以排除胸腔内的积液、积血、积气和感染分泌物；迅速消除术后残腔，维持胸腔内负压，使肺得以充分膨胀，防止胸腔内感染，同时使两侧胸腔压力平衡，避免发生纵隔移位，引起心肺功能紊乱。

【适应证】

适用于食管、肺及心脏等开胸手术后，急、慢性脓胸，胸部外伤及各种类型的气胸、血胸等。

【物品准备】

1. 消毒盘　碘酒、乙醇、镊子等。

2. 胸腔闭式引流包　内有引流管、套管穿刺针（内径＞0.5cm）、玻璃接头、小药杯、药碗、血管钳、纱布、注射器等。

3. 引流管　长 60～75cm、内径 0.5cm 左右的导管或医用塑料管均可用以排气；内径 1.5cm 左右，可用以排液。引流管端头剪成椭圆形，距头端 1.5cm 处开一两个侧孔。引流管应有一定弹性和硬度。

4. 无菌水封瓶　容积为 2000～3000mL，瓶内装 1/2 量的生理盐水。水平面应作标记，以观察引流量。瓶内装有长、短 2 根玻璃管，胸腔引流管长管下端插入水面下 2～3cm，短管与外界相通。

【定位】

血胸或液气胸取腋后线第 6～7 肋间或根据 X 线及超声波检查确定最低部位。气胸取患侧第 2 肋间、锁骨中线稍外侧。

【操作方法与步骤】

患者取半卧位，常规消毒皮肤，术者戴无菌手套，铺无菌巾，局部麻醉。在引流部位肋骨上缘做一约 2cm 的皮肤切口，用血管钳分开肌层，刺破胸膜，将引流管插入 2～3cm。引流管末端与无菌水封瓶中长玻璃管相连。若仅以排气为目的，可采用套管穿刺针法。在预定部位做皮肤小切口后进针。进入胸腔后，拔去针芯，将引流管通过套管插入胸腔，退出套管针，引流管末端连接无菌水封瓶。观察水封瓶的长管水柱波动情况，调整引流管位置至满意后，以缝线固定引流管于胸壁皮肤上，缝合切口两侧。

拔管特征：胸腔闭式引流后肺膨胀良好，水封瓶内水柱不波动，24 小时引流液少于 50mL，且呈淡黄色；夹闭引流管 24～36 小时，无胸闷、气急；X 线检查胸腔内无积气、积液。

【注意事项】

（1）应注意无菌操作，防止院内感染，注意操作前洗手，更换负压瓶内液体，注意开瓶日期，要以无菌纱布包裹瓶口。

（2）保持水封瓶密封，各处衔接要严密，避免空气进入脑膜腔内。胸壁伤口，即引流管周围，要用油纱布包盖严密，水封瓶的长管下端在水面下3～4cm，并保持直立位。搬动患者时，先夹住引流管。患者翻身时，固定引流管以防滑落。

（3）引流瓶应置于患者胸部水平下60～100cm处，太短会影响患者活动，太长易扭曲且增大无效腔，影响引流。任何情况下，引流瓶都不能高于患者胸部，严防引流液倒流，鼓励患者咳嗽和深呼吸。

（4）注意观察和记录引流液的颜色、性质和量，手术后引流液的颜色逐渐由深变浅，液量由多变少。术后5小时内，要每小时记录1次，以后每8小时记录1次或按需要记录。前8小时引流量多呈血性。如果短时间内有深颜色血性液大量流出，应考虑胸内是否出血，需严密观察血压、脉搏的变化，及时通知医师。

（5）保持引流通畅。术后初期每30～60分钟要向水封瓶方向挤压引流管1次，引流管要避免受压、折叠、扭曲、滑落及被血块、脓块阻塞。患者咳嗽时，观察是否继续排出气液。随时观察长管中的水柱是否波动，正常水柱波动为4～6cm，疑有不通时，用手向水封瓶方向挤压引流管。

（6）通常胸腔引流管安置48小时后，肺可完全复张，8小时内引流液少于50mL，无气体排出，患者无呼吸困难，听诊两肺呼吸音正常，必要时胸透证实后，即可拔管。

（7）拔管后局部用油纱布堵塞，观察患者有无呼吸困难、气胸或皮下气肿。拔管第2日更换敷料，检查引流口是否继续渗液，如有异常及时与医师联系。将引流管与水封瓶装置冲洗干净、消毒液浸泡后高压灭菌备用。

第五节　套管胸腔闭式引流

【适应证】

张力性气胸、闭合性气胸气量较多者。

【操作方法与步骤】

（1）咳嗽较频患者，术前1小时口服可待因0.03～0.06g。

（2）患者侧卧位，患侧向上，上肢高举过头，胸下可垫枕。穿刺置管部位应选气量较多处，一般在锁骨中线第2前肋间、腋前线或腋中线第4或第5肋间。

（3）常规皮肤消毒，铺洞巾，局麻至壁层胸膜。

（4）穿刺部位先做皮肤小切口，用套管针刺入胸壁，缓慢进入胸腔，拔去穿刺针，将导管多孔端通过套管针插入胸腔内，退出套管针，以缝线固定导管于胸壁，其上覆盖无菌纱布。

（5）将导管的尾端与水瓶的长玻璃管上端连接，长玻璃管的下端达水封瓶水面下2～3cm，胸膜腔内气体随呼吸通过玻璃管排出。

【注意事项】

（1）拔管后仍应定期胸部X线复查。

（2）术后静卧，鼓励患者深吸气及呼气。观察引流管是否通畅，注意保持其不要受压、扭曲及脱出。

（3）经排气引流后，瓶中不再出现气泡，胸膜腔压力呈负压时，可夹闭导管，观察24～36小时，胸部X线透视气体消失或积气不多时，可拔除导管。

第六节　气管插管术

【适应证与禁忌证】

1. 适应证

（1）呼吸循环骤停。

（2）呼吸衰竭、呼吸肌麻痹或呼吸抑制。

（3）为保护呼吸道通畅，便于清除气管、支气管内分泌物，如全身麻醉前。

（4）各种原因引起的通气障碍，如昏迷、多发性肋骨骨折、气管内肿瘤等。

2. 禁忌证

（1）主动脉瘤压迫气管者。

（2）咽喉部脓肿。

（3）颈椎骨折脱位者。

（4）下呼吸道分泌物潴留所致呼吸困难，难以从插管内清除者，应做气管切开。

（5）喉头水肿、急性喉炎、喉头黏膜下血肿、插管创伤引起的严重出血等。此类患者在面罩给氧下行气管切开较安全。

【操作方法与步骤】

1. 术前准备　气管导管（带套囊）、导向管芯、喉镜、插管钳、牙垫、吸痰器、呼吸器、氧气、胶布、注射器、雾化器。

2. 操作方法　术者站在患者头顶端，启开口腔。左手持喉镜从右口角伸入，将舌体推向左侧，显露悬雍垂，然后将喉镜沿舌背弯度深入至咽部，挑起会厌，暴露声门，再将气管导管（内放导向管芯）经声门插入气管，拔出管芯，放入牙垫，退出喉镜，用胶布将导管和牙垫一并固定于嘴唇皮肤上，并向气管导管前端的套囊内注入空气 4～5mL，用止血钳夹住，不使其漏气。

【注意事项】

（1）对呼吸困难或呼吸停止者，插管前应先行人工呼吸、吸氧等，以免因插管费时而增加患者缺氧时间。

（2）插管前检查工具是否齐全适用，喉镜灯泡是否明亮，套囊有无漏气等。

（3）根据患者年龄、性别、身体大小选择粗细适当的气管导管进行插管，男性选用 36～40 号，女性选用 32～36 号。

（4）插管动作要轻巧、准确、迅速。

（5）导管插入气管后应检查两肺呼吸音是否对称，防止误入一侧支气管导致对侧肺不张。

（6）插管后随时检查导管是否通畅，有无扭曲。吸痰时尽量注意无菌操作，并且每次吸痰时间不应大于 15 秒。必要时，先予吸氧片刻后再吸引，以免加重缺氧。

（7）插管时间一般不超过 48 小时。

（8）向上提拉喉镜手柄，使着力点在镜片前端，切忌以中切牙为支点，以免造成中切牙脱落损伤。

（9）患者必须恢复了自主呼吸，并且咳嗽反射、吞咽反射恢复，方可拔管。并注意观察患者对拔管的反应，保持呼吸道通畅。重症患者拔管后 1 小时复查动脉血气变化。

第七节　气管切开术

【适应证与禁忌证】

1. 适应证　适应于喉源性呼吸困难及下呼吸道分泌物阻塞所引起呼吸衰竭的急救，如先天性喉阻塞、喉的急性炎症、变态反应性急性喉水肿、喉气管异物、喉外伤、严重颅脑外伤、严重呼吸道烧伤、颌面部大手术麻醉等。

2. 禁忌证　严重出血性疾病或气管切开部位以下占位性病变引起的呼吸道梗阻者。

【操作方法与步骤】

1. 术前准备　应向家属讲明病情及气管切开的必要性，并行普鲁卡因皮肤试验。手术器械包括注射器及针头各 1 套；切皮刀及气管切开刀各 1 把，止血钳 6 把；甲状腺拉钩 1 对；有齿、无齿镊各 1 把；弯、直解剖剪刀各 1 把；合适的气管套管 1 个；持针器、缝针、缝线，气管撑开器 1 把；吸引器、吸引管、氧气；照明设备等。

2. 操作方法

（1）患者仰卧位，垫高肩部，头向后仰。如患者呼吸极度困难，不能平卧，可先采取半卧位，显露气管时再平卧。患者头部必须保持正中位，必要时，由专人固定患者的头部。

（2）消毒颈部皮肤，在颈正中线、甲状软骨下，做局部浸润麻醉。

（3）以左手拇指、中指固定甲状软骨，示指置于环状软骨上方，右手持刀在颈前正中自环状软骨至胸骨上凹上1.0～1.5cm处，做一3～5cm长的切口，分离皮下组织。再沿中线切开颈浅筋膜，分离舌骨下肌群，将甲状腺峡部向上推开，暴露气管。

（4）切开气管的第3、4或第4、5软骨环，撑开气管切口，吸出气管内分泌物及血液。

（5）放入合适的气管套管或带气囊气管套管（用于接人工呼吸机），如气管切口过小可适当延长，也可将已切开的软骨环切除一部分，使其成圆孔。

（6）在切口缝合1～2针，套管口周围覆盖消毒湿纱布。将气管套管系带在颈后结扎，使套管固定。

【注意事项】

（1）危急患者，以紧急切开气道为原则，可不麻醉，先切开气道后止血。或者先做环甲膜穿刺，保证气道通气后再做气管切开。

（2）术后最好有专人护理，初期吞咽流质可发生呛咳，成人吞咽食物后呼吸稍作停顿，以提高吞咽功能。婴儿可给予鼻饲。

（3）注意检查气管套系带的松紧度，太紧容易压迫颈部血管，太松容易使套管脱落。一般系带与颈部皮肤之间能插入一示指较为适宜。定时更换套管口处覆盖的湿纱布。术后，将盐水湿纱布（无菌）双层轻盖套管口上面，经常更换，保持湿润，以便湿润空气、滤过空气并防止异物坠入气管。

（4）必须经常保持套管通畅，气管内分泌物较多时，应及时清除，分泌物过于黏稠，可采用0.5%～2.0%新霉素或庆大霉素4万U及α-糜蛋白酶液套管内滴入，每日3次（或随时滴入）；蒸汽吸入疗法或雾化疗法，每日2～3次。此外，内管需每1～2小时取出清理1次，每日消毒3次。在拔出内管时，应固定好外管，以防一并拔出。鼓励患者咳嗽。应注意无菌操作，防止感染。外管要在手术1周后方可更换。伤口纱布根据污染情况，每日最少更换1次。如患者呼吸困难，应检查内管是否堵塞。用氧时不可将橡皮管直接插入套管内，可用漏斗或面罩。

（5）注意观察有无创口出血、皮下气肿及感染情况。皮下气肿伴有呼吸困难者，应想到并发气胸、纵隔气肿的可能。如发生异常情况，应及时报告医师，予以处理。

（6）气管切开术后，应禁用吗啡、可待因、阿托品等镇咳剂或麻醉剂，防止抑制咳嗽，使气管内分泌物不易咳出。如果咳嗽剧烈影响休息或促使皮下气肿扩展及加重伤口出血时，可考虑给予少量祛痰药或缓和性镇咳药。

（7）拔管前，先试行堵管24～48小时，若发现呼吸困难、烦躁不安、面色发绀，应立即拔出堵塞物，并通知医师。无呼吸困难者可拔管。拔管后仍应注意患者的呼吸，继续观察1～2天。伤口处以蝶形胶布拉紧皮肤，盖以无菌敷料，一般不需缝合。

第八节　环甲膜穿刺术

【适应证与禁忌证】

1. 适应证

（1）注射麻醉药物，为气管内其他操作做准备，如支气管镜检查时做气管内麻醉。

（2）注射治疗药物，如支气管内膜结核的治疗。

（3）湿化痰液。

2. 禁忌证　有明显出血倾向者及不能合作的患者。

【操作方法与步骤】

1. 物品准备　备常规消毒用治疗盘，环甲膜穿刺包［内有细硅胶管（长 15～20cm）、血管钳、5mL 和 10mL 注射器、7～9 号针头（解除喉梗阻时用粗套针）、16～18 号针头（留置导管用）］，纱布，棉球，无菌手套，2%普鲁卡因，1%丁卡因。

2. 操作方法

（1）术前向患者说明施术目的，清除不必要的顾虑，消除其恐惧心理，以争取主动配合。

（2）有剧咳者，遵医嘱术前 1 小时给予镇咳药。

（3）穿刺部位选甲状软骨与环状软骨间的环甲膜处。

（4）患者平卧或取斜坡坐位，头向后仰，消毒颈前部皮肤，协助医师戴无菌手套、铺洞巾，术者以消毒的左手示指触消毒穿刺部位，固定穿刺部位皮肤，右手拇指及示指持注射器针座，针与管中线成垂直方向经环甲膜刺入约 1.5cm，当针锋达到喉腔时有落空感，患者可有咳嗽，注射器有气泡抽出。固定注射器于垂直的位置，注入麻醉药，再根据穿刺目的注入治疗药物或湿化痰液的盐水及药物。如抽取痰液标本应换环甲膜穿刺针，并经针芯插入细塑料导管取痰。

（5）术毕拔出针头，用消毒棉球压迫穿刺点片刻即可。若需留置导管滴药时，可经穿刺针插入细硅胶管 8～10cm，拔出穿刺针，固定留置管。每次滴药毕应消毒局部皮肤，用无菌纱布包裹留置管并固定。

【注意事项】

（1）刺时一定要定准位置，否则易损伤喉部。确定刺入喉腔后，才能注射麻醉药或治疗药物。发生皮下气肿和少量咯血，可予对症处理。

（2）患者如出现声音嘶哑、吞咽困难或局部肿痛等症状，可能为穿刺针误刺气管旁侧所致，应向患者做好解释，劝告其不必紧张，一般可在数小时后症状消失。

（3）经各种方法不能制止剧烈咳嗽者，应放弃此疗法。

第九节　支气管镜检查

支气管镜检查是呼吸内科重要的诊断和治疗技术。现在电视纤维支气管镜已逐渐取代传统的纤维支气管镜，电视纤维支气管镜能获得优秀的支气管内图像，并可用作教学活动，电视纤维支气管镜图像能以多种数字化形式储存。现就常规对支气管镜临床应用的适应证、禁忌证和有关操作问题作扼要叙述。

【适应证与禁忌证】

1. 适应证

（1）不明原因的咯血，尤其是 40 岁以上者，持续 1 周以上的咯血或痰中带血。支气管镜检查有助于明确出血部位和出血原因。在大咯血时一般不宜进行检查，痰中带血时检查易获阳性结果。

（2）不明原因的慢性咳嗽，支气管镜对于诊断支气管结核、气道良性和恶性肿瘤、异物吸入等具有重要价值，使支气管扩张等慢性炎性疾病的诊断受到限制。

（3）不明原因的局限性哮鸣音，支气管镜有助于查明气道狭窄的部位及性质。

（4）怀疑有基础疾病（如肿瘤致气道阻塞）的肺炎患者或肺炎与其他疾病（如肺结核）进行鉴别诊断。

（5）对于经其他检查不能明确原因的胸腔积液应考虑行支气管镜检查，有时可发现气道内的新生物。

（6）X 线检查发现纵隔及肺部有阴影，但性质不明，需确定部位或进行活检等。

（7）痰内找到抗酸杆菌及瘤细胞，而 X 线检查不能定位者。

（8）需分别收集各段、叶支气管分泌物或活检标本，做细胞学、细菌学、病理、生化、免疫检查者。

（9）经支气管进行肺穿刺者。

（10）支气管、肺部治疗效果的随诊观察。

（11）咯血、支气管异物、支气管淹溺、支气管内分泌物堵塞等局部治疗，激光或高频电刀治疗肿瘤或肉芽肿。

2. 禁忌证

（1）严重心肺功能衰竭。

（2）全身情况极度衰弱。

（3）恶性病变颈椎转移。

（4）有凝血异常的血液系统疾病。

（5）主动脉瘤有破裂危险者。

（6）上呼吸道及肺部有急性炎症；有精神病不能配合者。

（7）大咯血患者、喉及气管狭窄时应慎重。

【操作方法与步骤】

1. 术前准备 向患者说明检查用意，做好患者思想工作，解除顾虑，取得合作。详细了解病情，如病史、体检、胸片、心电图、血气分析及肺功能等，有目的地进行检查。检查前禁食 4 小时，检查前 15 分钟肌内注射阿托品 0.5mg、地西泮 10mg，去掉义齿。备齐急救药品及氧气，如纤维支气管镜、吸引器、冷光源、活检钳、细胞刷、注射器、喉头喷雾器、药物（2%利多卡因、阿托品、地西泮、肾上腺素、生理盐水、抢救药品）及抢救物品。

2. 操作方法

（1）麻醉：用 2%利多卡因咽喉部麻醉后，在支气管镜引导下用利多卡因在气管内麻醉，总量一般不超过 15mL。

（2）体位：多选用仰卧位，病情需要者亦可选用半卧位或坐位。

（3）插入途径：一般经鼻或经口插入。

（4）直视观察：应有顺序地全面窥视可见范围的鼻、咽、气管隆嵴和支气管，然后再重点对可疑部位进行观察。必须重视对亚段支气管的检查，以免遗漏小的病变。

（5）活检：在病变部位应用活检钳钳夹组织，应尽量避开血管，夹取有代表性的组织。活检出血时可用下列方法止血：

1）经支气管镜注入冰盐水。

2）经支气管镜注入稀释的肾上腺素（肾上腺素 2mg，加入生理盐水 20mL 内，每次可注入 1～2mL）或稀释的麻黄碱。

3）经支气管镜注入稀释的凝血酶（凝血酶 200μg 加入生理盐水 20mL 内，该制剂绝对不能注射给药）。

4）必要时同时经全身给予止血药物，此外出血量大者尚可进行输血、输液等。

5）支气管镜的负压抽吸系统一定要可靠有效，以保证及时将出血吸出，不使其阻塞气道。

（6）刷检：对可疑部位可刷检送细胞学检查，同时行抗酸染色以寻找抗酸杆菌，尚可用保护性标本刷获取标本做细菌培养。

（7）冲洗、留培养标本：可注生理盐水 20mL 后经负压吸出送细菌培养、结核杆菌培养和真菌培养。

（8）治疗：对感染严重、分泌物黏稠者，可反复冲洗以达到清除脓性分泌物的目的，并可局部注入抗生素，配合全身给药治疗。

【注意事项】

（1）要严格掌握适应证。

（2）低氧血症患者，术前应吸氧 15～30 分钟，术中吸氧，若 PaO_2＜6. 67kPa 要慎重。

（3）按规程操作，不能粗暴，如插入纤维支气管镜过分用力或用力方向不正确。

（4）年龄＞50 岁有心律失常的患者，急诊纤维支气管镜检查时，应进行血气和心电图监测。

（5）术后 2 小时禁食水，尽量少说话，避免声音嘶哑。

第十节 胸膜活组织检查法

【适应证与禁忌证】

1. 适应证 经临床各种检查及胸腔积液实验室检查未能确诊的伴有胸腔积液的胸膜病变或疾病。

2. 禁忌证 出血性体质和（或）出血性疾病，穿刺局部有细菌感染性皮肤病；一般情况差、心肺功能衰竭。

【操作方法与步骤】

1. 术前准备 选择好适应证。患者应检查凝血时间、心电图及是否存在局限性胸膜病变。术前先行 X 线或超声波检查定位，确定胸膜活检的部位。向患者或家属解释手术可能发生的并发症。做好普鲁卡因皮试或用利多卡因麻醉。

2. 操作方法 患者取坐位，于 B 超定位处局麻，进活检针后，抽出针芯，胸腔积液多时应先抽出部分胸腔积液，注意尽量减少胸腔内漏气，再进钩针，在不同方向钩取胸膜组织，将组织放入福尔马林或 95%乙醇溶液中固定送检，并同时送胸腔积液找病理细胞。

【注意事项】

（1）熟悉所用活检针的结构及使用方法，按要求操作。

（2）术中有时可发生胸膜反应，患者面色苍白、出冷汗、心动过速、脉搏微弱时，立即停止操作，给予对症处理。

（3）胸膜活检后，可以发生不同程度胸膜腔内出血。少量出血，不必特殊处理。出血量较大时，患者可出现呼吸困难、心悸、心率加快、脉搏微弱、血压下降等症状，应静脉输液、输血及应用止血药物，或进行外科治疗。

第十一节 肺功能检查术

肺功能检查是客观反映肺功能状态而无创伤的一项检查方法，它可以弥补胸部 X 线检查的不足，是一门医学计量测试技术。肺功能测定则是呼吸系统疾病的一种诊断方法，了解呼吸疾病的发展过程中对其功能有无造成操作及损伤程度，帮助临床医师对呼吸疾病设计完整的治疗方案。

【检查前准备】

1. 选择适应证 为区别通、换气功能障碍，阻塞性、限制性通气功能障碍；为某些疾病的诊断寻找依据及观察治疗效果；为外科手术选择适应证可适当选择肺容量及通、换气功能等肺功能检查。对严重肺功能减退者，高热、剧咳，2 周内有咯血者，均不宜行肺功能测定。

2. 其他 检测肺功能前应测患者身高、体重，并将年龄、性别等记录或输入计算机，以查找预计值。

【操作方法与步骤】

（一）肺容量测定

被检查者取立位，用鼻夹夹鼻，口含与肺量计相通的橡皮接口，以测量各种肺容量的值。肺容量包括潮气量、补吸气量、补呼气量、肺活量、深吸气量、功能残气量、残气量及肺总量。

1. 潮气量（V_T） 平静呼吸时每次吸入或呼出的气量。正常成人为 500mL 左右。

2. 补吸气量（IRV） 平静吸气后，做最大吸气所能吸入的气量。

3. 补呼气量（ERV） 平静呼气后，做最大呼气所能呼出的气量。

4. 肺活量（VC） 深吸气后，做最大呼气所能排出的气量，由肺量计测定。成人正常值：男性3.57L，女性2.46L。

5. 深吸气量（IC） 平静呼气后，做最大吸气所能吸入的气量，等于潮气量加补吸气量。

6. 功能残气量（FRC） 平静呼气后，肺内残存的气量，等于补呼气量加残气量。

7. 残气量（RV） 深呼气后，残留在肺内的气量。青壮年＞30%，老年人＞40%为增加。

8. 肺总量（TLC） 深吸气后，肺内所有的气量，即肺活量加残气量。

在肺总量中，肺活量与残气量较为重要。引起肺活量降低的疾病见于：①肺胸病变，如弥散性肺间质纤维化、大范围肺炎、肺不张、肿瘤、肺切除术后或胸腔积液、积气、腹腔病变（腹水、肿瘤）引起的肺受压；②骨骼肌肉疾病，如胸廓畸形（脊柱后侧弯），胸廓成形术后，广泛胸膜增厚，或神经、肌肉等疾病；③气道阻塞，如慢性阻塞性肺疾病（COPD）。前两类病变造成的限制性通气障碍是肺活量降低的主要原因，而阻塞性病变多在病情较重阶段始有肺活量降低。

残气容积增大常见于老年性肺气肿、阻塞性肺气肿、代偿性肺气肿、支气管哮喘和胸廓畸形等。残气容积降低常见于肺弹性回缩力增高（即肺顺应性降低）的疾病，如急性呼吸窘迫综合征（ARDS）、心源性肺水肿、肺间质纤维化、间质性肺炎等。

（二）通气功能测定

1. 每分钟静息通气量（MV） MV=潮气量×呼吸频率。正常人4～6L/min。

2. 最大通气量（MVV） 为1分钟内极大呼吸速度和幅度呼吸的最大气量。成人正常值：男性（104±2.3）L，女性（82.5±2.17）L。一般以正常预计值的±20%作为正常范围。

3. 肺泡通气量（VA） 为肺泡部位进行气体交换的量，即潮气量－无效通气量=每次呼吸的肺泡通气量×呼吸频率。

4. 时间肺活量（FEV_1） 受检者深吸气后，用最快速度最大力气一口气把气体呼完，所呼出的气量为时间肺活量。现在多用第一秒用力呼气量占用肺活量的百分数表示。如可测出第一秒呼出气量占时间肺活量之值，为第一秒时间肺活量（FEV_1），正常值为≥83%，且3秒内基本呼完。

5. 最大呼气中期流速（MMFR） 即把时间肺活量分为4等份，去头1/4，去尾1/4，只测定中间两个部分的流速称为最大呼气中期流速。

（三）换气功能检查

1. 弥散功能测定 O_2和CO_2通过呼吸膜进行气体交换的过程称为弥散。常用吸入含有0.1%CO的空气来测定肺的弥散功能，正常值一氧化碳弥散量（DL_{CO}）为26.47～32.92mL/（mmHg·min）。

2. 血气分析 血气即血液气体，主要指血液中氧和二氧化碳。由于氮在血液中的含量较恒定，一氧化碳和氩等含量极微，且与人体生理功能的关系不大，故血气分析是指用血气分析仪测定血液中含量较多并与生理功能密切相关的氧和二氧化碳分压，用以反映肺的呼吸功能。此外，血气分析仪还能测定血液的pH和血红蛋白氧饱和度，以及通过仪器内的计算机系统计算出有关血液酸碱平衡的其他指标。

方法：用玻璃注射器（2mL），并用肝素稀释液（1∶40浓度）冲洗空针，将肝素液推出，针头应保留一滴肝素液，针内不含空气，由股动脉或桡动脉抽取1mL血，注意推出空针内的气体，用橡皮塞封闭针头，半小时之内进行血气分析。

正常值（动脉血）：

血液pH：7.34～7.45。

血氧分压（PaO_2）：10.7～13.3kPa（80～100mmHg）。

二氧化碳分压（$PaCO_2$）：4.7～6.0kPa（35～45mmHg）。

血氧饱和度（SaO_2）：93%～98%。

标准碳酸氢盐（SB）：22～27mmol/L，平均24mmol/L。

缓冲碱（BB）：45～55mmol/L。

碱剩余（BE）：−3～+3mmol/L。

（四）小气道功能检查

小气道系指内径在 2mm 以下的细支气管，小气道的纤毛上皮细胞少，没有分泌腺，气流速度慢及内腔狭细易于闭塞是其生理特征。因此，细菌、病毒及烟尘等小颗粒易于沉积在小气道，引起炎症。但早期小气道病变临床上常常无明显症状及体征，常规肺功能检查也不易发现。近十余年来，一些新的小气道功能测定，可以较早地发现小气道病变。

1. 闭合气量　系指平静呼气至接近残气位时，肺下垂部小气道开始闭合时的肺容量。在许多肺疾病的早期，小气道的病变使呼气时小气道提前关闭，闭合气量明显增高。

有人认为慢性阻塞性肺疾病患者，在疾病缓解期如若第一秒末用力呼气量（FEV_1）降低，应视为不可逆性病变；如若 FEV_1 正常而仅闭合气量增高，则其小气道阻塞有可能恢复，可视为可逆性病变。

2. 最大呼气流速　容量曲线在做用力肺活量时，令患者吸气至肺总量后，用最快最大力量呼气至残气位，呼气流速随肺容量不同而改变，以此绘图，即最大呼气流速-容量曲线。

其特点是在不同肺容量下，压力-流速的关系存在差别。在 75%以上肺容量时，胸膜腔内压增加，呼气流速也相应增加，即流速和用力有关，受呼气肌和意志的影响。在 75%以下肺活量时，每一肺容量均有一个最大的流速点，达到此点后，即使胸膜腔内压继续增加，呼气流速仍保持不变，即与用力无关。随着肺容量的减少，呼气流速也逐渐减低。在阻塞性肺疾病时，最大流速和各阶段流速减低，肺活量减少。限制性肺疾病则表现为肺活量小，流速高，但因肺活量少、流速下降快，表现为曲线高耸，倾斜度大。

【注意事项】

（1）分析肺功能数据必须结合临床资料进行全面考虑，做出正常判断。

（2）严格质量控制，测定结果才能可靠、准确。在质量控制方面，技术员的严格训练和责任心起着主导作用。

（3）检查前应向患者做解释，消除紧张情绪，取得合作。

（4）检查前 4～6 小时，停止抽烟及停止使用支气管扩张药。

（5）肺功能是一个运动量较大的检查，为防止由饥饿引起用力不足导致检查误差，应在患者饱餐后检测。

（6）嘱患者在肺功能检查中尽量配合医生，按照示教操作要求进行测试。

（7）特别危重及气胸患者应暂停测试，防止病情加剧或出现并发症。

（8）个别患者在测试中可能出现头昏、晕厥等反应，应陪同并密切观察，暂停测试护送回病房安静休息，及时做相应处理。

第十二节　吸入给药法

吸入给药法是指将挥发性药物或气体经口、鼻吸入，由呼吸系统吸收，从而达到局部或全身治疗目的的方法。常用的是雾化吸入法。

【目的】

1. 湿化气道　常用于呼吸道湿化不足、痰液黏稠、气道不畅者，也作为气管切开术后常规治疗手段。

2. 控制呼吸道感染　消除炎症，减轻呼吸道黏膜水肿，稀释痰液，帮助祛痰。常用于咽喉炎、支气管扩张、肺炎、肺脓肿、肺结核患者。

3. 改善通气功能　解除支气管痉挛，保持呼吸道通畅。常用于支气管哮喘等患者。

4. 预防呼吸道感染　常用于胸部手术前后的患者。

【常用药物】

（1）控制呼吸道感染，消除炎症常用庆大霉素、卡那霉素等抗生素。

（2）解除支气管痉挛常用氨苯碱、沙丁胺醇等。

（3）稀释痰液，帮助祛痰常用 α-糜蛋白酶等。

（4）减轻呼吸道黏膜水肿常用地塞米松等。

【操作方法与步骤】

雾化吸入法是利用氧气或压缩空气的压力，使药液形成雾状吸入呼吸道达到治疗目的。常用于支气管炎、支气管扩张、肺炎、肺脓肿、肺结核等患者。

1. 操作前评估

（1）患者病情及治疗情况。

（2）患者呼吸道通畅情况，如有无支气管痉挛、呼吸道黏膜水肿、痰液等。

（3）患者面部及口腔黏膜状况，如有无感染、溃疡等。

（4）患者意识状态、自理能力、心理状态及合作程度。

2. 用物准备

（1）超声雾化吸入器一套，构造：①超声波发生器，通电后可输出高频电能，其面板上有电源和雾量调节开关、指示灯及定时器；②水槽与晶体换能器，水槽盛冷蒸馏水，其底部有一晶体换能器，接受发生器输出的高频电能，将其转化为超声波声能；③雾化罐与透声膜，雾化罐盛药液，其底部是一半透明的透声膜，声能可透过此膜与罐内药液作用，产生雾滴喷出；④螺纹管和口含嘴（或面罩）。

作用原理：超声波发生器通电后输出的高频电能通过水槽底部晶体换能器转换为超声波声能，声能震动并透过雾化罐底部的透声膜作用于罐内的药液，使药液表面张力破坏而成为细微雾滴，通过导管随患者的深吸气进入呼吸道。

（2）水温计、弯盘、药液、冷蒸馏水。

3. 操作方法

（1）将用物携至床旁，喷雾前先清洁口腔。

（2）将药液用生理盐水稀释为 5mL，注入吸入器内，吸入器甲口接氧气，打开氧气开关，调节流量至 6～8L/min，用一手指压紧吸入器乙口，以检查其喷雾效果。

（3）让患者手持雾化器，口含吸气管做深呼吸，每当吸气时，用手指压紧乙口，呼气时开放。如患者疲劳，可关闭氧气，让患者休息片刻再行吸入，直到药液喷完为止，一般 10～15 分钟即可将药液雾化完毕。

（4）吸入结束后，关闭氧气，将雾化吸入器洗净，浸泡于消毒液中，30 分钟后取出，温开水冲净，擦干备用。

4. 注意事项

（1）观察有无药物不良反应。

（2）雾化时氧气筒上的湿化瓶要拿掉。

（3）患者在吸入的同时应做深呼吸。

（4）操作时严禁接触烟火和易燃品。

（5）雾化吸入的时间不能太久，一般每次 10～15 分钟，每 6～8 小时一次，以免引起肺部积水。

（6）水槽内的水温不要超过 50℃，应及时更换冷水及添加水量。

（7）经常检查雾化器的性能是否完好，注意保护水槽底部的电晶片及雾化罐底部的透声膜。

第十三节　支气管内药物滴入法

【适应证与禁忌证】

1. 适应证

（1）肺结核引起早期薄壁空洞，其周围无明显浸润或支气管内膜结核。

（2）吸入性肺脓肿或支气管扩张症，多呈脓痰者。

（3）无痰患者为采取痰标本而进行支气管冲洗留取痰标本。

2. 禁忌证　急性呼吸道炎症、近期有咯血史者。

【操作方法与步骤】

1. 术前准备

（1）术前 1 天，做普鲁卡因皮肤过敏试验和 0.25%～1.00%丁卡因 4mL 漱口，3 分钟吐出，观察有无过敏反应。

（2）术前应空腹，以免插管造成呕吐。

（3）术前 1 小时口服苯巴比妥 0.06～0.09g（或地西泮 2.5～5.0mg）、可待因 0. 03g。若多次接受此种手术，精神已趋稳定，可减量或完全不用。

2. 器械药品准备　10～16 号橡皮导管、咽喉喷雾器、0.25%～1.00%丁卡因、10mL 消毒注射器、液体石蜡、压舌板、电筒、纱布、胶布等。

3. 操作方法

（1）用蘸消毒生理盐水的棉棒洗涤患者鼻咽部，再用 0.25%～1.00%丁卡因喷咽部 1～2 次麻醉。

（2）导管前端涂一薄层液体石蜡，沿鼻腔轻轻推入，用压舌板观察导管前端是否在正中，是否已达会厌之上，然后进行插管。插管时患者吸气要深长而均匀，以使声门张开。

导管是否已插入气管，下列几项标志可作参考：①导管插入气管后，立即引起剧烈咳嗽；②患者不能发音或声音嘶哑；③让患者轻咳，如导管放在气管内，则因咳嗽时气管内压力增高，导管的另一端有气体冲出；④如上述方法不能确定时，可做喉部侧位透视。下管成功后，按病灶部位，取一定卧位进行滴入（表 12-1）。如治疗结核可用链霉素 0.25～0.50g，1%～2%异烟肼等；治疗肺脓肿选用青霉素 20 万～40 万 U。用生理盐水 10mL 将以上药物稀释，每日 1 次，滴药后应保持滴药体位 1～2 小时，使药液发挥作用。

表 12-1　滴药体位表

肺叶	肺段	体位
左上叶（臀高 15°～18°）	尖后段	左倾 40°～45°
	前段	左半俯卧位 45°
左舌叶（背高 30°）	上下舌段	左半俯卧位 45°
左下叶（背高 0°～5°）	尖段	左倾 10°～20°
左下叶（背高 30°～45°）	前基底段	左半俯卧位 45°
	外基底段	左侧卧位 90°
	后基底段	左倾 45°
右上叶（臀高 15°～18°）	尖段	左倾 30°
	后段	右倾 20°～25°
	前段	右半俯卧位 45°
右中叶（背高 30°）	外侧内侧段	右半俯卧位 45°
右下叶（背高 0°～5°）	尖段	右倾 10°～20°
右下叶（背高 30°～45°）	内基底段	右半俯卧位 45°
	前基底段	右半俯卧位 45°
	外基底段	右侧卧位 90°
	后基底段	右倾 45°

【注意事项】

（1）滴入时应避免咳嗽，否则滴入的药液很快经气管排出而吞咽入胃，达不到治疗目的。为了避免咳嗽可在治疗前给予镇静剂；导管放入后，用 0.25%～1.00%丁卡因 4～6mL 做气管内麻醉；如导管刚插入，剧咳不停应注意导管是否插得过深刺激气管隆嵴；如滴药时剧咳，应注意是否滴入速度过快。

（2）采取适当的卧位，否则药液不能进入病灶处。

（3）滴入应十分缓慢，随呼吸轻轻滴入。过速，易引起咳嗽。

（4）滴入药液后，采取一定体位卧床，应保持 2 小时以上。

（5）疗程的长短，按病情不同而异，必要时连续 3 个月。

第十四节 改善呼吸功能的急救技术

呼吸是人的基本需要。无论是急性突发性呼吸困难，还是慢性持续性呼吸困难，都会导致机体缺氧而危及生命和健康。因此，护士应熟练掌握改善呼吸功能的护理技术，如吸痰、给氧、吸入疗法等，以解除患者的痛苦，满足患者的需要。

一、吸 痰 法

吸痰法（aspiration）适用于危重、老年、昏迷及麻醉后患者因咳嗽无力、咳嗽反射迟钝或会厌功能不全，不能自行清除呼吸道分泌物或误吸呕吐物而出现呼吸困难时。在患者窒息的紧急情况下，如溺水、吸入羊水等，更应立即采用吸痰法。

【适应证】

（1）神志不清而呼吸道分泌物多者。

（2）主动排痰困难者。

【操作方法与步骤】

1. 物品准备 电动吸引器及电插板。治疗盘内放：有盖无菌罐 1 个（内放 12～14 号消毒吸痰管，气管插管患者用 6 号吸痰管），无菌生理盐水 1 瓶，治疗碗 1 个，弯盘 1 个，镊子 1 把（浸置消毒液中），纱布，必要时备压舌板、开口器、舌钳、盛有消毒液的试管 1 个。

2. 操作方法

（1）电动吸引器吸痰法

1）吸引前检查吸引器的橡皮管是否接错或漏气。先接电插板再接通电源，打开开关，检查吸引器性能是否良好。连接吸痰管，用温开水或生理盐水检查吸痰管是否通畅。

2）将患者头侧向操作者，并略向后仰。用无菌镊夹持吸痰管，插入口腔颊部、咽喉部及气管内，将口腔、咽喉部及气管内的分泌物吸尽。如口腔吸痰有困难，可由鼻腔插入（颅底骨折者禁用）。如痰或分泌物的部位较深时，可将吸痰管直接插入气管将痰吸出。插入吸痰管前先打开吸引器开关，控制负压，将吸痰管插入到一定深度时，再放松控制，将吸痰管自下慢慢上提，并左右旋转，以吸净痰液。每次抽吸不超过 10～15 秒，并随时将导管头端插入生理盐水中吸水冲洗，以保持导管的通畅。

3）吸痰完毕，冲洗吸痰管并将吸痰管放入治疗碗内，待浸泡煮沸或高压消毒后备用。关上吸引器开关。用盐水棉签清洁口腔或鼻腔，同时检查黏膜有无损伤，用纱布擦净患者面颊部分泌物。将储液瓶、皮管消毒冲洗干净备用。

目前，墙壁管道化吸引装置已广泛应用于大中型医院。其方法是将电动吸引器固定在机房，然后连接多项吸引管道，通过墙壁管道装在患者床头，经导管连接储液瓶。使用时，拧开开关，先调节负压控制钮，连接吸痰管，吸痰方法及注意事项同电动吸引器吸痰。

（2）注射器吸痰术：用 50～100mL 注射器，连接吸痰管，当吸痰管插入至有痰液处，用力拉筒栓将痰液吸入注射器内。

（3）口吸术：当患者生命受到严重威胁，又无吸痰设备，可进行口对口吸痰。

（4）中心吸引装置吸痰法：该装置利用管道通路到达各病室单位，应用时装上吸痰管，开动小开关即可抽吸。用物及操作方法同电动吸引器吸痰法。

【注意事项】

（1）使用前须检查吸引器效能是否良好，电源的电压和吸引器的电压是否相等，各管连接是否正确，吸气管和排气管不能弄错。

（2）严格执行无菌操作。储液瓶内储液不宜过满。应及时倾倒，以免液体吸入马达内损坏机器。

（3）电动吸引器连续使用时间不宜过长，每次不可超过 2 小时。用后要清洁、消毒其管道和储液瓶。

（4）治疗盘内的吸痰用物应每日更换一次，气管切开所用治疗盘应保持无菌。

（5）小儿吸痰时，吸痰管宜细，吸力要小些。

（6）患者痰液潴留于喉或气管内，可于患者吸气时，迅速将吸痰管送入气管内进行吸痰。或用拇指指尖点压胸骨上窝天突穴处，诱发患者咳嗽，使痰液排到咽部，再用吸痰管吸痰。

二、氧气吸入疗法

氧气吸入疗法（oxygen therapy）是一项改善呼吸功能的护理措施，更是一项重要的急救措施。通过给氧，可提高血氧含量及动脉血氧饱和度，纠正各种原因造成的缺氧状态，促进代谢，维持机体生命活力。

【缺氧原因】

缺氧也可以说是氧的供应与消耗间的不平衡，组织细胞处于缺氧状态，一般由以下因素造成。

1. 动脉血氧合不全　原因有肺泡通气量下降、肺泡与肺毛细血管间氧的弥散不良、肺泡通气与血流灌注比例失常。

2. 血液带氧能力下降　原因有贫血或红细胞变性、心输出量下降或有右向左分流。

3. 组织细胞处氧释放障碍　包括微循环障碍、氧解离曲线左移、2,3-二磷酸甘油酸（2,3-DPG）降低等。

4. 组织细胞氧耗增加或组织细胞中毒不能摄取和利用氧。

【缺氧的病理生理】

1. 中枢神经系统的变化　中枢神经系统对缺氧最敏感。缺氧一开始，中枢神经系统活动立即增强，患者情绪兴奋，有欣快感，烦躁不安。它的耐受性很低，当缺氧加重或持续过久时，即特别容易受到损害，迅速出现精神活动障碍，表现为头痛、疲乏无力、判断力下降、思维能力减退等。严重缺氧时，引起抽搐、昏迷以至死亡。最易受损的是大脑皮质，其次是皮质下、脑干、呼吸和心血管中枢。正常的脑功能取决于足够的能量供应，葡萄糖是脑唯一的能量来源。脑所需能量的主要来源是糖的有氧氧化，所以用糖、用氧量都很大。脑重量只占体重的 2%，但耗氧量却占全身耗氧量的 20%。同时脑内葡萄糖和氧的储备少，必须通过血液循环不断补充才能满足脑的能量代谢。

脑的能量不足时，脑的功能活动立即受到影响，神经细胞膜上的钠泵因 ATP 不足而运转失灵，细胞内保钾排钠的功能障碍，使细胞内钠积聚，渗透压升高，将水吸引入细胞内，引起脑细胞水肿（细胞内水肿）。血管周围的星形胶质细胞和血管内皮细胞肿胀使脑的微循环受阻，加上缺氧和酸性产物堆积使脑血管通透性增高而引起脑组织间隙水肿（细胞外水肿）。脑水肿使颅内压升高，压迫血管；加上血管内皮细胞肿胀，都可影响血液循环，加重脑缺氧。颅内压过高时可形成脑疝，使脑干受压发生呼吸肌麻痹而死亡。

2. 呼吸系统的变化　缺氧时呼吸运动增强，呼吸加深加快，深而快的呼吸可以增加每分钟通气量和气体交换面积，使机体在单位时间内能够摄取更多氧以提高动脉血氧分压。同时由于呼吸深快，胸腔的运动增强，胸腔负压增大，静脉回血量增多，单位时间内流经肺的血量也多，可以加快氧的运输。

呼吸加深加快是由于：①动脉血氧分压降低刺激了颈动脉体化学感受器，反射地引起呼吸中枢兴奋。急性缺氧时，这一反射需在动脉氧分压降到 8kPa 以下才明显发挥作用，因此，缺氧性和呼吸性缺氧时呼吸深快比较明显。血液性缺氧时，因动脉血氧分压正常，所以呼吸增强不显著；②缺氧后酸性产物增多，血液氢离子浓度升高直接刺激中枢和外周（颈动脉体）化学感受器，反射性地引起呼吸中枢兴奋；③若缺氧还伴有血内 CO_2 增高，也能引起延髓表面的中枢化学感受器兴奋，使呼吸加深加快。严重缺氧或抑制呼吸中枢时，患者呼吸运动减弱，出现周期性呼吸甚至呼吸停止。

3. 循环系统的变化 缺氧时交感-肾上腺髓质系统兴奋，去甲肾上腺素和肾上腺素作用于心肌细胞膜的β-肾上腺素能受体，引起心肌细胞兴奋，使心率加快，心肌收缩力加强。加上呼吸运动增强和交感兴奋产生的静脉系统收缩所引起的回心血量增多，使每分心输出量增加。不过，心肌收缩力加强往往只发生在缺氧初期，以后因缺氧和酸中毒对心肌的直接作用，心肌收缩力减弱。所以缺氧时心输出量增多主要是心率加快的结果，每搏输出量到后来往往减少。急性缺氧时，动脉血氧分压降低刺激颈动脉体和主动脉体化学感受器，反射性地使交感神经兴奋，肾上腺髓质分泌增强，血液重新分配。即皮肤和腹腔内脏的小血管收缩，放出储血以增加循环血量，同时这些器官的血流量减少；而脑血管和冠状血管则舒张，血流量增多，缺氧使冠状动脉舒张的机制目前尚未完全阐明，较受重视的是腺苷学说。此学说认为，心肌缺氧时细胞内的ATP分解为ADP与AMP，AMP经5′-核苷酸酶作用脱去磷酸而形成腺苷。腺苷能透过心肌细胞膜，进入组织液而使心肌细胞周围的冠状动脉小支舒张，因此，急性缺氧时冠脉血流量增加，心肌细胞摄取的氧量增加。动脉血氧分压降到50mmHg时，脑血管扩张，脑血流量增多，可能与乳酸、腺苷等代谢产物的作用有关。缺氧合并 CO_2 增多时，冠状动脉血流量和脑血流量的增加更为显著。脑动脉血 CO_2 分压降低可使脑血管收缩而降低脑血流量。

慢性缺氧时，血液氧分压降低使毛细血管开放的数目增多、管腔扩张，从而使毛细血管的血液循环量增加，组织供氧量增多。

当吸入气中氧分压降低或有肺疾病者，肺泡气氧分压降低，可引起肺小动脉收缩。这本来具有代偿意义。因为一个肺叶或肺段的血管收缩可减少缺氧肺泡的血流量，使通气良好的其他肺泡的血流量增多而加强气体交换，但若肺血管广泛收缩，不仅失去代偿意义，反而使肺动脉压升高，增加右心负荷。慢性缺氧性或呼吸性缺氧引起肺小动脉持久收缩，使血管平滑肌肥大，管壁增厚，肺动脉压持久升高，发展为右心肥大甚至衰竭，称为肺源性心脏病。

4. 血液系统的变化

（1）红细胞增多：急性缺氧时可见血液中红细胞数增多，可能由于血液内水分渗出，血液浓缩所致。

慢性缺氧时，血液中红细胞数常明显增多，甚至发生红细胞增多症。当到达高原地区，动脉血氧分压降到8kPa时，开始出现红细胞增多，这是由于动脉血氧分压降低刺激肾脏产生红细胞生成酶增多，它作用于血浆中的促红细胞生成素原，使其转变为促红细胞生成素。促红细胞生成素促使骨髓内原始血细胞加速分化为原始红细胞，并且对骨髓中红细胞成熟过程和血红蛋白的合成也有促进作用。

红细胞增多能提高血氧容量和血氧含量，提高血液的带氧能力。但红细胞过多可增加血液黏度，血细胞比容超过60%以上将使血流变慢而加重缺氧。

（2）红细胞内2,3-DPG含量增多：2,3-DPG是由糖酵解的中间产物——1,3-二磷酸甘油酸通过2,3-二磷酸甘油酸变位酶（2,3-DPGM）转化而产生的。2,3-DPG也可经2,3-二磷酸甘油酸磷酸酶（2,3-DPGP）的作用而分解。2,3-DPG易与红细胞中的还原血红蛋白可逆地结合，并与氧有竞争作用。因此，当2,3-DPG增加时，血红蛋白与它结合增多而对氧的亲和力降低，氧解离曲线右移，有利于氧的释放供组织利用。

（3）血量的变化：有人观察到，人从平原地区到达海拔3000多米处停留10天后，血浆量减少15%，全血量减少9%。若到海拔更高处停留更久，血浆量和全血量减少更多。原因尚未明了，可能是急性缺氧引起交感神经兴奋，使静脉系统收缩之故。静脉收缩引起毛细血管内压升高而促使液体渗至组织间隙，致使血浆量减少，这可能是一种适应性反应以减轻脑脊液压和脑水肿，从而减轻高山反应。慢性缺氧时，由于红细胞增多而使血量增加。

（4）发绀：在有些类型的缺氧伴有血氧饱和度下降时，红细胞内还原血红蛋白增多，血液呈暗红色。当毛细血管血液中还原血红蛋白量达到 50g/L 以上，皮肤、黏膜呈青紫色，称为发绀。

临床上出现发绀一般表示有缺氧。但发绀的出现还受血红蛋白总量、皮肤黏膜血液循环状况等因素的影响。如严重贫血的患者，血红蛋白总量极度减少，此时若患肺炎，即使血中还原血红蛋白所占的比例大大增加，也仍达不到 50g/L，也不出现发绀。相反，红细胞增多症的患者由于血红蛋白总量增加，虽无缺氧，毛细血管内还原血红蛋白含量也可超过 50g/L 而呈现发绀。血内还原血红蛋白量增多的患者，若皮肤、黏膜血管收缩，毛细血管血流减少，虽有缺氧，发绀也可不明显。

5. 消化系统的变化 初到高原的人，常有恶心、呕吐、食欲缺乏等消化系统症状，多因缺氧对中枢神经系统的影响所引起。

6. 对细胞代谢的影响 严重缺氧抑制细胞能量代谢的中间过程。机体的能量是由营养物质在体内氧化分解释放出来补充的，如果能量得不到补充，则机体的生命活动终将停止。营养物质在机体内氧化分解的过程称生物氧化（或称组织呼吸）。生物氧化是在组织细胞内进行的，而细胞内的线粒体是生物氧化的中心部位，也是生成 ATP 的重要场所。葡萄糖在有氧条件下经过一系列生物氧化过程，最终分解为二氧化碳和水，在此过程中，有大量能量释放出来，并生成大量 ATP，其中约 63%来自三羧酸循环。在无氧条件下，糖代谢（糖酵解）与有氧代谢的差异是在丙酮酸以后。糖酵解过程中的丙酮酸接受 2H 成为乳酸，而有氧氧化是丙酮酸在丙酮酸脱氢酶系的催化下，氧化脱羧生成乙酰辅酶 A，后者再经三羟酸循环氧化成二氧化碳和水。当机体存在严重缺氧，其能量供应主要靠无氧代谢维持时，就可产生大量乳酸，出现代谢性酸中毒。

7. 其他 长期缺氧可造成肝、肾损害，也可使骨骼肌张力发生改变，早期肌张力增加，随后肌肉松弛。

【缺氧症状及评估】

氧是维持生命的必要物质，但人体氧的储量极少，有赖于外界环境氧的供给和通过呼吸、血液循环，不断完成氧的摄取和运输，以保证细胞生物氧化的需要。如果人体在氧的摄取、携带、运输及组织利用中的任何环节上发生障碍，就会出现缺氧。缺氧的主要临床症状：发绀、呼吸困难、脉搏增快、神志改变等。评估缺氧症状，并结合血气分析的结果，可判断缺氧的程度。

1. 轻度缺氧 无明显的呼吸困难，仅有轻度发绀，神志清楚。血气分析为动脉血氧分压 50～70mmHg，二氧化碳分压大于 50mmHg。

2. 中度缺氧 发绀明显，呼吸困难，神志正常或烦躁不安。动脉血氧分压为 35～50mmHg，二氧化碳分压大于 70mmHg。

3. 重度缺氧 显著发绀，极度呼吸困难，明显三凹征（即胸骨上、锁骨上和肋间隙凹陷），失去正常活动能力，呈昏迷或半昏迷状态。动脉血氧分压在 35mmHg 以下，二氧化碳分压大于 90mmHg。

【氧治疗】

任何原因所致的缺氧，均应尽快纠正低氧血症，而纠正低氧血症的有效措施之一就是氧治疗。

1. 适应证 从理论上而言，凡存在动脉低氧血症，便有氧疗的指征，但实际上，PaO_2 降低到什么水平临床上即需氧治疗，尚难做硬性规定。以下情况应给予氧治疗：

（1）呼吸系统：肺源性心脏病、哮喘、重症肺炎、肺水肿、气胸等。

（2）心血管系统：心源性休克、心力衰竭、心肌梗死、严重心律失常等。

（3）中枢神经系统：颅脑外伤、各种原因引起的昏迷等。

（4）其他：严重的贫血、出血性休克、一氧化碳中毒、麻醉药物及氰化物中毒、大手术后、产程过长等。

2. 氧气疗法的分类

（1）根据吸入氧流量分类

1）低流量给氧：≤4L/min。

2）高流量给氧：>4L/min。

（2）根据吸入氧浓度分类

1）低浓度给氧：<30%。

2）中浓度给氧：30%～50%。

3）高浓度给氧：>50%。

（3）根据给氧时的压力情况分类

1）常压氧疗：是在一个大气压下的氧疗。

2）高压氧疗：是在超过一个大气压的高压情况下给氧。通常将患者送到高压氧舱内，在 1.2～3.0 个大气压下吸氧，使血中溶解的氧增加。

3. 给氧前的准备 氧治疗时所需要的氧气可来源于：①氧气筒供氧；②中心供氧站供氧；③氧气枕供氧。下面主要介绍氧气筒供氧前的准备。

（1）氧气筒及氧气表的装置

1）氧气筒：为柱形无缝钢筒，筒内可耐高压达 15.1MPa（150 个大气压），即 150kg/cm^2，容纳氧约 6000L。在筒的顶部，有一个总开关，可控制氧气的放出。使用时，将总开关向逆时针方向旋转 1/4 周，即可放出足够的氧气，不用时可顺时针方向将总开关旋紧。在氧气筒颈部的侧面，有一气门可和氧气表相连，是氧气自筒中输出的途径。

2）氧气表：由以下几部分组成。①压力表：可测知氧气筒内的压力，压力越大，说明筒内所储气量越多；②减压器：位于氧气表内部，是一种弹簧自动减压装置，可使来自筒内的氧气由高压（200kg/cm^2）降至低压（2～3kg/cm^2），以保证氧气流出平稳、安全，便于患者使用；③流量表：可用于显示每分氧气的流出量，流量表下有一开关，可旋转调节氧流量的大小；④安全阀：当氧气流量过大、压力过高时，安全阀内部活塞即自行上推，使过多的氧气由四周小孔流出，以保证安全。

3）氧气表的安装：使用该装置时，需将氧气表装在氧气筒上，以保证安全有效吸氧。①将氧气筒置于架上，用扳手将总开关打开，使小量氧气从气门流出，随即关好总开关。

以此方法吹去气门处灰尘，避免灰尘吹入氧气表内；②将氧气表的旋紧螺帽与氧气筒气门处的螺丝接头衔接，用手初步旋紧，然后将表稍向后倾，再用扳手旋紧，使氧气表直立，检查有无漏气；③关上流量表开关，打开总开关，再旋开流量表开关，检查氧气流出是否通畅，有无漏气，确认全套装置无故障时，再关上流量表开关，推至病房备用。

（2）湿化瓶的安装：氧气是干燥气体，需经湿化瓶湿化后方可吸入，否则会刺激呼吸道黏膜并致呼吸道分泌物黏稠不易咳出。湿化瓶内放 1/3～1/2 蒸馏水，瓶内放置两管，长管上端接氧气表的流量表，下端插入水中 1/3～1/2 深度；短管上端与患者吸氧装置相连，下端则不能接触水面。注意湿化瓶每周应消毒 2 次。

（3）氧气管道装置：医院还可通过氧气管道装置实现管道化集中供氧。此装置设有专门的管道将氧气从供应站送至各病区、门诊、急诊等用氧单位。供应站由总开关进行管理，各用氧单位配有氧气表。使用时，将氧气表与墙壁上管道装置的氧气出口接通，旋开流量表开关，氧气便通过氧气表输出，安全、方便、省时省力。

【操作方法与步骤】

1. 鼻导管法 鼻导管为一橡胶管，插入的一端有多个小孔。将鼻导管从患者鼻孔经鼻腔底部插入一定深度给氧的方式为鼻导管法。

（1）用物准备：治疗盘内放弯盘一只（内盛鼻导管一根），治疗碗一只（内盛生理盐水），别针、棉签、胶布。

（2）操作方法

1）向患者解释吸氧的目的：简要介绍插管步骤，告诉患者插管过程中可能稍有不适，望其配合。

操作者洗手，备好胶膏，检查筒内是否有氧气和有无漏气，并挂上安全标记。

2）安装氧气表：先打开总开关，使小量氧气流出，将气门处的灰尘吹净，随即关好，然后将表向后倾斜，接入气门上，再用扳手旋紧。

3）湿化瓶内冷开水或蒸馏水 1/3～1/2 瓶。

4）掌握氧气开关方法（关流量表，开总开关，开流量表）。

5）连接鼻导管，检查氧气流出是否通畅，全套装置是否漏气，关闭流量表，分开鼻导管。

6）将备齐的用物和氧气筒推至床旁，向患者做解释。

7）用湿棉签擦净鼻腔，将鼻导管连接于氧气导管上，然后调节氧流量表，检查氧气流出是否畅通。

8）分离导管，鼻导管蘸水后从鼻孔轻轻插入至鼻咽部，其长度应是自鼻尖至耳垂的 2/3。

9）观察患者有无呛咳等现象，然后用胶布将鼻导管固定于鼻翼两侧及面颊部。嘱患者不要张口呼吸，以免影响氧浓度。

10）调节流量表，成人轻度缺氧者流速为每分钟 1～2L，中度缺氧者流速为每分钟 2～4L，严重缺氧者流速为每分钟 4～6L，小儿流速为每分钟 1～2L。接通导管给患者用氧。

（3）鼻导管法的优、缺点

1）优点：操作简便，固定较好不易脱出，适合于持续吸氧患者。并可通过吸入氧流量计算吸入氧浓度，公式：吸入氧浓度（%）=21+吸入氧流量（L/min）×4。

2）缺点：鼻导管长时间放置会刺激局部黏膜，且易被鼻腔分泌物堵塞，故每 8 小时需更换鼻导管一次，并更换鼻孔插管。另外，插管过深会引起上消化道胀气。

2. 面罩法 先检查面罩各部功能是否良好，然后将面罩边缘充气，连接呼吸囊及氧气，打开流量表，流速一般为每分钟 3～4L。

3. 鼻塞法 用鼻塞代替鼻导管，鼻塞大小以恰能塞入鼻孔为宜。连接鼻塞与长胶管，接通氧气，将鼻塞置于鼻孔。

4. 口罩法 以漏斗代替鼻导管，连接橡皮管，调节好流量。将漏斗置于口鼻处，其距离皮肤 1～3cm，用绷带适当固定，以防移动。此法较简便，且无导管刺激呼吸道黏膜的缺点。但耗氧量大，流速一般为 4～5L/min。多用于婴幼儿及气管切开术后的患者。

5. 氧帐法 虽有能控制温度、湿度、氧浓度等优点，但帐内氧浓度不易维持恒定，需定时换气，否则有二氧化碳蓄积之虑。对于高浓度氧治疗的患者，此法常不理想，因为必须给予高流量（大约 20L/min）才能提高帐内氧浓度，且往往需要 30 分钟才能达到 60%。若氧帐漏气，氧浓度便会下降。同时护理不便，价格昂贵。目前已很少应用。改进式的氧帐，节省了耗氧量（10～20L/min），在患者肩部及颈部用胶布固定，使不漏气，氧浓度可达 60%～70%。但清醒患者不能很好耐受，且有重复吸入、二氧化碳蓄积的缺点，临床上应用亦不广。

6. 氧枕法 以氧枕代替氧气筒，先将枕内充满氧，枕角的橡胶管连接于鼻导管，输给患者枕内的氧。适用于平时、战时短途转运中的重危患者。

7. 人工呼吸机给氧法 此法用于无自主呼吸的危重患者或极度衰竭的患者，以控制潮气量及呼吸频率，或虽有自主呼吸，但通气不足需要机械辅助以增大潮气量的患者。使用时须熟悉人工呼吸机的性能与掌握使用方法。

8. 气管插管加压给氧 用于突然呼吸骤停或突然窒息的患者，行气管插管，连接呼吸囊或麻醉机加压给氧。此法用于紧急抢救的患者。

9. 氧气管道法 是一种用管道供氧的方法。医院设氧气总供应站，通过管道输送到各用氧单位（如急症室、病室、手术室等）。供应站设总开关、压力表和有关装置，负责供应管理。各用氧单位必须有一般用氧装置，如病室患者用氧，病床床头设一氧气开关，通过湿化瓶，供患者用氧。用时可先打开床头氧气开关，再打开氧气流量开关，调节流量，接上导管供患者用氧，其余方法同鼻导管法。

【注意事项】

（1）要有高度的责任心，严格执行操作规程，做好四防，即防火、防热、防震、防油。

（2）用氧过程中，需调节流量时，应先分离导管或移开面罩进行调节。防止大量氧气突然冲入呼吸道损伤肺部组织。

（3）给氧一般应从低浓度开始（1～2L/min），尤其是肺疾病所致的呼吸衰竭，因其常伴有二氧化碳潴留，故在吸氧开始阶段易引起呼吸抑制。

（4）用氧过程中，要经常观察缺氧状况有无改善，氧气装置有无漏气，是否通畅。持续用氧应经常检查鼻导管管口有无被鼻腔分泌物堵塞，并每 8～12 小时更换导管一次，由另一鼻孔插入，以免固定一处导致局部黏膜因受氧刺激而发生糜烂。

（5）氧气筒内的氧气是以 150 个大气压灌入的，筒内压力很高，因此，在搬运时切勿震动、倾倒撞击，以免引起爆炸。氧气助燃，使用时周围应禁烟火，至少离火炉 5m、离暖气 1m；氧气表及螺旋口上勿涂油，也不可用带油的手拧螺旋，以免引起燃烧。

（6）氧气筒内氧气不可用尽，压力表上指针降至 $5kg/cm^2$ 时，即不可再用，以防止灰尘进入筒内，于再次充气时引起爆炸。

（7）对未用或已用空的氧气筒，应分别悬挂“满”或“空”的标志，以便于及时调换氧气筒，并避免急用时搬错而影响抢救速度。

（8）给氧是抢救患者常用的技术操作，护理人员不但要熟练掌握给氧方法，而且要了解氧对人体的重要性和缺氧对人体的危害性，还要善于发现缺氧的早期症状，严格掌握给氧的浓度、流量和时间，做到及时准确地给氧，主动积极配合治疗，才能使患者转危为安。

（9）给患者输氧，必须按医嘱执行，不可随意乱用，如严重的肺源性心脏病合并肺性脑病有 CO_2 麻醉状态的患者，如大量给氧则会抑制呼吸中枢而导致死亡，因此必须慎重。

第十五节　胸腔镜检查

虽然胸腔镜的临床应用有近百年历史，但是由于早期胸腔镜视野狭小、光线微弱、器械简陋，使该技术长期停留在分离胸膜粘连和肺、胸膜活检等简单的手术操作水平。近几年来，电视摄像技术的引入和内镜手术器械的发展，大大地推动了胸腔镜外科更广泛的临床应用，胸腔镜手术适应证不断扩大。从开始较为简单的肺大疱切除术到几年后的肺叶及全肺切除术，发展非常迅速。最近，已有人使用胸腔镜在冠状动脉搭桥术等心脏外科领域做了一些有益的尝试。但是，应该指出的是现代胸腔镜外科发展历史很短，手术操作技术和术式尚不成熟。与常规开胸手术比较，某些手术的优越性和手术效果仍然需要经过长时间的临床观察才能得出结论。因此，本节仅以当前胸腔镜手术技术水平及目前较多应用的术式来讨论胸腔镜手术的适应证和禁忌证。

【适应证与禁忌证】

1. 诊断性适应证

（1）胸膜疾病的诊断：胸膜疾病的诊断性胸腔镜手术包括：①不明原因的胸腔积液；②性质不明的胸膜占位性病变。在临床上，胸腔积液的诊断常有困难，往往经过多次胸膜穿刺活检和胸腔积液细菌学及细胞学检查不能获得明确的诊断。胸腔镜可以直接观察病变的胸膜，了解胸腔积液来源，并可以在胸膜不同部位切取活组织送病理检查。有条件者可于术中送快速冷冻病理检查，若病理报告不确切，可重复切取送检，以提高诊断率。在胸膜占位性病变，尤其是疑为胸膜间皮瘤的患者，胸膜穿刺活检常因标本太小难以获得准确的病理结果。胸腔镜除可以直接观察病变外，还可以切取较大标本送检，并结合肉眼和镜下观察得出明确诊断。同时，可以根据胸膜占位性病变的性质、范围选择治疗方法。

（2）肺疾病的诊断：肺疾病的胸腔镜诊断包括：①弥散性间质性肺疾病；②肺周围型肿瘤。弥散性间质性肺疾病的诊断主要依靠病理学检查，以往常需开胸行肺活检术。但此类患者因双肺弥散性病变，肺功能及全身情况均很差，术后易发生呼吸衰竭等并发症，手术死亡率较高。胸腔镜手术时间短，创伤轻微，大大降低了手术并发症和死亡率。同时，胸腔镜可以根据胸部X线和胸部CT所显示的病变区域有选择地切除肺标本送检而获得明确诊断。在周围型肺肿瘤患者，往往因肿瘤较小，病变性质不明，医生和患者难以下决心开胸探查，仅进行试验性抗感染或抗结核治疗。因而有可能贻误早期肺癌的诊断和治疗。胸腔镜手术易于被患者所接受，一旦肺癌诊断确立，术中即可中转进行根治性手术。另外，肺周围型肿瘤患者的诊断性胸腔镜手术适应证肿瘤直径应以1～3cm为宜。肿瘤过小，胸腔镜不易定位；肿瘤过大，难以完整切除并易损伤肺脏较大的血管和支气管。

（3）胸内恶性肿瘤的分期和开胸手术可行性探查：胸内恶性肿瘤，如肺癌、食管癌、纵隔恶性肿瘤，术前的胸部X线和CT检查常不能准确预测肿瘤的分期和手术切除的可能性。此类患者可以先行胸腔镜手术探查，直接观察肿瘤与周围组织的关系和淋巴结转移的范围，以判断手术切除的可行性及预后，从而避免盲目开胸探查的弊端。

（4）心包疾病的诊断：心包疾病主要表现为心包膜增厚性改变或心包积液，常有明确的病因。但少数患者病因不明，需行心包活检术。胸腔镜可提供极好的手术野进行心包活检术，而避免损伤周围的组织和器官。尤其在局限性心包积液患者，常因积液部位不靠近前胸壁而无法进行心包穿刺。胸腔镜可以显露大部分心包，切取心包组织、收集心包积液送检，获得明确诊断。

（5）严重胸外伤的诊断性探查：在严重胸外伤合并有血、气胸的患者，判断有无进行性胸内出血或者气管、大支气管壁损伤常较困难，往往需要放置胸腔闭式引流后观察数小时，甚至数天后方能确定。胸腔镜手术可以及时探明出血的部位和严重程度，以及漏气的原因。胸壁和肺组织的裂伤出血可以经胸腔镜进行止血或修复。大血管出血或气管、支气管裂伤可及时中转开胸处理，使伤员得到及时的救治。

2. 治疗性适应证

（1）胸膜疾病

1）局限性胸膜肿瘤：如胸膜间皮瘤、胸膜转移瘤等，未侵及胸壁及邻近器官者，可以经胸腔镜将胸膜病变完整切除而达到治疗的目的。

2）恶性胸腔积液：晚期肿瘤胸膜广泛转移而发生恶性胸腔积液的患者，需胸穿抽液缓解心、肺压迫症状。反复胸穿抽液，体液大量丢失，易导致患者迅速衰竭死亡，并且后期因胸内纤维膜形成，胸穿抽液常发生困难。经胸腔镜进行胸膜固定术可以抑制胸腔积液的产生，减少体液丢失，缓解心、肺压迫症状。此类患者宜早期手术，晚期常因增厚的纤维膜包裹肺组织难以剥离，术后肺不能复张与胸膜粘连而导致手术失败。

3）急性脓胸：急性脓胸经胸穿抽液及抗生素治疗后，病情未能控制，可发展为慢性脓胸而长期不愈。胸腔镜手术可以进行脓胸清创，清除胸内纤维膜和脓苔，消除残腔，并且可以选择适当部位放置冲洗引流管，供术后脓腔冲洗和引流，加快脓腔的闭合，促进脓胸的痊愈。此手术宜选择在病程的第2～4周期进行。过早可能因脓汁稀薄，尚未形成纤维膜和脓苔，没有清创的必要；过晚则可能因胸内炎性肉芽增生粘连严重，而难以剥离。

（2）肺疾病

1）自发性气胸：多为肺大疱破裂所致，少数由于肺粘连带撕裂造成肺漏气。以往常规行胸穿抽气或放置胸腔闭式引流治疗，复发率约为50%。少数患者肺长期漏气不能拔出胸管。自发性气胸2次发作以上和长期肺漏气不愈者（3天以上）为胸腔镜手术适应证。尤其是双侧肺大疱患者，有可能双侧同时发生气胸而危及生命，更应早期手术治疗。

2）肺良性疾病：如肺错构瘤、肺腺瘤、肺炎性假瘤，以及肺结核瘤、支气管扩张症等，可以经胸腔镜行肺楔形切除术或肺叶切除手术。

3）肺转移癌：单发的肺转移瘤，或病灶呈多发但局限于一叶者，为胸腔镜肺楔形切除术或肺叶切除术的手术适应证。

4）肺癌：早期的原发性肺癌（TN0M0），可考虑行胸腔镜肺叶或全肺切除术。但是因为经胸腔镜行淋巴结清除仍有一定难度，其远期效果尚待临床进一步观察，故应慎重选择。

（3）纵隔良性肿瘤：如胸腺瘤、畸胎瘤、心包囊肿及神经源性肿瘤，均可经胸腔镜切除。但是，如果肿瘤体积过大，则肿瘤基底部因显露不良而不易剥离。过大的肿瘤切除需破碎后方能从胸腔取出，易污染胸腔。所以手术以选择直径小于 6cm 的肿瘤为宜，或辅以小开胸切口，切除及取出肿瘤。

（4）食管疾病

1）食管良性肿瘤：即食管平滑肌瘤，可以行胸腔镜食管肿瘤摘除术。

2）贲门失弛缓症：可经胸腔镜行食管下段肌层切开术，伴有反流者，可同时行抗反流手术。

3）食管癌：食管癌三切口根治术，胸段食管可经胸腔镜游离。此方法适用于肿瘤周围组织无粘连浸润，无淋巴结转移的早期食管癌。

（5）心脏大血管疾病：心包炎、恶性肿瘤侵及心包所致的心包积液，可以经胸腔镜行心包开窗术，将心包积液引流至胸腔，以缓解心脏压塞症状。

1）动脉导管未闭：可以经胸腔镜施钛钉夹闭治疗。有人认为此手术适宜于 7 岁以下小儿，年龄较大者或成人动脉导管管壁弹性较差甚至硬化，用钛钉夹闭时，易切割血管壁，造成术中大出血。

2）冠心病：近来已有人报告在胸腔镜辅助下，小切口行冠状动脉搭桥术，此术适用于左冠状动脉单支病变，用左乳内动脉搭桥。因操作技术目前尚未完善，有待于临床进一步研究探讨。

3. 禁忌证

（1）肺功能严重损害者，如通气储量小于 60%，术中不能耐受单肺通气，术后易发生呼吸衰竭，应视为手术禁忌证。

（2）合并有严重心脏疾病者，如不稳定型心绞痛近期内（3 个月内）有心肌梗死发作史，严重的心律失常如频发室性期前收缩，各种原因引起的心功能不全（Ⅲ级以上），应暂缓手术，经内科积极治疗，病情稳定后再考虑手术。

（3）既往有同侧胸部手术史或者胸腔感染史，尤其是曾经行胸膜固定术、胸膜肥厚粘连严重者，为胸腔镜手术禁忌证。

（4）年龄小于 6 个月、体重小于 8kg 的小儿患者，因呼吸频率快，肺不能很好地萎陷，而影响手术野的显露，不宜行胸腔镜手术。

【操作器械】

早期胸腔镜手术器械很简陋，除直视胸腔镜外，仅有分离器、探针、活检钳等几种简单的器械。现代内镜外科引入了高清晰度的摄像技术，大大开阔了手术者的视野， 再加上内镜自动缝合切割器等手术器械的问世，极大地简化了内镜下的手术操作。

1. 摄像及光源系统 胸腔镜摄像及光源系统包括胸腔镜、摄像头、转换器、监视器、光缆及光源等。标准的胸腔镜身，长度为 30cm，直径为 10mm，镜面分 0°或 30°两种，视角为 70°。小儿用胸腔镜可以选择直径为 5mm 的镜身，另有一种前端可弯曲 90°的镜身，通过转动手柄，调节视野角度，扩大了手术野的可视范围。带操作孔的镜身称为操作镜，适用于胸膜、肺活检术及胸交感神经切除术等简单的手术操作。摄像系统的优劣主要在于其分辨率的高低，分辨率越高，图像越清晰。目前临床多使用两维图像摄像系统，但给精细的手术操作带来了诸多不便，现已推出了三维摄像系统，使手术者在立体图像下操作，为内镜手术更为精确的操作创造了条件。

2. 手术器械 胸腔镜手术需配备包括套管、牵引、分离、剪开、切割、缝合、施夹、电灼活检、冲洗吸引等不同功能的器械，有反复使用和一次性使用两种。前者为不锈钢制成，可以反复消毒使用，后者部分部件为塑料制品，仅为单次使用。一些器械，如内镜自动缝合切割器、圈套结扎等只有一次性使用一种。术者可以根据不同情况分别选用。

（1）套管：胸腔镜手术一般使用开放性套管，有 5mm、12mm 等不同规格。术者应根据手术所用的器械外径进行选择。成人多采用 12mm 套管，小儿可选用 5mm 套管，原则上尽量选择较细的套管，以减少肋间组织的损伤。另有一种椭圆形软套管，其形状是根据肋间隙的解剖特点而设计，在不增加肋间组织损伤的同时扩大了手术入路，方便了手术器械的置入和操作。

（2）抓钳和分离钳：术中做抓持、牵拉组织之用。因胸内组织器官较脆弱，以选择细齿抓钳为宜。牵拉肺组织最好使用内镜肺叶钳，以免撕裂肺组织造成漏气、渗血。头端渐细且有一定弧度者为分离钳，做分离组织之用。术者可根据手术操作需要选择。

（3）圈套器：为一次性使用的血管结扎器，其前端为一预制好的套环，尾端牵拉时，利用中空推杆推动套结将其扎紧，适用于较细小的血管和肺大疱结扎。但基底较大的肺大疱结扎时，在术毕膨肺时有可能出现结扎线滑脱。

（4）内镜自动缝合切开器：为胸腔镜手术中必备的一次性器械。其前端设计4～6排缝钉，排钉中部可推进切割刀片，当扣动扳机时，排钉夹闭组织，同时刀片沿排钉将已钉合的组织切开。该器械最初为腹腔镜手术中切割和吻合胃肠道而设计，后引用到胸腔镜手术中，用来切割肺组织、肺门大血管和支气管。切割长度有35mm、45mm和69mm等不同规格。不同规格的钉仓又分别有蓝色、绿色和白色三种，蓝色钉仓适用于缝合切割较厚的组织，如肺、支气管、胃和食管等；白色钉仓适用于缝合切割较大血管及较薄的组织。

3. 手术室的布置和手术器械的准备

（1）手术室和仪器设备的布置：术者和器械护士一般位于手术台左侧，第一、二助手站手术台右侧。亦可根据习惯或术中需要交换位置。

（2）胸腔镜摄像和光源系统必须使用单独插座，并保证畅通。避免手术操作中电源突然中断而发生手术意外。

（3）术前一日应检查仪器设备是否完好，并根据不同手术，挑选手术器械消毒备用。不锈钢手术器械可以用高温高压消毒，塑料器械可以选择甲醛熏蒸消毒或消毒液浸泡消毒。

（4）器械护士和巡回护士应熟悉仪器设备的调试方法和手术器械的使用方法，以配合手术顺利完成。

（5）除准备胸腔镜手术的器械和设备外，还需准备常规开胸手术器械包，以备中转开胸之用。

【麻醉与监护】

胸腔镜手术对麻醉的要求较高，除普通胸科手术要求外，术中要求行单肺通气以增加操作空间，保证手术野安静。循环、呼吸需保持平稳，特别要防止低氧血症的发生。为保证患者术中安全，需进行必要的监测。

【麻醉方法】

胸腔镜手术皆需在全麻下进行，与普通胸科手术的麻醉并无明显区别。

1. 麻醉前给药　其目的是降低术前患者的紧张心理，减少术中麻醉用药，减少唾液分泌。可选用巴比妥类药或地西泮药、复合镇痛性麻醉药及抗胆碱药。

（1）哌替啶50mg，异丙嗪25mg，东莨菪碱0.3mg或阿托品0.5mg麻醉前半小时肌内注射。

（2）咪达唑仑10mg麻醉前半小时肌内注射。

2. 麻醉诱导　其目的是使患者进入麻醉状态，并顺利进行气管内插管。常用快速静脉诱导，辅以肌松药，有时给予小量镇痛药预防插管的心血管反应。

（1）硫喷妥钠5mg/kg，琥珀胆碱1.5～2.0mg/kg，芬太尼0.1～0.2mg静脉注射。

（2）咪唑地西泮5～10mg，芬太尼0.1～0.2mg，琥珀胆碱1.5～2.0mg/kg静脉注射。

（3）异丙酚1.5～2.0mg/kg，维库溴铵0.1mg/kg，芬太尼0.1～0.2mg静脉注射。

3. 麻醉维持　胸腔镜手术一般耗时比较短，维持应选作用时间短、苏醒快的药物。吸入麻醉剂比较符合，但其具有剂量依赖性抑制缺氧性肺血管收缩的作用，浓度低于1MAC时影响不大。也可选用异丙酚静脉滴注维持麻醉，其特点是术中对缺氧性肺血管收缩的影响较小，术后恢复快，无后遗症，剂量为6～9mg/（kg・h）。

4. 麻醉的术中监测 胸腔镜手术麻醉对呼吸、循环影响较大，应进行重点监护。

（1）心电图：及时发现异常心律。

（2）食管听诊：监测术中心音和呼吸音。

（3）脉搏氧饱和度仪：监测动脉氧饱和度，及时发现低氧血症。

（4）呼气末二氧化碳浓度：用以监测呼吸功能、机械通气的每分钟通气量是否合适。

（5）血压：可以用袖带式血压表，但更多情况使用动脉内直接置管进行连续测压。

（6）动脉血气分析：是目前临床判断氧合、通气及酸碱平衡的最精确方法。

（7）中心静脉导管和漂浮导管：用于判断心功能，指导治疗，一般只在特殊情况下用。

5. 胸腔镜手术麻醉的基本原则

（1）吸入高浓度氧，不适合使用N_2O（未单肺通气前可用）。

（2）吸入麻醉剂浓度不超过1MAC，往往需复合静脉麻醉药。

（3）全身静脉麻醉适合胸科手术。

（4）尽管肌松药并不是手术所必需，但其有助于防止浅麻醉下的咳嗽反射发生。

（5）开始手术操作前行单肺通气，并将肺内气体放出，以防操作时损伤正常肺。

（6）手术结束前及关胸前以较大潮气量通气，并确保肺复张。

（7）术后常规照胸部X线片，了解肺复张、纵隔位置、气管导管位置、中心静脉导管位置及胸腔引流管位置。

【并发症及其处理】

胸腔镜手术由于创伤小、对呼吸和循环系统的干扰较开胸手术明显减轻，同时因创伤所引起的术中和术后并发症亦随之减少。但是，胸腔镜手术对麻醉的特殊要求、狭小的手术入路、远距离和间接操作的手术方法，有可能发生一些与开胸手术不同的并发症，其处理方法也有很大的区别。胸腔镜手术的术中并发症主要由以下三方面原因造成：①因麻醉导致心、肺功能紊乱；②因操作失误造成组织器官的损伤或出血；③因手术器械失灵造成组织器官的损伤或出血。术后并发症的发生及处理与开胸手术基本相同。

1. 低氧血症 胸腔镜手术要求全麻健侧单肺通气，若患者术前即有呼吸功能不全，或麻醉时气管插管不当，健侧肺通气不良，术中易发生低氧血症。表现为动脉氧分压和血氧饱和度持续下降。低氧血症易发生心、脑并发症，麻醉师需间断双肺通气，而过于频繁的双肺通气影响手术操作，甚至因此而中转开胸。为防止术中低氧血症的发生，术前应充分估计患者的呼吸功能，尤其是健侧肺功能。如肺功能损害主要在健侧肺，估计患者不能耐受健侧单肺通气，应视为手术禁忌。术中麻醉插管应力求准确无误，以保证健肺通气良好。必要时可以提高吸入氧浓度，使用呼吸末正压（PEEP）或呼吸道持续正压（CPAP）方式改善通气功能，纠正低氧血症。

2. 套管损伤 在插入胸腔套管时，因胸膜粘连或用力过猛，会将套管内芯刺入肺组织，造成组织裂伤而发生出血和漏气。小量的出血和漏气不需特殊处理，较大的出血和漏气需行肺修补术。术者最好选择内芯前端圆钝的塑料套管。插入第一套管前，先嘱麻醉师行健侧单肺通气，并使患侧支气管与大气相通。切开皮肤后，止血钳钝性分离肋间肌时动作要轻柔。当止血钳刺破胸膜时，患侧肺因弹性回缩而很快萎陷，然后再插入套管。若怀疑胸膜粘连，应在止血钳刺破胸膜后，先插入手指探查并用手指分离粘连。其余的套管应在胸腔镜监视下置入，这样可以避免套管造成的肺损伤。胸腔置入套管时易发生的另一种损伤是肋间血管破裂出血。因为后外侧胸壁肋间隙较窄，所以肋间血管损伤多发生在腋后线附近的套管切口。术者应在肋间隙的中点分离肋间肌并选择较细套管置入。一旦发生出血可先利用套管压迫止血，待手术后再仔细检查，如套管压迫下仍有活动性出血，则需先行止血，电灼或施钛钉止血。必要时扩大切口缝合血管止血。另外，由于套管壁的压迫可致肋间神经损伤，造成术后该肋间神经感觉分布区域的麻木和疼痛。手术除尽量选择较细的套管外，还应避免过度扭动套管，减少套管壁对肋间神经的挤压和捻搓损伤。肋间神经损伤所致的胸壁疼痛，一般在一个月内自行缓解，疼痛显著者可给予止痛药对症处理。

3. 胸腔内组织和器官的误伤　因为内镜手术是通过二维间接图像进行远距离操作，术者在掌握操作的距离和幅度方面有相当的难度，术中易因动作幅度过大、角度和方向不当发生组织或器官的损伤，严重者可发生大出血而被迫中转开胸。所以，术者应经过正规的内镜操作训练，掌握内镜手术操作技巧。初开展者应在电视监视下插入手术器械，以免因插入方向不对刺破胸内组织器官。电灼器脚开关应由术者掌握，电灼器暂不使用时需退出胸腔，避免因术者与助手配合不当或误踏开关造成误伤。

4. 手术器械故障　胸腔镜手术对手术器械的依赖性很强，因为手术器械故障而发生的组织损伤或出血是胸腔镜所特有的手术并发症，尤其是一次性组织自动缝合切开器，由于其设计和材质的原因易发生损坏。若钉合失灵，击发后，未钉合的组织或血管被切开而发生出血，这在切断肺门部大血管时尤为凶险，一旦发生易导致不可避免的大出血。所以使用前应该掌握该器械的性能及操作方法，根据所切割组织的厚度选择不同的型号，处理肺门血管最好使用新开启的器械，以保证手术安全。当缝合切开肺组织，器械失灵而不钉合时，应尽快使用肺叶钳或卵圆钳夹持肺残端，然后使用新的缝合器或者直接缝合修补肺组织。若有肺门大血管出血，应使用无创伤血管钳夹闭，并迅速中转开胸止血。有人提出在处理肺血管时先将切割刀片取出，待击发后确认钉合无误再将血管切开，可以防止因自动缝合切开器失灵造成大出血。

5. 心律失常　也是胸腔镜手术常见并发症之一。术中刺激迷走神经可以发生心动过缓。麻醉过浅、二氧化碳潴留及纵隔移动均可导致窦性心动过速。术中、术后缺氧可诱发心房颤动。在心脏周围使用电灼器有可能发生严重的心律失常，如窦性心动过速甚至心室纤颤。在心包开窗时，电灼心包、膈神经或心脏，易发生心室纤颤。所以手术中应尽量避免刺激迷走神经。使用双极电灼器可减少室性心动过速、心室纤颤的发生率。在心包开窗术中，预置除颤电极，以便在心室纤颤发生后及时除颤。术中、术后加强呼吸管理，避免低氧血症和二氧化碳潴留，也是减少心律失常并发症的有效措施。

6. 复张性肺水肿　常发生在手术后期或术后早期，肺大疱合并自发性气胸患者发生率较高。其发生机制目前尚不清楚，有人认为肺长时间萎陷后，突然膨胀，导致反射性肺毛细血管通透性增加，继而发生肺水肿，也有认为与胸膜固定时使用滑石粉导致过敏反应有关。表现为患侧肺通气后，经气管插管吸出或咳出大量粉红色泡沫样痰，听诊有啰音，X 线检查患侧肺大片状云絮样密度增高影。手术中患侧肺间断缓慢地通气可减少复张性肺水肿的发生率。治疗可采用呼吸正压通气，并经静脉注入地塞米松 10mg、呋塞米 20mg，多数患者可在数小时内缓解。

7. 术后出血　胸腔镜术后出血常见原因为套管切口出血、粘连剥离面渗血、电灼结痂或结扎线脱落出血。术中应严密止血，必要时扩大切口止血，确认无活动性出血后方可结束手术。术后监测血压脉搏变化及胸腔引流量。少量渗血可给予止血药对症处理。若有进行性出血，应再次胸腔镜探查止血。

8. 肺漏气　胸腔镜手术中，使用自动缝合切开器处理肺或支气管残端，一般不会发生漏气。如器械型号选择不当，特别是切割肺组织过厚时，有可能因钉合不良或排钉边缘肺组织撕裂而发生漏气。另外，若有胸膜粘连、分离中层次不清，也易伤及肺组织。所以术中应注意选择适合型号的自动缝合切开器，并且仔细操作，尽量避免不必要的损伤。术后小的漏气可推迟拔胸管时间，待其自行修复，若漏气严重，可考虑再次胸腔镜修补肺组织。

9. 感染　由于胸腔镜手术创伤小，手术野暴露较少，胸腔及切口感染发生率较开胸手术明显降低。但是摄像系统及一些手术器械由于设计和材料等原因不能进行高温高压消毒。多数医院不具备先进的照射消毒设施，手术器械仅能使用消毒液浸泡或甲醛消毒。如果手术器械消毒处理不当，难免发生手术野的污染或传染性疾病的传播。因此，术后手术器械应使用大量清水刷洗，洗净后晾干备用，使用前严格按规定消毒，以杜绝手术野的污染，避免术后感染的发生。一旦发生胸腔或切口感染，治疗与开胸手术相同。

第十六节　纵隔镜检查

纵隔镜为一类似胸腔镜的金属制短管直镜。Carlens 于 1959 年提倡用纵隔镜检查，其主要适应证是查明肺癌病例是否已有纵隔淋巴结转移，为肺癌分期诊断和制订治疗方案提供重要参考资料。此外，对不明原因的肺门和纵隔淋巴结肿大病例，经过检查可能明确病变性质，得到诊断。

【适应证与禁忌证】

纵隔镜检查主要为肺癌患者检查纵隔淋巴结有无转移；另外，对纵隔肿物可进行活检，明确病理学诊断。纵隔镜检查包括诊断和治疗两方面。

1. 诊断性适应证

（1）纵隔淋巴结活检。

（2）原发性肺癌。

（3）转移性肿瘤。

（4）食管癌。

（5）头颈部肿瘤。

（6）淋巴瘤。

（7）炎性和肉芽肿性疾病，如结节病、结核病。

（8）肺尘埃沉着症。

（9）纵隔肿瘤、囊肿和异位器官，如胸腺瘤、水囊状淋巴管瘤、间皮囊肿和支气管囊肿、畸胎瘤（包括皮样囊肿）、异位颈纵隔器官、胸内甲状旁腺、纵隔内甲状腺肿。

2. 治疗性适应证

（1）重症肌无力患者进行胸腺切除。

（2）对异位甲状旁腺瘤患者进行探查。

（3）切除纵隔囊肿。

（4）抽吸或排出纵隔积液：血肿、乳糜液或脓液。

3. 禁忌证

（1）主动脉瘤。

（2）心、肺功能不全。

（3）严重贫血或出血趋向。

（4）颈椎关节炎，患者颈部不能作适当的后伸，颈部正中切开和插入纵隔镜甚为困难。

（5）患者身材太小，如婴幼儿和少儿，其颈部无足够的空间插入纵隔镜。

（6）或已进行经皮气管造口术的患者。

【操作方法与步骤】

术前仔细阅读 CT 片。手术要在全麻下进行。患者取平卧位，头部略后伸，在颈前胸骨上约 1cm 处做横切口。切断颈阔肌，纵向切开颈前肌肉，将甲状腺峡部向上牵开，切开气管前筋膜，用示指分离气管前及右侧无名动脉、左边主动脉弓，使之形成一通道。仔细探查气管旁淋巴结、气管-支气管淋巴结。退出示指，用一长 Allyce 钳导引，插入纵隔镜，将淋巴结取出活检，有疑问时可穿刺，以排除血管等结构。再次取出气管旁淋巴结及气管-支气管淋巴结。一般不取气管隆嵴下淋巴结，除非 CT 显示该处淋巴结已很大。如有出血，可用电灼或银夹止血，也可局部热敷止血。出血停止后，按层缝合颈前切口。

【并发症】

纵隔镜检查术的病死率在 0.5%以下，并发症发生率为 1.5%。主要有以下并发症：

1. 出血　小量出血常与淋巴结的分离和切除有关，尤其是由支气管动脉供血的气管隆嵴下淋巴结。干纱布压迫、放置明胶海绵、烧灼或钳夹止血均有效。任何模糊纵隔镜视野的出血均较严重。最为严重的是主动脉或无名动脉出血，常发生在钳夹活检肿瘤组织时，有时血液可涌出纵隔镜。盲目通过纵隔镜压迫止血往往无效。最好的办法是立即取出纵隔镜，插入手指压迫出血点。并进行胸骨切开术，开胸修补动脉。静脉出血，常为奇静脉损伤，通常发生在钝性分离时，尽管严重和紧迫，但在大部分患者可通过纱布压迫控制出血，严重时胸骨切开术亦有必要。右肺动脉出血非常罕见。如使用较粗的穿刺针穿刺肺动脉，控制出血需长时间纱布压迫，故应避免使用较粗的穿刺针。

2. 声带麻痹　位于左侧气管-支气管角的左侧喉返神经常肉眼可见，活检淋巴结时如操作粗暴极易损伤该神经。如肿瘤存在，左侧喉返神经可显示不清，活检时可能会损伤。

3. 气胸　可发生在任何一侧，但常出现在右侧。可在术后常规胸部透视发现。肺萎陷在20%以下，无呼吸困难者，可绝对卧床休息，并密切观察病情变化。如肺压缩程度较重，症状明显，可行胸膜腔穿刺抽气或胸腔闭式引流。

第十七节　机 械 通 气

机械通气（mechanical ventilation）是采用特殊的机械装置（呼吸机）以辅助或替代患者通气的一项生命支持技术。20余年来，该技术不断发展完善，现已广泛应用于临床，对于危重患者的抢救起着不可缺少的重要作用。

【适应证与禁忌证】

1. 适应证

（1）急性呼吸衰竭，自主呼吸消失或微弱需抢救的患者，如电击、窒息、颅脑外伤等。

（2）慢性呼吸衰竭出现严重缺氧和二氧化碳潴留或急性发作发生肺性脑病者。

（3）胸部和心脏外科手术后和严重胸廓创伤。

2. 禁忌证　气胸、纵隔气肿、胸腔积液、肺大疱、大咯血、休克及心肌梗死等。

【机械通气模式】

（一）持续控制通气

持续控制通气（continuous mandatory ventilation，CMV）又可称为间歇正压通气（intermittent positive ventilation，IPPV）或常规机械通气（conventional mechanical ventilation），传统的CMV是一种完全的容量控制通气（时间触发）。由呼吸机来提供所有的呼吸功和肺泡通气，患者的呼吸肌不参与呼吸做功。而目前CMV既可以采用容量控制通气，也可采用压力控制（或压力限制）的方式，以容量为目标和以压力为目标的通气模式各有优缺点。

（二）辅助/控制呼吸

辅助/控制呼吸（assist/control mode ventilation，A/CMV）是通过患者自主呼吸的力量触发呼吸机产生同步正压通气。当患者的自主呼吸的频率达到或超过预置的呼吸频率时，呼吸机起辅助通气作用；若自主呼吸频率低于预置值时，呼吸机则转为控制通气。

（三）间歇指令通气

间歇指令通气（intermittent mandatory ventilation，IMV）是在两次正压通气之间患者进行的自主呼吸，而同步间歇指令通气（synchronized IMV，SIMV）的正压通气是在患者吸气力的触发下发生的，以避免自主呼吸与正压通气对抗现象。

（四）同步间歇指令通气

同步间歇指令通气（synchronized intermittent mandatory ventilation，SIMV）是IMV模式进一步改进的通气模式。其基本特点与IMV相同。SIMV与IMV的不同之处在于通过巧妙的设计，呼吸机仅在患者自主呼气之后才会送气，从而避免了IMV模式下患者肺脏因同时接受自主呼吸所吸入的气体及呼吸机送入的气体而过度膨胀，发生各种并发症的危险性。

SIMV的适用范围与IMV相同，或者说只要需选用IMV时均应选用SIMV。实际上近年生产的呼吸机只设有SIMV模式，而不再有IMV模式了。临床实际工作中SIMV因其独特的优点而被广泛应用。

（五）压力支持通气

压力支持通气（pressure support ventilation，PSV）是利用患者自主呼吸的力量触发呼吸机送气，并使气道压力迅速上升到预置值，当吸气流速降低到一定程度时，吸气则转为呼气，此种通气模式可明显降低自主呼吸时的呼吸做功。

（六）双水平正压通气

双水平正压通气（Bi-level或B，PAP）是指在自主呼吸的吸气相和呼气相分别施加不同压力的通气方式。吸气压力（IPAP）主要用于增加肺泡通气、降低呼吸功和促进CO_2排出；呼气压力（EPAP）相当于PEEP，主要增加功能残气量、改善氧合。主要用于：①慢性阻塞性肺疾病晚期患者避免气管插管；②慢性通气功能衰竭患者，如胸壁疾病、神经肌肉疾病、夜间低通气等。

（七）其他通气模式

1. 压力增强（pressure augmentation） 此通气模式是Brar1000呼吸机所特有的。其主要目的是保障PSV通气时的潮气量恒定，也可以理解为具有容量保证特点的PSV。如前所述，当患者自主呼吸驱动减弱时，单用PSV或PSV+CPAP无法保证有效通气量，易造成通气不足。压力增强通气模式就是针对此问题设计的通气模式。

2. 比例辅助通气（proportional assist ventilation，PAV） 是近年来发展起来的一种新的通气模式，它能够按照患者瞬间吸气努力的大小成比例地提供同步压力辅助使患者舒适地获得由自身支配的呼吸形式和通气程度。其绝大部分特点与PSV一致，不同之处在于施加的气道压力水平也是由患者自己调节。因此，PAV能更好地协调人机关系，减少呼吸功，使机械通气支持更接近于正常生理呼吸。

3. 指令分钟通气（mandatory minute volume，MMV） 是一种自主呼吸和（或）机械通气相结合保证达到预设每分钟通气量的通气模式。当患者的自主呼吸达到预设分钟通气容积后，呼吸机不产生通气。否则，呼吸机将自动补偿自主呼吸未完成的通气量。Hamilton、Veolar、Bourns Brar-5、Ohmeda CPU-1、Advent和Emgstrom Erica等型号的呼吸机中配有MMV模式。目前，MMV主要用于撤机过程中，但其效果并不优于其他撤机方法。如果患者的呼吸频率过快，潮气量减少，虽能达到预定的每分钟通气量，但无效呼吸增多，不能满足通气需要。

4. 气道压力释放通气（airway pressure release ventilation，APRV） 是在CPAP基础上，通过间歇释放气道内压力来实现肺泡通气的一种新的通气模式。也就是说，潮气量主要是由气道内高压（CPAP水平）向气道内低压（压力释放水平，是一种通过电磁阀控制的压力释放）切换时产生的。潮气量大小除与CPAP和释放力水平差有关外，还与呼吸系统总的顺应性、阻力和压力释放持续的时间有关。

5. 压力调节容量控制通气（pressure regulate volume control ventilation，PRVCV） 是一种压力控制时间、流速或压力触发、压力限制、时间切换的通气模式，是SERVER300型呼吸机特有的通气模式。其特点是呼吸机连续测定呼吸系统顺应性（受肺、胸廓、气道阻力影响），自动调整压力切换水平，保证潮气量。

PRVCV可用于控制性通气，适用于自主呼吸功能不良的患者。PRVCV调节主要应设定压力切换水平，压力水平过低达不到预设潮气量；压力水平过高则安全性差。其他参数的设置可根据呼吸机面板上的液晶闪烁提示进行。

6. 容积支持通气（volume support ventilation，VSV） 是一种压力控制压力或流速触发，压力限制流速、时间或容量切换的通气模式。其工作方式类似于PSV，不同之处是操作者可设定目标通气量，即具有 PSV 的特点并保证潮气量恒定。可看作 PRVCV 与 PSV 的结合，呼吸机随顺应性和气道阻力的变化，自动调整 PSV 水平以保证潮气量。当患者的自主呼吸消失时 VSV 自动转为 PRVCV。

7. 适应性支持通气（adaptive support ventilation，ASV）和适应性压力通气（adaptive pressure ventilation，APV） 是瑞士生产的 GALILEO“伽利略”呼吸机特有的新的通气模式，是一种能适应患者通气需求的自动模式。

APV 是通过两种途径进行定压控制通气。工作原理：①对患者肺机械功能进行评估，连续 5 次通气以测定患者肺的动态顺应性；②计算并以最低的气道压力达到所需目标潮气量；③以最低气道压力维持目标潮气量，当肺顺应性及患者的呼吸状态发生改变时，APV 通过改变气道压力来实现预定潮气量。APV 模式可用于各种定压控制通气模式，如 P-CMV、P-SIMV。

8. 压力控制反比通气（pressure controlled-inverse ratio ventilation，PC-IRV） 是在压力控制通气时将吸气时间明显延长，I∶E 值增加（2∶1、4∶1）、压力限制时间切换并产生减速气流的一种通气方式。PC-IRV 时由于长的吸气时间不允许患者自主呼吸，因此应用该模式多需要应用镇静和肌松剂。

PC-IRV 常用于婴儿肺透明膜疾病的治疗，有几项研究表明 I∶E=1∶4 时可改善氧合状态并产生较低的气道峰压。在成人中的应用经验有限，目前还缺乏对照研究，因此仍处于探索应用阶段。

9. 高频通气（high frequency ventilation，HFV） 是一种通气频率超过正常呼吸频率 4 倍以上（60 次/分或 1Hz），而潮气量近似解剖无效腔的通气方式。共有三种技术，分别为高频正压通气（high frequency positive pressure ventilation，HFJV）和高频震荡（high frequency oscillation，HFO）。高频正压通气临床应用较少，重点介绍 HFJV 和 HFO。

10. 持续气道正压通气（continuous positive airway pressure，CPAP） 是始终保持气道正压的自主呼吸。其主要工作原理是患者自主呼吸触发按需流量阀（demand-flow valve）开放，提供可以满足通气需要的高速气流，流速一般为 120L/min 以上且能根据患者的需要增加或减少，在提供气流的同时保持管路内的压力在预设的 CPAP 水平。在 CPAP 时呼吸机仅供给患者气流，不能辅助或替代患者的自主呼吸，因此按需阀的质量和呼吸机管路的阻力是决定患者呼吸功的主要因素。如不能提供足够的按需气流或管路阻力过大都能增加患者的呼吸功。CPAP 能始终保持气道内正压，可以使闭陷的肺泡开放，增加功能残气量，减少分流，改善氧合。在有肺动态过度充气和 PEEPi 的患者，CPAP 能减少口腔侧压力与肺泡内压的压力梯度，减少呼吸功。

临床适应证：①自主呼吸功能良好的急性肺损伤患者，一般在早期有创机械通气建立前应用；②阻塞性睡眠呼吸暂停综合征；③慢性阻塞性肺疾病和哮喘；④心源性肺水肿的治疗。

11. 呼气末正压（positive end expiratory pressure，PEEP） 这种呼吸的主要特点是通过呼气末正压，使呼气末气道及肺泡内压维持高于大气压的水平，可使小的开放肺泡膨大，萎陷肺泡再膨胀，最终降低肺内分流量，纠正低氧血症。可用于治疗急性呼吸窘迫综合征、严重肺不张、肺水肿。呼气末正压一般保持在 0.29～0.98kPa（3～10cmH_2O）。

【机械通气参数的调节】

（一）通气参数的设置

1. 潮气量 常规按 8～10mL/kg，需要时还可减少。频率可在 12～20 次/分。在临床工作中根据不同病情特点，在保证适宜的肺泡通气前提下，选择不同的潮气量和呼吸频率。如在慢性阻塞性肺疾病、支气管哮喘急性发作期、呼吸衰竭患者，宜选用较大的潮气量和较慢的通气频率。

2. 吸气和呼气时间之比 由于呼气时气道口径较吸气时为小，阻力相应增加，故通常无限制性通气障碍的情况下吸气和呼气时间之比为 1∶（1.5～2.0），有明显限制性通气障碍时吸气和呼气要注意如下几个问题：在容量控制通气等容量切换的通气模式时，吸气和呼气时间之比是吸气时间与吸气停顿时间之和与呼气时间之比。在其他通气模式时则为吸气时间和呼气时间之比，无须设定吸气停顿时间。

3. 每分钟通气量（VE）的设置 绝大多数高档呼吸机既可通过压力控制模式（也可称为压力目标通气），又可通过容量控制模式（也称为容量目标通气）来提供每分钟通气量。当患者的肺顺应性和呼吸阻力变化频繁时，最好选用容量控制通气，而当人机协调性不良为主要矛盾时可考虑选用压力控制通气。

4. 氧浓度的调节 机械通气开始时，如果无患者的氧合资料，FiO_2 应从 100%开始，直至获得 PaO_2 或 SaO_2 资料，但为防止氧中毒和吸收性肺不张的发生，FiO_2 应尽快降至 0.5 以下。在机械通气过程中 FiO_2 设置应至少保证 PaO_2＞60mmHg，SaO_2＞90%。如 FiO_2 已达 60%，PaO_2 仍低于上述标准，则应考虑应用 PEEP。

5. 触发灵敏度的调节 调节触发灵敏度的主要目的是减少患者的吸气努力，降低呼吸功，防止人机对抗。可选用流速触发或压力触发，高档呼吸机上同时配有这两种装置。流速触发能减少患者触发呼吸机工作所需的呼吸功并改善人机协调性，较压力触发好。但不论是流速触发还是压力触发都不能降低由气管插管和内源性 PEEP 引起的呼吸功增加。压力触发水平一般设定在基础压力下 0.049～0.147kPa（0.5～1.5cmH_2O），流速触发一般设定在基础气流下 1～3L/min。触发水平设置过低或系统存在漏气都可引起呼吸机自动触发，使呼吸频率加快。

6. 吸气流速和时间的调节 吸气流速大小可显著影响患者的呼吸功，流速越高，呼吸功越大。在使用压力控制通气时，操作者多无法控制和调节吸气流速，最大吸气流速由呼吸机内部设置。

吸气流速的设定一般应＞60L/min，慢性阻塞性肺疾病和重症哮喘患者吸气流速设定应更高，通过提高吸气流速，而使吸气时间缩短、呼气时间延长。

多数呼吸功能提供几种送气方式如方形波、减速波、加速波和正弦波送气，以方形波和减速波常用，但目前尚无有说服力的证据表明各自的优劣。

7. 叹息功能 叹息在过去常被用来预防肺不张，是指在小潮气量通气时，每小时给 10 次高于设定潮气量 150%的大潮气量通气。目前已不推荐常规应用。

8. 报警功能的设置 呼吸机的报警类型有两大类，一类是设备功能异常报警，提示呼吸机控制器功能异常或电源脱落、气源不足等，此类报警多由机器制造商预设，操作者无法控制。另一类是患者的功能状态报警，由呼吸机使用者设定，包括高/低每分钟通气量报警、高/低呼吸频率报警、高/低潮气量报警、高/低气道压力报警、低 PEEP/CPAP 报警和高/低 FiO_2 报警。机械通气初期常用的报警设置如表 12-2 所示。呼吸机报警的原因判断及处理原则详见有关章节。

表 12-2 常用的报警指标的设定

报警指标	设定
每分钟通气量上限	高于设定或目标每分钟通气量 10%～15%
每分钟通气量下限	低于设定或目标每分钟通气量 10%～15%
呼气潮气量上限	高于设定或目标每潮气量 10%～15%
呼气潮气量下限	低于设定或目标潮气量 10%～15%
气道压力上限	高于平均气道峰压力 10cmH_2O
气道压力下限	低于平均气道峰压力 5～10cmH_2O
PEEP/CPAP 下限	低于设定 PEEP 或 CPAP 3～5cmH_2O
FiO_2	±（5%～10%）设定值

（二）通气参数的调整

通气参数确定后，在机械通气中仍需根据病情变化随时调整通气参数，动脉血气分析是调节通气参数的重要依据。一般情况下，机械通气初期 30～60 分钟做 1 次血气分析，以后根据病情可逐渐延长至 12 小时 1 次。要注意的是不但要与当初动脉血气分析结果相比较，还要根据发展趋势和变化速度来调节通气参数。

（1）提高 PaO_2 的方法：①酌情提高潮气量，当潮气量＜10mL/kg 时，应提高潮气量，增加肺泡的有效通气量。②提高 FiO_2，当 FiO_2＜40%时可首先选用此法。③合理应用 PEEP。当弥散功能障碍病变的患者，FiO_2 值＞60%，PaO_2 仍低于 60mmHg 时应及时应用 PEEP。④延长吸气时间：当 FiO_2＜60%，PEEP＞15～20cmH_2O，气道峰压＞60cmH_2O 时，可逐渐延长吸气时间，使吸气与呼气时间之比由 1∶（1.5～2.0）逐渐改变为（1∶1.2）～（3∶1）、4∶1，即通常所指的反比通气（IRV）。IRV 具有一定的危险性，初学者应在专家指导下进行。

（2）降低 $PaCO_2$ 的方法：①增加通气频率，但一般不超过 20 次/分。②增加潮气量。③调整合适的呼气时间，吸气与呼气时间之比为 1∶（1.5～2.0）即可，过度延长呼气时并不能增加 CO_2 的排出。④降低 PEEP，PEEP 高时，功能残气量增加过多，影响 CO_2 的排出。尤其是以自主呼吸为主的通气模式，如 PSV、BI-PAP、CPAP 时尤为明显。

在调整通气参数时，要根据原来所设的参数情况调整，提高参数时，宜先提高参数条件偏低者；在降低通气参数时，宜先降低参数条件高者。在调整完毕后，仍应重复动脉血气分析，以了解新的通气参数是否适合当时的病情变化，再决定是否做下一次调整。

【机械通气的撤离】

1. 撤离机械通气的生理指征　临床医生在应用机械通气之前，就应考虑到患者能否撤离及撤离的时机和方法。进行床旁呼吸功能测定，可帮助判定是否具备撤机的条件。撤离机械通气的生理指征为：

（1）最大吸气压力＞1.96kPa。

（2）肺活量＞1.5～20.0mL/kg。

（3）FEV_1＞10mL/kg。

（4）每分钟静息通气＜10L。

（5）最大每分通气大于静息时的 2 倍。

（6）P（A-a）O_2＜300～350mmHg（FiO_2 1. 0）。

（7）PaO_2＞60mmHg（FiO_2 1. 0）。

（8）Q_s/Q_t＜15%。

（9）V_D/V_T＜0. 55～0. 60。

其中第（1）～（4）项，反映患者的通气能力，如最大吸气压＞1.96kPa，且患者具有咳嗽排痰能力，VC＞15～20mL/kg 体重，则撤机后发生肺不张的机会较小。FEV_1 既反映气道阻塞情况，也受呼吸肌力的限制，对慢性阻塞性肺疾病患者更有特殊意义。最大每分通气反映通气储备情况。第（6）～（9）项，反映氧合能力，一般认为，如 Q_s/Q_t＞20%，很难取得撤机的成功。进行床旁呼吸功能测定，要避免造成或加重患者的呼吸肌疲劳，测定前可适当增加 FiO_2，测定后重新与呼吸机相连，使患者休息。目前许多中高档呼吸机即具备呼吸检测功能，如 PB7200、SEMENS300、DRAGER EVIT 等，可在不脱机条件下行肺功能测定，应用起来比较方便。

2. 恢复机械通气的指征　在撤机过程中，如出现下列生理指征之一，可考虑恢复机械通气。但如为慢性呼吸衰竭急性加剧患者，PaO_2、$PaCO_2$ 的标准应参照其缓解期水平修订。

（1）收缩压变化＞20mmHg，或舒张压变化＞10mmHg。

（2）脉搏＞110 次/分，或增加 20 次/分以上。

（3）呼吸频率＞30 次/分，或增加 10 次/分以上。

（4）潮气量＜250～300mL。

（5）出现严重心律失常。

（6）吸氧条件下 PaO_2＜60mmHg。

（7）$PaCO_2$＞55mmHg。

（8）pH<7.25～7.30。

【注意事项】

机械通气中任何一个细小的环节都关系到整个治疗的成败，故细致地观察、周密地安排、及时地调整是治疗成功的保证。

（一）漏气

存在漏气时，不能保证足够的通气量。检查机器各连接处密闭情况和气管插管气囊充气程度，常可发现有无漏气，气囊充气至送气时口腔内无气流声为止。

（二）自主呼吸与呼吸机协调的观察与处理

呼吸机的主要作用是维持有效通气量，自主呼吸消失或微弱的患者，采用控制呼吸多无困难，呼吸急促，躁动不安或呼吸节律不规则的危重患者，常出现自主呼吸困难与呼吸机协调甚至对抗，导致通气量不足，加重缺氧及二氧化碳潴留。自发呼吸与呼吸机不协调时应及时查找原因。常见原因：①痰液阻塞或连接管道漏气；②频繁咳嗽、咳痰、疼痛或恶心呕吐；③神志不清、烦躁不安；④呼吸机参数调整不当，通气量不足。如无上述原因，为使二者协调，一方面向患者说明治疗意义，争取患者合作；另一方面对躁动不合作者，可用简易呼吸机作适应性诱导或使用镇静剂和肌肉松弛剂。

（三）通气量大小的观察与调整

机械呼吸的主要目的在于维持有效通气量，因此，治疗时及时观察调整通气量是决定治疗效果的关键。

1. 通气量大小合适时的表现 ①呼吸平稳，与呼吸机协调合拍；血压、脉搏趋于平稳；神志清楚者表现为安静，不清楚者逐步转为清醒。②胸腹部随呼吸起伏，两肺呼吸音适中。③血气分析：急性呼吸衰竭者逐渐恢复正常水平；慢性呼吸衰竭者逐渐达到急性发作前的水平。④现代呼吸机可检测呼出潮气量及通气量，并为合理调整通气量提供可靠依据。

2. 通气量过大、过小 应及时寻找原因并予以相应处理。

（1）通气量不足的常见原因：①通气量选择过小；②没有随病情变化及时调整通气量；③呼吸机管路漏气；④呼吸道阻塞。

（2）通气量过大的原因：①通气量选择过大；②气道阻塞时或病情需要较大通气量，缓解后未能及时减少通气量。

（四）保持呼吸道通畅

呼吸机的工作原理是借人工或机械装置产生通气。呼吸道通畅才能实现通气效果。注意呼吸道湿化，有效地排出痰液。吸痰前可用 5mL 生理盐水先稀释痰液再抽取，同时配合翻身叩背、体位引流。采用滴入法湿化时，吸痰与湿化最好同时进行。

（五）给氧

单纯肺外原因所致呼吸衰竭（通气障碍）者，氧浓度一般用 30%～40%。应根据肺部疾病和给氧后患者面色、脉搏的改变决定给氧浓度。一般氧浓度不应超过 60%，目前认为长期吸入 40%～50%氧不致发生氧中毒。

（六）临床效应观察

在机械通气应用过程中，随时了解通气情况很重要，胸部望诊和听诊可对通气量做出大致估计，如胸部稍有起伏和听到适度呼吸音为适合，患者神态安详，面色良好，为通气适合的表现，明显的呼吸起伏常是过度通气的征象。此外，还要注意观察体温、脉搏、呼吸、血压、神志、心肺情况、原发病病情及变化，值班人员要及时填写机械呼吸治疗记录单。血气分析更能明确通气效果，应每日进行 1～2 次，吸氧中 PaO_2 在 8kPa（60mmHg）以上，$PaCO_2$ 随治疗时间延长逐渐下降，最后达到正常水平。

【并发症与处理】

机械通气应用不当可产生一系列并发症，多与气管插管、气管切开、通气量不当、通气压力过高及护理不善有关。

1. 喉及气管损伤 气管插管持续使用超过 72 小时、充气套囊长时间压迫等可导致喉及气管损伤。应注意尽量缩短气管插管的保留时间，充气套囊应定时放气。

2. 气道阻塞 气管套管位置不当，气管外套囊脱落，坏死黏膜组织、黏痰、呕吐物及异物等掉入气道内可导致气道阻塞。发生阻塞时应及时查明原因并作相应处理，否则会产生严重恶果。

3. 继发感染 是机械呼吸常见而严重的并发症，常因此而导致抢救的失败。其原因主要是无菌操作不够，呼吸机消毒不严，气管切开创口未能及时消毒换药，气道湿化排痰不利，未能有效使用全身及局部抗生素等。因此，在加强全身抗生素使用同时还应注意昏迷患者的护理；气管切开的护理；眼、口腔的护理；呼吸机的定时消毒；病室及床边用具的定时消毒；尽量减少陪护及探视人员等。

4. 氧中毒 长时间高浓度供氧可导致氧中毒。应注意机械呼吸时供氧浓度，一般应小于 60%。已发生者应进行 PEEP 机械呼吸及相应治疗措施。

5. 气胸及纵隔气肿 原有肺大疱、肺囊肿或心内注射药物的患者，进气压力过大时可能发生气胸及纵隔气肿。应及时行闭式引流术并减少进气量。

6. 碱中毒 由于通气量过大，二氧化碳快速排出，肾脏来不及代偿而导致呼吸性碱中毒。慢性呼吸衰竭呼吸性酸中毒部分代偿的患者，由于二氧化碳快速排出，可造成呼吸性酸中毒合并代偿性碱中毒或呼吸性碱中毒合并代偿性碱中毒的恶果。因此，使用呼吸机时应给予适合的通气量，一般不宜过大。

7. 胃肠道并发症 胃肠道充气、膨胀及胃扩张等较易发生，影响消化吸收功能，产生原因不明。可能与吞咽反射及反射性抑制胃肠蠕动有关，一般几天内可自行缓解。

【无创通气】

无创通气（non-invasive ventilation，NIV）在进行辅助通气时，并不需要建立人工气道如气管插管、气管造瘘而进行辅助通气。无创通气方式有多种，如体外负压通气、高频振荡通气、液体通气及膈肌起搏等。但临床上最常用的是经鼻或口鼻无创气道正压通气的治疗。故也称为双水平气道正压通气，同时设定气道内吸气正压水平（IPAP）和气道内呼气正压水平（EPAP）。如与常规呼吸机比较，IPAP 等于 PSV，而 EPAP 则等于 PEEP。应用时需通过鼻面罩来进行。潮气量、流速率和吸气时间均随患者的呼吸力量、所设置的压力和肺顺应性及气道阻力而改变。这里主要介绍经鼻或口鼻持续气道正压通气。

1. 适应证

（1）以呼吸肌疲劳为主要诱因的呼吸衰竭，如轻、中度慢性阻塞性肺疾病高碳酸血症。

（2）心源性肺水肿。

（3）对多种肺疾病的终末期患者，已无插管指征或患者拒绝插管治疗时 NIV 也可起到一定的作用。

（4）对严重的肺感染和急性呼吸窘迫综合征患者早期应用 NIV 可能改善氧合，避免发生严重的低氧血症，为人工通气的建立创造条件，但此类患者肺部病理生理改变严重而持久，最终都难以避免建立人工气道进行机械通气，因此，NIV 不作为严重肺部感染和急性呼吸窘迫综合征的推荐治疗措施。

（5）NIV 还可用于重症支气管哮喘、拔管后的急性呼吸衰竭、手术后呼吸衰竭、创伤后呼吸衰竭、肺不张及肺部感染合并呼吸衰竭时的治疗。

如病例选择得当，操作技术规范正确，绝大多数急性呼吸衰竭患者能取得良好的效果，避免气管插管。

2. 禁忌证

（1）心搏、呼吸骤停者。

（2）血流动力学不稳定（存在休克、严重的心律失常等）者。

（3）需要保护气道（如呼吸道分泌物多，严重呕吐有窒息危险及消化道出血）者。

（4）严重脑病患者（应注意神志障碍不是慢性阻塞性肺疾病高碳酸血症呼吸衰竭的禁忌证）。

（5）面部手术、创伤或畸形。

（6）上气道阻塞。

3. 操作方法与步骤

（1）建立必需的工作条件和监护条件：有条件的单位以使用专用的无创呼吸机为好，没有专用无创呼吸机的单位也可以使用一般有创呼吸机代替，但应注意参数需要做适当的调整，如一般应使用定压切换模式，起始压力应小，触发灵敏度应较高。无论选用什么呼吸机，都要有可靠的温化和湿化设备，保证向患者输送的气体充分湿化，温度适宜。

（2）做好患者的解释工作：与有创通气相比，无创通气更需要得到患者的理解和配合，因此，做好患者的解释工作直接关系到无创通气使用的成败，也是造成无创通气在不同医院使用成功率差异很大的一个主要原因。

（3）选择和试佩戴合适的连接器：目前国内、外都生产了多种口鼻罩和鼻罩，连接性能、舒适性等差别很大，价钱差别也很大，使用者可根据具体情况选用。

（4）开动呼吸机，设置参数，连接患者：开始时参数要小，待患者逐步适应后再逐步加大参数。

（5）严密监护：观察使用后的疗效及有无腹胀、痰液潴留等问题发生。

4. 脱机

（1）脱机的适应证：当前文所述使用机械通气的条件已消失，病情稳定，患者有能力咳嗽以清除气道内分泌物时，即可考虑脱机。

（2）脱机的步骤：对于短期使用机械通气者脱机多较容易，一般多于脱机后仍保留气管插管一段时间，观察各种指标，确认患者可完全依赖自主呼吸以满足机体的通气需求，并可有效地清除气道内的分泌物后，再拔除气管内插管。

对于长期使用机械通气者有时脱机十分困难。可选用 SIMV 或 PSV 通气模式，逐渐减小机械通气的参数，从而逐步增加自主呼吸在满足机体通气需求中所占的份额，最终达到完全脱离机械通气的目的。